ESSAI
SUR L'USAGE
DES
ALIMENS,

Pour servir de Commentaire
aux Livres Diététiques
d'Hippocrate.

TOME SECOND.

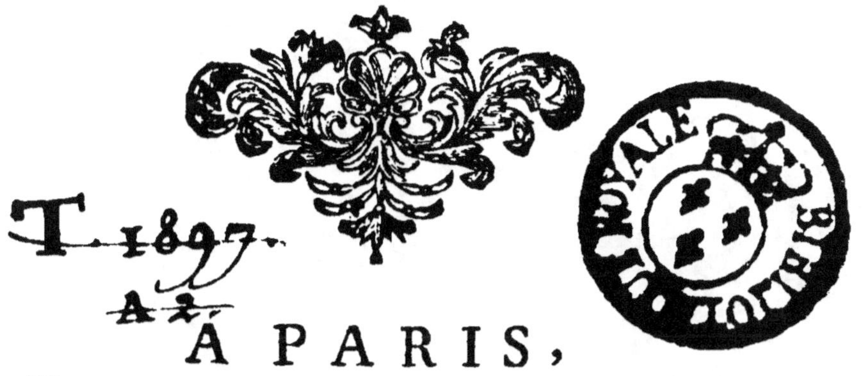

À PARIS,

De l'Imprimerie de VINCENT,
rue S. Severin, à l'Ange.

M DCC LVII.

Avec Approbation & Privilege du Roi.

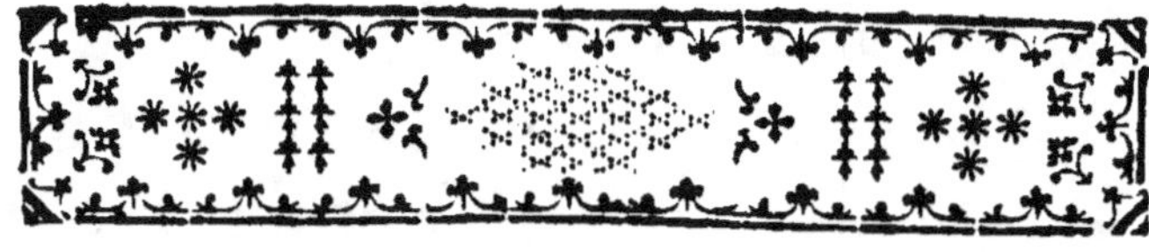

PREFACE.

A premiere Partie de cet Ouvrage a été deftinée toute entiere à nous faire connoître la matiere nutritive, telle qu'elle fe trouve dans tous les corps de la nature. Elle a préfenté aux Phyficiens un fpectacle bien digne de la grandeur & de la magnificence du Créateur. Un mouvement fimple, uniforme, conftant, fuffit pour produire une variété innombrable de fubftances qui, quelqu'étrangeres qu'elles fe paroiffent l'une à l'autre, fortent des mêmes élémens, & après en avoir emprunté des propriétés toutes différentes, rentrent dans la même uniformité. Tous les êtres végétans fe réuniffent dans leur origine & dans leur deftruction.

Le mouvement de l'eau produit par la chaleur, fait dans tous les climats d'une terre stérile un agent fécond, qui tous les ans au printems nous ramene un spectacle admirable, des plaisirs & richesses réelles. Du sein fécondé de la terre, tous les animaux prennent une nourriture abondante. L'homme qui participe à tous ces avantages avec plus de luxe que les autres animaux, a de plus l'art de jouir du spectacle de ces richesses communes, d'en connoître les causes, & de les admirer.

Il faut à présent songer à tirer un fruit réel de ces contemplations, c'est l'objet de cette derniere Partie. La matiere nutritive, diversement unie ou combinée, tantôt ayant ses parties très-fortement liées & condensées entr'elles, tantôt offrant un tissu plus lâche & moins solide, tantôt enfin portée à un point d'atténuation plus ou moins confidérable, devient falutaire ou nuifible aux hommes, fuivant les circonftances par lefquelles ils fe laiffent entraîner, ou qui les enchaînent néceffairement.

. Cet objet pratique fur les alimens exige des recherches de deux genres différens. Par les unes, nous aurons des marques diftinctives, d'après lefquelles nous connoîtrons à quel point eft, par rapport à notre ufage, la matiere nutritive qu'on nous préfente, & ces recherches ont été l'objet de la troifieme Partie de notre premier Volume. Par les autres qui font l'objet de notre travail actuel, nous connoîtrons l'homme & fes différences ; & fuivant ces différences, nous lui appliquerons la matiere nutritive, relativement à fes befoins.

Il s'agit donc ici d'examiner

quel est le changement physique que produit sur notre machine le concours des causes qui
nous environnent. C'est de cette
connoissance que dépend la so-
lution de nos problêmes ; c'est
le nœud de la difficulté.

Les travaux immenses des Phy-
siciens de nos jours, cette foule
d'observations qui paroît être le
fruit de la plus grande attention
sur cet objet de nos travaux,
paroissent avoir rendu l'homme
d'autant plus difficile à connoître, que plus on porte sur lui
un œil attentif & curieux, plus
on lui découvre de propriétés.

Chaque partie semble jouer
à son tour le rolle principal, &
régler les démarches de toute
la machine (*a*). Ce cercle fameux des fonctions qu'Hippocrate avoit reconnu, & qu'il

---

(a) *De locis in homine,*

n'avoit pas pu méconnoître ,
quand il portoit fur la nature de
l'homme un coup d'œil fi jufte ,
a été un fujet de difpute fur la
prééminence des vifceres l'un fur
l'autre. Tant il eft vrai que , fuivant l'axiome du même Au-
teur (*a*) , l'obfervation même
eft une fource d'erreurs , quand
elle n'eft pas dirigée par la plus
grande fageffe.

Il fuffifoit en effet , pour parvenir à connoître l'homme , &
pour fentir d'où peuvent dépendre toutes fes variétés , d'examiner avec fcrupule quels font les
effets évidens & méchaniques
des corps , qui agiffent fur la machine humaine , quelles font les
caufes évidentes de ces effets ;
il falloit marcher avec fermeté ,
tant que l'évidence nous conduit ; s'arrêter où elle nous aban-

---

(a) *Sect. 1. Aph. 1.*

a iiij

donne, & ne pas ſubſtituer des idées vagues à des faits réels ; ne pas chercher à conſtruire un homme tout nouveau d'après des obſervations illuſoires, dont le bâtiment eſt écroulé, avant que d'avoir pu s'élever.

Cependant c'eſt ce qui eſt arrivé à quelques Réformateurs de la Médecine, qui, faute de connoître ſans doute la vraie Méthode de guérir, nous vantent avec enthouſiaſme les préſens tardifs qu'ils ont reçus de la nature, & veulent oppoſer un ſyſtême naiſſant, plus d'une fois éclos, plus d'une fois rejetté, au bâtiment inébranlable qu'Hippocrate avoit reçu de ſes Peres, & auquel il a tant ajouté.

Ces hommes ſi dignes d'ailleurs de notre reconnoiſſance, par mille belles obſervations que nous leur devons, n'ont pas pris garde ſans doute, à la fa-

çon dont s'élevent les Arts néceffaires, à leur marche naiffante,
à leurs progrès qui font la fuite
de plufieurs fiécles ; ils n'ont pas
pris garde fur-tout, que ce qu'il
faut éviter dans leur étude, eft
d'y porter l'enthoufiafme de la
Poëfie , au lieu de la modefte
fimplicité qui rendoit fi précieufe
l'ancienne obfervation.

Il y a long-tems , difoit Hippocrate (*a*) , que la Méthode de
guérir eft inventée ; la néceffité
qui la fit trouver, a produit fon
accroiffement : fi quelquefois les
erreurs des hommes l'ont défi-
gurée , ce n'a pu être que pour un
court efpace de tems, & dans
une étroite enceinte. Ces erreurs
même n'ont fervi qu'à relever
fon luftre, & à augmenter fa
fplendeur.

Ce n'eft nullement par envie

____

(a) *De prifcâ Medicinâ.*

de contredire qui que ce foit, & encore moins des gens dont j'honore le génie, que je foutiens ici les prérogatives de l'ancienne Médecine. Deux motifs m'y engagent : le premier eft d'arrêter le progrès des preftiges que produit l'amour de la nouveauté, dans l'efprit des jeunes Médecins, qui ne font que trop fujets à s'égarer dans une carriere longue & pénible : le fecond eft de rendre raifon à mes Confreres des principes auxquels je me fuis attaché, & qu'on trouvera dans les Préliminaires & dans tout le cours de cet Ouvrage.

J'ai tâché d'étudier les propriétés des fibres d'après M. Boerhaave, & un autre grand Médecin, de la converfation & des leçons duquel j'ai toujours tiré un grand fruit. C'eft fur les corps vivans & les plus approchans

qu'il eſt poſſible de leur état naturel, qu'il faut chercher à connoître les ſources de nos variétés. L'œconomie animale bou-
leverſée, comme elle l'eſt dans
ſes maladies, ne nous apprend
que des propriétés poſſibles, &
que ſes beſoins même font naître.
Il eſt étonnant combien dans
cette étude j'ai vu que ces propriétés quadroient avec les axio-
mes immortels d'Hippocrate.
J'ai cherché à trouver au juſte
l'effet méchanique d'une cauſe,
quand elle agit. Les effets du
chaud, du froid, dans les climats, objet de l'étude & de l'obſervation des Anciens, n'ont
acquis qu'une imperfection de
langage par rapport à nos beſoins ; ils ſçavoient comment le
froid endurcit les fibres, comment le chaud les relâche. Ils ſçavoient pourquoi les races d'hommes & d'animaux s'endurciſ-

foient, & devenoient plus robuftes par le froid, plus foibles
& plus mols par le chaud. Mais
je me fuis fort peu foucié de
remonter aux caufes premieres,
toujours incertaines, toujours
dangereufes, quand on en tire
des indications, comme l'ont
fait nos Novateurs, & que le
Créateur a dérobées à nos recherches, parce qu'elles nous
font auffi parfaitement inutiles
que la connoiffance de l'avenir,
fur lequel nous ne formons que
des conjectures. J'ai toujours
fuivi, autant qu'il a été en moi,
la méthode des Anciens, de partir de connoiffances fimples, pour
marcher à de plus compofées.
Le plaifir de conjecturer n'a pas
été affez fenfible pour moi, pour
que je cruffe devoir ajouter à
un Art auffi effentiel que le nôtre, des ornemens qui lui font
abfolument étrangers.

D'ailleurs mon deſſein n'a point été, *populo ut placerent quas feciſſem fabulas.* Je ne reconnois pour Juges que ceux de mes Confreres, qui ayant lu avec attention les monumens précieux des Anciens, n'ignorent point les découvertes des Phyſiciens modernes, & ſçavent quel eſt le fruit qu'on en doit tirer. Fruit précieux, quand on les mettra à leur place, & qu'elles ſerviront d'échelons pour s'élever à la démonſtration.

Je crois qu'entre tous les modernes, M. Boerhaave eſt le génie qui ait fait un uſage plus utile de la Phyſique moderne, combinée avec les obſervations des Anciens. On m'a reproché d'en faire trop de cas. Tout ce que cela prouve, c'eſt que ceux qui m'ont fait ces reproches ne penſent pas comme moi : car j'avoue que j'ai pour tous les Ouvrages de ce grand homme la plus haute admiration.

Au surplus j'ignore si j'ai réussi; tout ce que je puis assurer, c'est que je souhaite de tout mon cœur, d'être dans le cas d'applaudir à quelqu'un qui ait mieux fait, ou qui m'ait fait connoître mes erreurs.

C'est par cette derniere raison que je remercie sincérement les Journalistes de Trévoux, d'avoir réformé la traduction que j'ai donnée (*a*) d'un passage d'Hippocrate, où j'ai traduit ἐς ῥώμην *ut robur recuperent.* Il eût été mieux de mettre *ad robur,* qui comprendroit autant la conservation des forces que leur recouvrement ; d'autant plus que du tems d'Hippocrate, il y avoit des lieux publics, institués pour y rendre, par le moyen du ré-

---

(*a*) Page 2.

gime, les hommes plus forts &
plus capables des exercices athlé-
tiques, si en honneur chez les
Grecs. A l'égard du Traité *de
Alimento*, qu'ils m'invitent à tra-
duire, j'ose assurer que quelque
bien traduit qu'il fût, il seroit inintelligible & inutile à tous
ceux qui ne sont pas versés dans
la Médecine & dans le langage
d'Hippocrate.

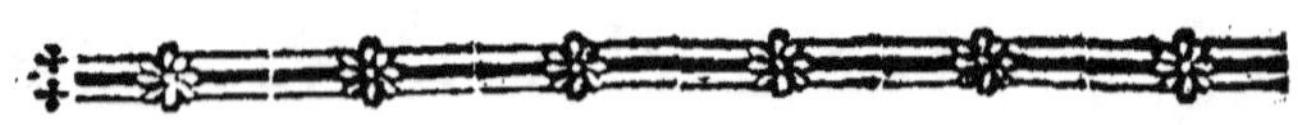

APPROBATION.

J'AI lu, par ordre de Monseigneur le Chancelier, un Manuscrit intitulé : *Essai sur l'Usage des Alimens*, *par M. Lorry* ; & je l'ai jugé très-digne de l'Impression. A Paris, ce premier Mai 1757.

LAVIROTTE.

Le Privilege se trouve dans le Tome I.

ESSAI

ESSAI
SUR L'USAGE
DES ALIMENS,

Où l'on traite de la différence
des régimes , suivant la
différence des hommes.

*Préliminaires sur la source Physique
des différences des hommes.*

QUAND nous avons consideré
la nature humaine en général,
elle n'étoit point altérée par
les changemens qui défigurent
son origine , qui lui laissent des marques
ineffaçables de leur action , & qui per-
pétués de race en race , semblent avoir

II. Part.   A

fait naître dans le genre humain mille
efpeces différentes les unes des autres.

Tel étoit l'homme lorfque fortant des
mains de fon Créateur , il jouiffoit de
toute la perfection dont il étoit fufceptible. Les paffions n'avoient point altéré
les traits de fon vifage , & n'avoient
point troublé l'harmonie intérieure de
fes fonctions : au milieu des productions
de la terre dont il étoit le maître , il
choififfoit les alimens les plus fimples &
les plus naturels. Son goût encore nouveau étoit enchanté de leur odeur & de
leur faveur. Le luxe & la gourmandife
n'avoient point inventé l'art pernicieux
de les défigurer , de les empoifonner de
fels , d'huiles , d'aromates cherchés dans
les climats les plus lointains. Les impreffions néceffaires des vents , de l'air ,
des faifons , n'avoient point produit fur
fes organes des différences aujourd'hui fi
marquées , qu'à peine peut-on fe repré-
fenter l'habitant des fables de l'Afrique ,
& le Samoïede condamné à fentir toute
fa vie les froids cuifans de l'ourfe , comme defcendus de la même origine , &
croire qu'ils puiffent fe traiter de freres.

La Providence en partageant aux
hommes les différentes régions de la
terre , a donné à leur corps effentielle-

ment organifé de même , la propriété
de pouvoir s'habituer aux climats où ils
ont été tranfportés , & aux mœurs qu'ils
ont reçu de leurs peres. Leurs organes fe
trouvent montés & pétris fur un nouveau
modele. Confidérez d'un côté un Africain
tranfporté dans les climats les plus tempérés de l'Europe , de l'autre perfuadez
à un Lappon de quitter pour un tems
les maifons enfumées où il paffe fa vie ,
bientôt chacun d'eux voudra vous prouver les avantages de la patrie qu'il regrette. Ils fe fépareront , l'un pour aller
retrouver les ardeurs du foleil , l'autre
pour fuir les rayons de cet aftre.

Ces différences que la diverfité des
climats impriment à notre nature , font
fans doute les plus fenfibles ; mais elles
ne font pas les feules : fans fortir de nos
pays , examinons ce qui fe paffe tous les
jours fous nos yeux. Quelle différence
n'y a-t-il pas entre nos Laboureurs , nos
Soldats, & les gens qui cultivent les fcien-
ces , ou qui vivent dans l'oifiveté , entre les femmes du peuple , & les femmes
de qualité. Chaque condition , chaque
état a fes avantages & fes inconvéniens ,
& produit fes différences.

Chacune de ces variétés fait naître
une différence de proportion entre les

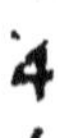

évacuations ; Sanctorius l'a démontré. La raison en explique clairement les caufes. La réparation à laquelle les alimens font deftinés, doit donc varier à fon tour. Tantôt la quantité doit en être augmentée, tantôt au contraire il convient de la diminuer. La qualité de quelques matieres nutritives les rend préférables dans certains cas, au contraire elles font nuifibles dans plufieurs autres circonftances. Ce n'eft point pour fatisfaire à des plaifirs frivoles que le Créateur a étalé fur la terre une variété fi prodigieufe de plantes nutritives, d'animaux dont il nous a permis l'ufage; c'eft pour fatisfaire à des befoins réels, qu'il a difperfé dans chaque climat des fubftances proportionnées aux befoins des hommes, qui tous, dans différens langages & avec des ufages différens, béniffent fa providence & célébrent fa magnificence.

Le nombre étonnant de ces variétés paroît difficile à réduire en claffe : on y trouve d'autant plus d'obftacles, que les anciens Médecins ne peuvent pas nous fervir de guides dans cette recherche. Ils avoient tranché la difficulté, en donnant à chaque particulier le précepte de s'étudier foi-même. Mais combien peu de perfonnes font capables de cette étude ?

combien ne s'en impofe-t-on pas à foi-
même ? Tant de raifons nous invitent
à nous tromper , qu'il eft utile de conduire les hommes comme par la main
dans cette recherche , de leur faire connoître les fources de leurs différences.
Heureufement la Phyfique moderne a
fait plufieurs découvertes dans la ftructure du corps , qui peuvent nous aider à
percer le voile de ce myftere.

L'étude de la Nature nous a appris
combien dans la ftructure & dans le
mouvement des corps , les caufes font
fimples & fécondes. Cette fimplicité &
cette fécondité dans les caufes , ne peut
être imitée par aucun art humain. Quoique nous eftimions d'autant plus les ma-
chines que les hommes inventent , qu'elles approchent davantage de ces deux
points de perfection , tous les Méchani-
ciens - Phyficiens conviennent de leur
foibleffe, quand ils la comparent à la force
du Créateur.

Une feule caufe dans la nature met
en jeu des refforts immenfes , & multiplie les effets jufqu'à l'infini. Nous n'irons
point en chercher des preuves dans l'Af-
tronomie. Le corps humain & fa matiere nutritive feront les feuls objets fur
lefquels nous appuierons cette réflexion.

Combien dans notre premiere Partie n'avons-nous pas retrouvé notre matiere nutritive fous de formes différentes : elle eft cependant par-tout la même , un même mouvement la produit , la change , la détruit : le mouvement général de l'eau aidée de la chaleur , quelque fimple qu'il foit, eft la caufe de la variété des productions dans les climats , dans les faifons , dans les végétaux, dans les animaux. De même le corps humain compofé toujours des mêmes élémens , avec un petit nombre de principes, enfante une infinité d'effets différents ; nous l'allons voir dans ces Préliminaires. Nous ne touchons pas encore au but , mais à mefure que nos recherches fe multiplieront , nous approcherons davantage de la fimplicité de la nature.

Les différences qui exiftent entre les hommes, font effentielles ou accidentelles. Les feules véritablement effentielles, font celles de l'âge & du fexe. Il en eft d'accidentelles , qui fembleroient pouvoir fe rapporter à la premiere claffe ; telles font celles que mettent entre nous la couleur du corps , la forme des épaules, de la tête. Ces différences dans leur origine n'étoient qu'accidentelles , mais perpétuées de race en race , elles font devenues essentielles à certains Peuples, & leur mélange avec d'autres Nations les fera disparoître petit à petit. C'est ce qu'Hippocrate remarque sur un Peuple de Scythie qu'on connoissoit de son tems sous le nom de Macrocéphales (*a*), ou hommes à longue tête. La race en est perdue. A leur place les Tartares n'ont plus que de longues oreilles.

Malgré toutes ces variétés, on peut assurer que l'organisation de l'homme est la même dans tous les sujets. Il est essentiel pour la reproduction continuelle de l'espece, qu'ils ayent la même structure, les mêmes fonctions ; autrement la race humaine auroit mille fois changé de forme ; mille fois la stature, la figure & les inclinations même auroient dégénéré. La machine humaine est toute entiere formée des mêmes élémens, se nourrit de la même matiere. La charpente en est uniforme, les principes en sont simples. Les preuves de ces propositions appartiennent à la Physiologie, elles se

---

(*a*) Voyez *Hippocr. de aëre, locis & aquis. Initio quidem hominum institutum, longitudinis capitis, causa fuisse videtur, nunc verò natura etiam ad institutum accedit.*

déduifent de ce qui eft expofé dans la premiere Partie de cet Ouvrage. Le méchanifme de la nutrition bien développé, jette le plus grand jour fur la formation des parties du corps animal & les élémens qui le compofent.

Un corps dont la ftructure eft uniforme, ne peut être capable que d'un nombre déterminé d'effets primitifs. Les objets qui l'environnent font-ils capables de produire un de ces effets ? la machine en eft ébranlée. N'ont-ils pas ce pouvoir ? alors leurs impreffions n'exiftent pas pour elle. Ainfi les corps qui font portés plus ou moins violemment fur une corde tendue, la détendent, augmentent fa tenfion, ou la brifent & défuniffent fes parties. Ces défordres à leur tour en produifent une infinité d'autres dans la machine dont cette corde régloit les démarches ; mais la fource de ces dérangemens étoit fimple dans fon principe, & pouvoit être affujettie à des loix invariables.

Le corps animal compofé de folides & de fluides, n'eft capable de recevoir aucune impreffion que par fes folides. Les fluides ne caufent ou des dérangemens, ou des différences, que par leur action fur les folides. C'eft

en ceux-ci que réfident toute l'organifation, toute la fenfibilité & toutes les
plus belles propriétés de l'animal.

La feule bafe qui conftitue toute la
partie folide du corps humain, eft la
fibre fimple. L'Anatomie raifonnée démontre que c'eft à elle que fe réduifent
toutes les parties folides. Leur figure,
leur ftruéture, dépend des arrangemens
des fibres entr'elles & des vaiffeaux qui
en font formés.

Sans doute cette fibre fi fimple n'a
par elle-même que les propriétés de la
matiere, lorfqu'unie & affemblée en
un fil d'une longueur déterminée, elle
eft plus ou moins tendue, plus ou moins
élaftique. La tenfion eft néceffaire pour
l'aétivité de la fibre, foit qu'elle tienne
cette tenfion des points où elle eft atta-
chée, ou que roulée en forme de vaiffeau,
elle foit tendue par le fluide qu'elle renferme. Cette propriété, ainfi que l'élafticité, comme elle l'a par fa nature, rien
ne peut la lui ôter que fa rupture, le
vuide des vaiffeaux, fa deftruétion &
la défunion de fa trame: elle peut exifter
dans le cadavre comme dans l'animal
vivant, elle eft néceffaire dans les plantes comme dans l'homme.

Ce fil eft plus ou moins groffier, plus

ou moins tendu, & plus ou moins fatigué : voilà les feules différences dont il eft capable. Les vices feuls auxquels il peut être fujet font l'excès ou le défaut de ces propriétés. Il eft vrai qu'il faut pour cela le confidérer dans une abftraction inutile, fruit ingénieux de la méditation des Modernes, mais inconnue aux Anciens.

En effet, fi on obferve les fibres telles qu'elles fe préfentent dans l'animal vivant, jouiffant de tous fes fens, & animé par la main puiffante qui l'a créé, on peut affurer que l'animal eft compofé de deux efpeces de fibres ; les unes font feulement des fils infenfibles, les autres des fibres vivantes & organiques qui jouent le plus grand rolle, & dont la conftitution gouverne celle de tout l'animal.

Les fibres organifées ne peuvent pas être fimples, puifque la formation de la fibre fimple ne nous donne aucune idée de l'organifation ; mais l'œil anatomique n'apperçoit aucune différence entr'elles. Eft-ce une irradiation d'une fubftance étherée & célefte (*a*), qui fuffit

____

(*a*) Voyez *Newton optic. qu.* 23 ; 24.

pour produire cette organisation ? Y a-t-il quelque rapport entre le jeu des êtres organisés, & les mouvemens qui s'exécutent dans d'autres corps par la matiere électrique (*a*) ?

Ces recherches dignes de génies sublimes , sont précieuses pour l'avancement de la Physique du corps , & nous avons droit d'espérer que le tems nous fournira de grandes lumieres sur ces matieres si obscures ; mais la pratique n'exige point des connoissances si relevées. L'organisation existe, & je ne sçai si les fibres insensibles & simples par elles-mêmes peuvent acquérir cette vie & cette organisation ; mais mille exemples qu'il est fort aisé de se rappeller, démontrent que les fibres sensibles peuvent perdre cette propriété. Ne le voit-on pas évidemment dans les parties qui deviennent calleuses, squirrheuses , osseuses, & qui perdent la facilité à sentir, & à se mouvoir ?

Le méchanisme de l'organisation du corps humain consiste dans la facilité à sentir & à se mouvoir. Toutes les fois qu'il y a sentiment & mouvement , il y

----

(a) *Browne Langrish. Croonean Lect. Lect. 2. p. 32. & seq. Lond.* 1758.

a vie. Le fentiment exifte depuis la nuance la plus légere jufqu'à la plus forte douleur qui rompt & qui détruit les fibres. La même fenfation, fuivant la différence des corps fur lefquels elle tombe, ou fuivant les différents états du même corps, eft légere, forte ou violente. Comme toute fenfation excite néceffairement une vibration dans les fibres, on peut conclure qu'elle eft d'autant plus vive, que les fibres font plus tendues. La fenfibilité eft donc proportionnée à la tenfion.

Le mouvement eft beaucoup plus varié & a dès différences beaucoup plus marquées que la fenfibilité. Il a des modifications qui ne font propres qu'à certaines parties, tel eft le mouvement mufculaire ; il s'excite dans les mufcles, foit en conféquence du fentiment, foit par un acte libre de la volonté, foit indépendamment de ces caufes. Dans plufieurs parties, comme dans les tuniques extérieures des inteftins, dans les glandes, le mouvement femble tenir lieu du fentiment. Tous les mouvemens organiques, quels qu'ils foient, ont cela de commun qu'ils font plus ou moins forts dans les fibres, felon le plus ou le moins de tenfion naturelle que celles-ci ont reçu, & qu'ils ne peuvent

pas exifter fans cette tenfion. Le mouvement mufculaire même n'eft - il pas
plus fort dans un homme dont les fibres
font plus tendues? Les actions mufculaires
font plus violentes dans l'érétifme général de la machine , quand les actions du
cœur & des vaiffeaux font augmentées.
De-là cet état convulfif dans lequel les
hommes les plus robuftes peuvent à peine
arrêter les efforts des perfonnes les plus
foibles. On a des exemples de convulfions fi fortes , que des chaînes en ont
été rompues. Les mufcles , après ces violens efforts, avoient perdu toute leur tenfion , ils étoient paralyfés (a). La colere augmente la tenfion dans tout le
corps , c'eft pour cela que tous les mouvemens font plus forts dans la colere. En
un mot, qu'on parcoure tous les différens
états du corps humain, on y trouvera la
preuve de cette tenfion.

Ainfi l'organifation des fibres confifte
dans une tenfion capable d'augmentation & de diminution , qui par conféquent ne dépend ni du point d'attache ,
ni de la forme des fibres.

(a) Voyez *Mead. Mechanical account of
puifons Effai. 3. on the mad. dog.*

Ce n'eft qu'en combinant ces propriétés de l'organifation qui donne la vie à
nos fibres avec leurs propriétés méchani-
ques, qu'on peut découvrir les changemens auxquels elles font fujettes, & les
différences qu'elles peuvent occafionner
entre les hommes.

Toutes les caufes qui font impreffion
fur le corps, foit qu'elle dépende des objets
qui nous environnent, foit que notre intérieur même l'ait enfanté, tout ce qui
eft du reffort de la fenfibilité & de la
volonté, ce qui produit des mouvemens
foit libres, foit involontaires ; en un mot,
tout ce qui diftingue les animaux vivans
des cadavres, augmente ou diminue
cette tenfion, & produit des effets
d'autant plus confidérables, que les fibres
font plus ou moins mobiles.

Ces propofitions une fois accordées,
on peut, je crois, pofer pour principe
ce que l'obfervation a appris à Lewen-
hoek. Mais fans cette obfervation, les
feules lumieres de la raifon nous fuffifent
pour décider que dans tous les animaux de
même efpece, la nature a formé le même
nombre de fibres (a).

(a) Voyez *Martine de fimilibus animalibus.*

Sans infifter fur les obfervations qui doivent nous porter à le croire, n'eft-il pas raifonnable que des êtres deftinés aux mêmes ufages, formés pour les mêmes fonctions, puiffent les exécuter de même ? Si les fonctions font les mêmes, le même nombre de fibres n'y eft-il pas néceffaire ? autrement tout ne feroit-il pas irrégulier, fans ordre, fans analogie ? Ne voit-on pas d'ailleurs que plus les corps font près de leur origine, plus ils fe reffemblent entr'eux, & qu'au contraire ils different d'autant plus qu'ils s'en éloignent davantage ?

De plus, il eft impoffible de concevoir la formation de nouvelles fibres dans un animal parfait. Elles peuvent grandir, s'allonger, groffir en toute dimenfion ; mais cette efpece de formation fucceffive eft fi inconcevable, qu'il n'y a pas un feul Phyficien qui ne convienne aujourd'hui de la formation fimultanée du corps du fœtus, quoique le développement en foit fucceffif. L'attache de fibres, leur circonvolution pour former un vaiffeau, eft, pour ainfi dire, l'ouvrage immédiat du Créateur qui ne fe répare jamais dans les grandes plaies, & qui par conféquent ne s'acquiert pas.

Si nous voyons donc l'Univers com-

poſé de tant d'eſpeces d'hommes différentes, dont les uns occupent un plus
grand volume, ſurmontent les réſiſtan-
ces les plus fortes, portent les fardeaux les
plus peſans, dont les autres au contraire
plient ſous la moindre réſiſtance, ſont
incapables de ſurmonter les obſtacles qui
s'oppoſent à leurs efforts & occupent à
peine la moitié de l'eſpace que les autres
rempliſſent ; les derniers ne ſont-ils pas
formés d'une ſtructure plus grêle & plus
délicate ? Les autres au contraire ont les
fibres plus groſſes, qui occupent plus de
volume, & ceux-ci ont, ſuivant les loix
les plus ſimples de la matiere, les parties plus adhérentes entr'elles ; ils ſont
plus robuſtes & offrent plus de réſiſtance
aux cauſes qui pourroient les diviſer.

On peut, ſuivant la différence de la
groſſeur & de la force des fibres, réduire en claſſe tous les hommes, depuis
le terme de la plus grande force juſqu'à
celui de la plus grande foibleſſe., entre
leſquels la nature s'eſt renfermée pour
l'eſpece humaine.

Telles ſont les propriétés méchaniques
des fibres. Si nous perſiſtons à les con-
ſidérer ſimples & iſolées, il eſt impoſſible, d'après les recherches les plus exactes,
d'en trouver d'autres que la force,

la tenſion, l'élaſticité qu'elles ont reçues de la nature, comme beaucoup d'autres corps qui ſubſiſtent dans le cadavre & qui ſuivent exactement les loix de la tenſion, de la force & de l'élaſticité méchanique des cordes.

Joignons-y celles qui dépendent de leur vie, de leur organiſation, on trouvera plus ou moins de ſenſibilité, plus ou moins de mobilité, d'aptitude au mouvement, & l'on ſentira déja quelles liaiſons ces qualités ſi brillantes peuvent avoir avec les propriétés élémentaires.

Une des qualités les plus avantageuſes à la force méchanique des fibres, eſt que plus elles ſont fortes, moins elles ſont ébranlables par les cauſes extérieures. Leur ſolidité même en eſt le principe, elle eſt par conſéquent le principe du moins de ſenſibilité.

Le dégré de tenſion qu'une fibre plus forte & plus ſolide a reçu de la nature, elle le conſerve plus long-tems. La fibre grêle moins ſolide, parcourt plus promptement les alternatives de la plus grande tenſion & du relâchement le plus complet.

La tenſion peut être la même, mais les effets en ſont plus dangereux & plus évidens ſur la fibre grêle, que ſur celle qui eſt plus ferme & plus robuſte ; l'une réſiſte, l'autre se rompt ; l'une doit avoir des vibrations moins fortes & moins longues, l'autre en doit avoir de promptes & de précipitées. Ces loix sont exactes, fondées sur la nature des cordes. Elles sont nécessaires, aussi sont-elles confirmées par l'observation.

Les gens délicats qui ont des fibres grêles, sentent avec plus de vivacité la douleur qui, par son essence, menace toujours de rupture. Les fibres se désunissent & se brisent plus aisément. Supposons un homme robuste & un homme délicat attaqués d'une maladie inflammatoire au même dégré. La cause qui produit ce même dégré chez l'homme robuste doit être deux fois plus forte, s'il est deux fois plus robuste (*a*). Le sujet foible éprouvera plus de douleur, mais trouvera plus d'efficacité dans les remedes ; & si la maladie n'est pas portée au point de la rupture, la résolution s'en fera plus aisément. Dans l'homme robuste

---

(a) *Robustiores in morbum difficiliùs incidunt.* Hippocr. de Alimento.

Ejusmodi naturæ quæ vehementer & celeriter delictorum suorum incommoda sentiunt, has ego cæteris imbecilliores censeo. Hipp. de Priscâ medecinâ.

la douleur fera plus fourde , mais la maladie plus longue & plus dangereufe, la nature a moins de jeu (*a*). Les gens d'une conftitution grêle & délicate , crachent plus fouvent du fang que les gens d'une trempe de fibres plus robuftes ; mais fi ceux-ci en crachent , le mal eft bien plus confidérable (*b*).

La tenfion , ou du moins la promptitude avec laquelle elle augmente ou elle diminue , eft donc auffi réglée en partie par la groffeur de la ftructure de la fibre ; par conféquent elle concourt à former la mobilité & la fenfibilité de la fibre organifée. Une odeur defagréable , un bruit violent , une figure hideufe , font tomber en pâmoifon les femmes ou les enfans qui tous ont plus ou moins la fibre grêle & délicate , les Soldats & les Payfans groffiers s'ébranlent à peine par la plus vive image de la mort.

Cette groffeur des fibres s'acquiert prefqu'entiérement par l'ufage d'un bon

------

(a) *Robuftiores ubi in morbum incidunt , ægriùs reftituuntur.* Hippocr. de Alimento.

(b) *In morbis minùs periclitantur , quorum naturæ, & ætati, & habitui , magis convenerit morbus , quàm in quibus horum nulli convenerit.* Hippocr. aph. 34. fect. 2.

régime , par le choix des alimens , par
la force de l'application du suc nourricier. C'eſt ce choix , & cet uſage qui
donne aux ſolides la dimenſion plus ou
moins grande qui conſtitue l'homme plus
ou moins robuſte. Ainſi il eſt néceſſaire ,
avant que d'entrer dans les détails des
régimes particuliers qui conviennent aux
hommes, d'examiner & de combiner en-
ſemble ces différences primordiales qui
ſe trouvent entre chaque ſujet.

Le dégré de tenſion, même méchanique , peut être moins grand ou de naiſſance , ou par accident. Un homme qui
aura reçu de la nature ou qui aura acquis par ſa conduite plus de tenſion dans
les fibres , aura à craindre tous les inconvéniens qu'elle produit , tous les
maux qu'elle peut enfanter. Le régime
dans le premier de ces cas , les remedes
dans le ſecond , doivent être relâchans ,
propres à empêcher l'excès de la chaleur
qui naîtroit de l'action augmentée des
vaiſſeaux.

Au reſte , il faut remarquer que la
tenſion que l'on tient de la nature & qui
eſt née avec le ſujet, doit être regardée
ſeulement comme une ſource de différences qui fait varier les régles ſur le
régime ; mais par elle-même elle n'eſt

point l'origine des maladies , elle eſt naturelle ; les fonctions ſont, pour ainſi dire, moulées ſur ce modele : il eſt de l'eſſence de la ſanté particuliere qui nous eſt accordée, d'en avoir ce dégré. Quelque énorme que nous ſuppoſions cette tenſion , ſi nous la tenons de la nature , quand elle viendra à diminuer ſubitement & par des accidens imprévus , nos fonctions ſeront dérangées.

On doit dire la même choſe de la groſſeur & de la ténuité ou *aminciſſement* des fibres ; une fibre délicate n'eſt pas une fibre malade, quand la délicateſſe eſt naturelle. On peut être plus ou moins robuſte & ſe bien porter.

Les régles même que nous avons à preſcrire pour le régime doivent tendre à parer aux inconvéniens , mais jamais à nous écarter des propriétés de la fibre, nous devons toujours avoir devant les yeux que ce qui eſt naturel doit être conſervé ; ou du moins, ſi l'on veut y produire quelque changement, on doit toujours ſe rappeller que la nature ne ſouffre point ce qui peut la forcer : il faut d'abord accorder beaucoup à l'habitude ; changer peu & petit à petit , & avoir toujours devant les yeux comme

préservatif l'axiome de Galien : *Similia
similibus conservantur.*

Il n'en est pas de même des différences accidentelles des fibres. S'il survient
à ces élémens de notre corps une tension
qui soit hors de l'ordre de la nature,
elles sont malades, c'est alors qu'elles
implorent notre secours, alors un régime & des remedes même relâchans sont
nécessaires. De même si quelque cause
accidentelle les a relâchées, & qu'elles
deviennent par-là incapables de tension,
& par conséquent d'action, il faut les
maîtriser par des alimens & des remedes
corroborans, cordiaux, toniques. En un
mot, pour ne pas insister davantage sur
des différences méchaniques & toujours
combinées, il faut guérir les contraires
par les contraires, *contraria contrariis.*

La grosseur des fibres n'est pas dans
le même cas que la tension ; quoique la
tension méchanique soit sujette à peu de
variations, la grosseur acquise & constante l'est encore moins. Il est cependant
des cas qui peuvent produire de même
une délicatesse artificielle dans les fibres
les plus grossieres. Si-tôt qu'elles menacent rupture, elles sont au rang des plus
délicates : la différence est alors dans la

cauſe. On appelle auſſi cette délicateſſe *foibleſſe* , mais on doit l'entendre dans un ſens fort différent de celle qui accompagne le relâchement. Toutes les deux produiſent l'impuiſſance à l'action ; mais l'une par le défaut de tenſion , l'autre par le danger de rupture qui ſuppoſe au contraire une exceſſive tenſion. Ces deux eſpeces de foibleſſe ſe ſuivent ſouvent l'une l'autre dans les maladies inflammatoires & dans les fiévres ardentes, ou la réſolution étant faite, les fibres qui ont été exceſſivement tendues , reſtent relâchées, ſuivant les loix même de la matiere.

Quoique la délicateſſe ne ſoit pas un vice actuel , comme elle a des dangers toujours préſens , parce qu'elle rend plus ſenſible aux attaques de tous les objets environnans , il eſt utile de la diminuer & de produire une force réelle. Il ne nous eſt pas donné de même ſans bouleverſer l'économie animale , d'altérer ou de diminuer la force ou l'adhérence des fibres ; mais ne voyons-nous pas tous les jours des gens qui ſont nés délicats , devenir robuſtes ?

De deux freres nés à-peu-près avec la même délicateſſe , l'un ſe livre aux travaux de la guerre , éprouve les fatigues qui en ſont inſéparables , ſouffre

le chaud , le froid , les vents , les alternatives les plus grandes de l'atmosphere,
de la difette & de l'abondance. L'autre
confacré à des travaux paifibles , ne fait
d'excès que dans l'étude. Ce dernier
refte grêle , délicat, infirme , le premier
eft fort & robufte ; l'un a augmenté le
vice qu'il avoit reçu en naiffant, l'autre
au contraire l'a détruit (*a*) : c'eft ainfi
qu'Hippocrate dans fon Ouvrage immor-
tel *De aëre* , *locis & aquis* , obferve
que les variations de l'atmofphere fortifient le corps & l'efprit ; propofition que
nous aurons occafion de démontrer par
la fuite.

Il faut avouer que les fecours étrangers à la nature , les médicamens, n'ont
aucune part à l'opération par laquelle la
foibleffe fe change en force. Un eftomac qui digere bien , l'action du cœur
& des vaiffeaux qui , fortifiée par l'exercice , applique fortement des humeurs
nutritives bien préparées par les forces naturelles , font tout le myftere , & ne laiffent de place qu'aux préceptes falutaires
de l'hygiene.

(*a*) Voyez *Vanfwieten. in Boerhaav. aph.*
de fibrâ debili & laxâ.

Jufqu'ici

Jusqu'ici tout va de plein pied ; on fixe aisément les bornes des variations qui peuvent exister entre plus ou moins de tension méchanique reçue de la nature, augmentée par accident , comme par la pléthore, la chaleur & les autres causes qui agissent sur un être sensible. La grosseur ou la délicatesse & la minceur de la fibre ne s'écartent pas non plus des termes que le Créateur leur a prescrits ; le mouvement libre & dépendant de la volonté qui appartient à des fibres musculaires plus composées, que non seulement les Anatomistes distinguent par leurs propriétés, mais qu'ils reconnoissent même à leur aspect , est fixé dans des bornes presqu'invariables. Il n'est point une des sources des différences de l'humanité ; à la vérité le jeu de ces fibres musculaires souvent est réglé par la mobilité de la machine , mais il cesse alors d'être volonraire , & ces fibres rentrent dans la classe des fibres sensibles.

Mais comment ranger sous des loix exactes & constantes toutes les bizarreries & tous les changemens auxquels est sujette la partie solide dans les hommes ? Ces variations dépendent uniquement de la sensibilité & de la mobilité des fibres. Elles sont toujours en garde contre les objets extérieurs, toujours auſſi différentes d'elles-mêmes, que le font entr'eux les corps qui nous affectent, que les paſſions qui nous tranſportent quelquefois ſubitement d'un état dans l'état oppoſé, mais qui toujours nous écartent de cette meſure de ſentiment ſi néceſſaire pour notre bonheur & pour la tranquillité de notre machine. C'eſt à cette ſenſibilité, dont l'effet eſt une tenſion déréglée, que ſe rapportent tous les mouvemens nerveux. Le ſpaſme, la convulſion évidente, le mouvement tonique, la contraction des membranes, ne different entr'eux que par le dégré, & par la nature de la partie affectée. Une frayeur modérée ne produit qu'un reſſerrement dans les vaiſſeaux, dont la ſuite eſt la pâleur ; un peu plus grande, elle cauſe un tremblement : enfin ſi elle eſt énorme, elle trouble toutes les fonctions & ſupprime même la vie par le reſſerrement général.

Avant que de tracer, autant qu'il eſt en nous, des loix à ces propriétés, dont le premier aſpect ne préſente que de l'irrégularité, il eſt bon d'avertir que les effets de la tenſion organique n'appartiennent pas à toutes les fibres en général. Les expériences publiées par pluſieurs Auteurs illuſtres ſur l'irritabilité &

fur la mobilité des fibres, femblent en exclure plufieurs parties ; mais fans entrer dans des détails inutiles, fi l'on confidere le grand nombre de celles qui y font fujettes, le grand rolle que joue dans l'économie animale ce mouvement de contraction & de relâchement, on peut dire que cette tenfion & la propriété qu'ont les fibres de fe contracter, font des propriétés générales, du moins quand on jette fur l'homme un coup d'œil général.

En effet, fans parler des fpafmes évidens, & des contractions particulieres fur lefquelles on peut confulter l'Ouvrage du neveu du grand Boerhaave (*a*). Ne voit-on pas des effets évidens de cette tenfion dans la colere, dans la fureur ? n'eft-ce pas elle qui enflamme notre vifage, nos yeux, qui nous donne des forces que nous ne connoiffons pas ? N'eft ce pas par elle que le vifage eft le tableau de ce qui fe paffe dans l'ame, qui fait toute la différence qui eft entre un homme éveillé & un homme endormi, un homme appliqué & un homme oifif ? Un chagrin fubit a fouvent procuré

____

(a) *Abr. Kaw. impetum faciens Hippocrati dictum, &c.*

B ij

une jauniffe fubite. N'eft-ce pas par le
refferrement des conduits du foie ? Mais
fi on veut voir cette tenfion plus évidemment encore, n'eft-elle pas marquée, &
d'une façon à ne s'y pas méprendre, dans la
fiévre, dans les inflammations, dans les
tranfpirations fupprimées, dans les affections hyftériques. Ce feroit nous écarter
trop loin, que de rapporter les preuves
palpables de fon univerfalité. Le plus
fimple examen que l'on puiffe faire de
foi-même, la démontre invinciblement.

Son exiftence générale une fois établie, il s'agit de tracer les loix qu'elle
fuit & les effets qui en réfultent. Cet
examen feul juftifiera l'efpece d'épifode
que nous femblons faire à la matiere
que nous nous propofons de traiter. On
verra qu'elle eft la fource des différences entre les tempéramens, que fon
excès devient quelquefois état habituel fans maladie, & qu'enfin lorfqu'il
s'agit de connoître l'homme, il faut connoître les loix encore peu connues de la
fenfibilité & des effets qui en réfultent.

Une tenfion tonique immodérée, eft
générale ou particuliere, conftante ou
fubite, & tout-à-fait infolite au corps,
ou elle y reparoît fouvent, & dépend
de caufes habituelles. Les effets que

produit un changement , quel qu'il foit , font d'autant plus grands qu'il dérange davantage de fon état actuel le corps qu'il attaque. Ainfi les loix de la fenfibilité doivent fe faire obferver avec plus d'évidence dans la tenfion fubite & infolite. C'eft donc par elle qu'il faut commencer nos remarques.

Une tenfion fubite, pouffée à un dégré violent, menace toujours de rupture , fufpend tous les mouvemens , produit un rétréciffement dans les canaux qu'elle affecte , & enfin fupprimeroit la vie elle-même , fi la force avec laquelle la fibre réfifte étoit inférieure à celle avec laquelle elle eft tirée.

Mais la premiere des loix dans les cordes animales, eft que la tenfion diminue de plus en plus, fi la caufe qui la produit n'augmente pas , mais refte dans le même état.

Si nous fuppofons que l'effet de la caufe foit moindre, la tenfion diminue en plus grande proportion. Si les chofes fe rétabliffent dans l'état naturel , on voit par cette théorie, qu'il doit y fuccéder un relâchement.

Ces loix font univerfelles , elles appartiennent à toutes les cordes tendues, comme aux fibres du corps humain.

L'obſervation démontre évidemment ces faits, pour peu que l'on y faſſe attention. Qu'un homme ſoit attaqué d'une pleuréſie, même mortelle par ſa violence, la douleur n'eſt jamais ſi forte que dans le commencement. Les goutteux ſçavent bien que les premieres douleurs de la goutte, parvenue à ſon période, ſont les plus vives. Qu'un homme robuſte ait une douleur vive ou une fiévre violente ; ſi cette fiévre ceſſe, même ſans aucun remede relâchant, le corps reſte foible, fatigué, incapable d'action, ce qui ne peut dépendre que du relâchement procuré par la tenſion qui a précédé. Elle l'a fait, en écartant & en affoibliſſant l'adhérence des parties.

Le principe que nous allons établir, quoique particulier aux fibres du corps humain & n'appartenant qu'à elles, n'en eſt pas moins conforme à l'obſervation.

Toutes les fois qu'une fibre eſt habituée à être tendue, c'eſt-à-dire, toutes les fois que les cauſes de la tenſion exceſſive reparoiſſent fréquemment & l'exercent très-ſouvent, alors ou les cauſes de tenſion ſont les mêmes, telles, par exemple, qu'un froid vif dont la ſenſation ſe répete habituellement, ou elles ſont

différentes , telles que des paffions op-
pofées. Dans le premier cas, où la caufe
eft la même , les fibres prennent l'habitude de fe tendre fur le même ton, &
fe tendent plus aifément par cette caufe,
que celles qui y font moins habituées.
Les hommes font conftruits de façon que
non-feulement ils exercent mieux les
actions qui leur font familieres , mais
même ils reçoivent plus aifément les impreffions qui leur font ordinaires. De-là
les Médecins ont obfervé que ceux qui
ont été une fois attaqués de pleuréfie y
font plus fujets que d'autres. De-là cette
habitude convulfive fur un même objet
que l'on retrouve tous les jours chez les
gens frêles & délicats. De-là prefque
toutes les maladies dans lefquelles l'imagination tient la place de la réalité. C'eft
de la même fource que dépendent les
craintes immodérées de la foudre & des
éclairs qui naiffent dans les hommes ,
parce qu'ils auront vu tomber mort quelqu'un pour en avoir été frappé.

Un homme d'un efprit ferme & conftant , mais d'un corps extraordinairement
mobile, reçut , il y a quelques années ,
une commotion électrique : l'effet en fut
violent , il alla jufqu'à la convulfion. On
ne peut exprimer l'état violent dans le

quel il eſt , toutes les fois que le tonnerre
gronde. Le tournoyement d'une meule de
moulin , une chûte d'eau , un inſecte qui
bourdonne & qui, en voltigeant , produit
un mouvement uniforme qui fatigue les
yeux, fait retomber dans ſes accès tout homme ſujet au vertige. Les effets étonnans
de l'harmonie dans les gens dont l'oreille
eſt délicate , ſe rapportent à cette même
cauſe. J'ai vu un mourant ſe ranimer ,
oublier ſes maux , en entendant une muſique qui lui plaiſoit : il ſe leva , fit les
honneurs d'un concert. Mais ce plaiſir &
ce bien-être ceſſerent avec l'enchante-
ment de ſes fibres ſenſibles à la muſique. Il n'en fut que dans un abbatement
plus conſidérable , quand le charme eut
diſparu.

Mais ſi les cauſes qui produiſent cette
tenſion ne ſont pas uniformes , qu'elles
ſoient au contraire toutes différentes ou
même oppoſées , mais toujours ſubites ,
toujours violentes , & qu'elles ſoient
fréquemment répétées , alors les fibres
qui ont l'habitude de ſe tendre ſur tous
les tons , ſont à la vérité relâchées dans
les intervalles de leurs affections ; mais
ayant l'habitude de prendre une tenſion
deſordonnée , elles le font aiſément par
quelque cauſe que ce ſoit. Tel eſt le cas

de tous les gens qui ont les paſſions violentes, qui ne connoiſſent de plaiſir que
quand il eſt immodéré, ſur leſquels tout
fait une impreſſion qui feroit incroyable,
ſi on ne le voyoit tous les jours. Vous
voyez cette eſpece de gens toujours
malheureux, parcourir en un inſtant les
dégrés de la joie la plus déréglée & la
plus folle, pour tomber dans des chagrins
auſſi deſordonnés, obſerver des diétes
auſſi peu raiſonnables que leur gourman-
diſe eſt honteuſe. De-là cet état dans
lequel on paſſe par toutes les ſituations
poſſibles du corps, à l'exception de la
naturelle, dans laquelle on éprouve les
maux les plus oppoſés au même moment; en un mot, où le corps étant
continuellement en contradiction avec
lui-même, on n'ignore que l'état naturel & la ſanté.

La propriété particuliere de cette exceſſive ſenſibilité, eſt de ſe réveiller à la
moindre cauſe, & de produire des effets
qu'une impreſſion beaucoup plus grave
ne feroit pas naître ſans elle. La machine
eſt, pour ainſi dire, un uniſſon avec toutes les cauſes capables d'affecter le corps.
Voit-on quelqu'un vomir? il s'excite des
nauſées; les femmes hyſtériques ſont
obligées de fuir à ce ſpectacle.

J'ai vu une femme hyſterique ſe donner un coup très-leger ſur le tibia , toute
la machine entra auſſi-tôt en convulſion,
la même choſe lui arrive , ſi on lui ſerre
trop fortement les doigts , ſi l'on fait un
cri devant elle.

Comment expliquer les effets ſinguliers de la muſique ſur les gens piqués
de la tarentule ? Leurs fibres ſont dans un
état de tenſion que la muſique dirige.
Ce qui n'eſt qu'une impreſſion agréable
pour d'autres , eſt pour eux une commotion violente de plaiſir. C'eſt pour les
gens ſenſibles qu'a été jadis employé l'art
de charmer les douleurs par la muſique ,
& de-là l'origine des termes *incantare
incantatio* (*a*).

Si le corps ſe trouve à des heures marquées dans les mêmes états
& dans le même dégré de tenſion ,
ce qui ſe trouve aſſez naturellement tous
les jours dans le cours ordinaire de la
vie , cet état renouvellé fait reparoître
les mêmes ſymptômes aux mêmes heures. De-là l'on explique le retour pério-
dique des toux , des étouffemens , des
aſſoupiſſemens hyſtériques , qui repa-

____

(*a*) Voyez *Mead. de Tarantulâ a Mechanical account of poiſons Treatiſe 3.*

roiſſent préciſément tous les jours aux mêmes heures.

Le ſçavant Docteur Mead nous a laiſſé beaucoup d'exemples de maladies qui ſuivoient le cours de la Lune, quelque légere que ſoit l'impreſſion de cet aſtre ſur nous. On peut remarquer que tous ces exemples ne ſont que des maladies de nerfs trop ſenſibles.

Ballonius (*a*) nous a tranſmis l'hiſtoire d'une femme hyſtérique qui ſe trouva dans un état très-violent pendant une éclipſe de Soleil.

Il s'enſuit de ces principes un corollaire néceſſaire, c'eſt que les gens qui ont éprouvé de grandes tenſions dans les fibres, qui ont eſſuyé les plus grands mouvemens, ſoient ſujets à de très-grands relâchemens, & à d'eſpeces d'atonies générales, lorſque les cauſes qui les tenoient en action & dans la tenſion, ſont ceſſées ; c'eſt en quoi conſiſte l'effet ſubit & violent de la ceſſation d'une grande paſſion. Le paſſage du plus grand chagrin procure par lui-même la plus grande joie, il ſe fait rarement ſans ſyncope. Quelquefois il mene à la mort, ſi

----

(a) *Epidem. & Ephem. Lib. I.*

l'on en croit les Historiens. La raison au reste ne contredit point leur témoignage en cette partie.

Frederic Hoffmann prétend avec raison, qu'il n'y a point de spasme sans atonie. Cette espece d'atonie qui ne laisse prendre sa place qu'à une tension excessive, devient souvent un état habituel. On est sans force, sans vigueur pour les impressions les plus ordinaires. On ne la conserve que dans les actions auxquelles on s'est apprivoisé, & encore ne peut-on les exercer que par momens, mais avec passion, avec fureur. Et si la conscience & le scrupule, si la raison nous détourne de nous y livrer, bientôt il ne nous reste plus que de la foiblesse. Tel est le cas d'une espece de mélancoliques ordinaire dans nos pays ; si vous examinez les sources de leurs maux, vous verrez des gens à excès qui ont tout-à-fait & tout-à-coup changé leurs façons de vivre, sans gradation, sans précautions, sans d'autre conseil que celui d'une imagination féconde en chimeres. Leur relàchement est d'autant plus terrible & plus opiniâtre, que leurs fibres auront été long-tems & fortement tendues sur le même objet.

Mais si tous ces effets suivent & dé-

pendent naturellement de la tenſion ſubite, que devons-nous penſer de ceux
d'une tenſion conſtante établie par une
cauſe étrangere dans les fibres ?

Si cette tenſion, ou pour nous ſervir du terme généralement adopté par
les Médecins, l'érétiſme s'étend à la
totalité des fibres irritables du corps humain, le rétréciſſement des canaux, le
reſſerrement des fibres ſenſibles en eſt
le premier effet ; & ſi la tenſion des fibres augmentoit ſans que la force active
du cœur augmentât ſon action, on ne
peut pas douter un moment que ce dérangement prodigieux ne cauſât une mort
inévitable.

On a pluſieurs exemples de chagrins
violens qui ont produit tout-à-coup chez
les hommes un ſaiſiſſement & une cata-
lepſie. A la vérité, ſuivant les loix que nous
avons établies, la tenſion d'abord vive diminue petit à petit; & dans ces maladies de
ſaiſiſſement, les ſymptomes ne ſont jamais
plus effrayans que le premier jour. Mais
les fibres étant une fois montées ſur ce
ton, la moindre erreur dans le régime,
le moindre ſaiſiſſement nouveau, produit
une rechute qui mene à la mort. L'Hiſtoire eſt pleine de morts occaſionnées
par le ſaiſiſſement, on peut y rapporter

en partie celles qui font produites par le froid.

Dans ces érétifmes généraux, le plus communément, fur-tout quand la caufe eft intérieure & générale, le cœur augmente fa force & fes efforts, la fiévre paroît & l'érétifme même concourt à procurer l'augmentation des fonctions. Cependant ce n'eft pas le plus fouvent, fans que le faififfement ait eu fes premiers droits marqués par le froid, la pâleur, l'inaction. Les Auteurs nous avertiffent que dès qu'une fois la chaleur a paru dans les fiévres intermittentes, le danger eft paffé. La fiévre quarte n'eft terrible pour les vieillards, que dans fon friffon.

L'érétifme conftant des fibres fuit les loix que nous avons tracées pour les tenfions fubites. Ainfi il excite une efpece d'habitude à ce mal. C'eft ce qui fait que des fiévres qui n'ont par elles-mêmes aucun mauvais caractere, s'affoupiffent, fe renouvellent, difparoiffent, renaiffent dans un même fujet, jufqu'à ce que le période de la vie qui les avoit produit étant fini, la nature même ait changé le caractere, la difpofition & l'habitude des fibres.

Cet érétifme a auffi fes loix propres & particulieres : ainfi on remarque qu'occupant toutes les forces actives du corps , il leur donne un ton qui l'emporte fur toutes les tenfions fubites , que les caufes extérieures ou intérieures pourroient produire. Les Anciens ont remarqué que la fiévre réguliere étoit l'ennemie la plus oppofée aux convulfions & les détruifoit parfaitement. On ne peut pas dire qu'elle le faffe, en altérant les humeurs ; car beaucoup de convulfions ne peuvent pas fe rapporter à cette caufe. Telles font celles qui paroiffent dans des maladies nerveufes, & dans les fujets qui, fi ils tombent en convulfion , ne le font que par des paffions violentes , ou la fiévre détruit de même la convulfion. Il n'eft pas difficile d'en trouver la vraie théorie. Toutes les fibres font tendues , & le font à l'uniffon par une caufe qui agit également. Une impreffion étrangere ne peut pas réveiller, une habitude & une difpofition qu'elles n'ont plus. Si malgré la fiévre réguliere la convulfion reparoiffoit , on voit par ce peu de principes, que la caufe qui l'enfanteroit, devroit être extrêmement forte, ou la nature très-foible ; & dans l'un & l'autre cas , les malades peuvent être mis au rang des malades défefperés , ainfi l'avoit prédit Hippocrate.

Une tenſion conſtante & particuliere ſuit les mêmes loix. Ou la fonction diminue, ou il y a fiévre particuliere dans la partie, ce qu'on appelle inflammation. Les parties voiſines ſoutiennent une portion du fardeau, en raiſon de leurs liaiſons avec la partie affectée, de leurs uſages, & de leur ſenſibilité.

Quand une partie entre en contraction, ſi cette contraction eſt vive & inſolite, plus la partie affectée eſt ſenſible, plus la cauſe qui l'affecte eſt vive, plus enfin tout le corps eſt ſujet à s'ébranler, plus auſſi l'impreſſion particuliere produit d'effets ſur toute la machine. En général, les affections concentrées ſur un viſcere particulier, mais ſenſible, affectent plus toute la machine que les impreſſions générales. Il eſt aiſé d'en ſentir la raiſon. Une impreſſion partagée ſur beaucoup de fibres différentes, partage leurs efforts, & a moins d'effet; la tenſion eſt bien plus exceſſive, quand elle n'appartient qu'à une petite partie. Sanctorius a obſervé, & l'expérience journaliere le confirme, que le froid vif & cuiſant reçu ſur une ſeule partie, a une action plus vive ſur tout le corps, pour ſupprimer la tranſpiration, que la même impreſſion reçue ſur la totalité de la machine. Ne voit-on pas des gens qui, se livrant au plaisir de boire froid après des exercices violens, périssent sur le champ gangrenés dans quelque partie de la poitrine, comme s'ils eussent été frappés du tonnerre ? N'en voit-on pas d'autres qui, croyant se rafraîchir en buvant bien frais, tombent dans une sueur par gouttes, occasionnée par le rétrécissement subit de tous les vaisseaux.

Au reste il faut remarquer, en finissant ce que nous avions à dire sur les fibres, que ces especes de tension sont capables de révulsion d'une partie à l'autre. De-là, souvent le bon effet des vésicatoires dans le commencement de ces maux violens. C'est dans ce sens sans doute, qu'on doit entendre cet aphorisme d'Hippocrate : *De deux douleurs la moindre est effacée par la plus grande.*

Dans tous ces changemens violens, subits, insolites, constans, généraux, particuliers, combien ne s'écarte-t-on pas de la santé ? il est donc donc du ressort de notre art d'apporter tous ses soins à prévenir les maux qui pullulent sans cesse, de ces mouvemens impétueux d'une nature déréglée. On s'aguerriroit à tout, si l'on suivoit exactement les préceptes de la raison.

En effet, comme l'homme peut trop acquérir la constance dans le mal, il peut aussi gagner de la force, & de la constance dans le bien, & par conséquent confirmer & corroborer sa santé.

Pour sentir l'évidence de cette proposition, il suffit de se rappeller que la tension augmentée par dégrés, n'a aucune espece d'effets violens. L'amertume la plus affreuse donne une horreur si violente pour les amers, que lorsqu'il est question d'en reprendre, nos fibres se tendent, se crispent, notre estomac entre en convulsion. Si par de légers amers nous nous y accoutumons, bientôt l'amer le plus violent ne nous frappera plus, du moins avec tant de répugnance. Les froids modérés augmentant par dégrés, nous mettent en état de supporter les froids les plus âpres de l'hyver. Il seroit impossible aux fibres animales de supporter des vicissitudes plus violentes, comme M. Boerhaave l'a remarqué dans son excellent Traité du feu. Les Voyageurs qui sur la mer éprouvent ces variations subites, ont assez remarqué de combien de maux elles étoient suivies.

La constance & l'uniformité des affections qui jamais ne s'élevent à aucun excès, procure à nos fibres une es-

pece de tendance à l'inaction, qui tient toujours du relâchement. Tel eſt, par exemple,
le ſouffle d'un vent (a) frais & temperé,
la monotonie d'une lecture, un bruit
uniforme comme le murmure des eaux,
une muſique douce & éloignée ; le relâchement que produit cette uniformité
de ſenſations douces eſt ſi marqué, qu'il
procure ordinairement le ſommeil, &
l'habitude de ces ſenſations fait de nous
des êtres languiſſans, incapables de grandes choſes & de grandes applications (b);
mais la nutrition ſoŭs leur molleſſe ſe fait
mieux, les corps ſe développent davantage, la vie eſt moins troublée, l'eſprit
eſt moins exercé.

La tenſion doit être modérée, &
augmenter par des dégrés ſucceſſifs, pour
être ſalutaire. Tout ce qui eſt ſubitement
exceſſif s'écarte du but, & nous rend

(a) *Frigus opacum.* Virgil. Eclog. I.
(b) *Quæ regio Aſiæ in medio calidi &*
frigidi ſita eſt, ea certè feraciſſima eſt, neque
calore exuritur, neque frigore violatur, homi-
nes & formâ præſtantiores ſunt, nec figurâ aut
corporum proceritate admodum diſſimiles ;
virilis autem animus, ærumnarum atque labo-
rum conſtantia, in hiſce naturis innaſci nequit.
Hipp. *de aere, locis & aquis.* Il faut lire &
réfléchir ſur ce beau Traité, pour bien ſentir
toute l'importance des influences du climat.

plus fenfibles , plus fufceptibles des impreffions extérieures.

Voilà donc à quoi fe réduifent les propofitions que nous établiffons fur la tenfion des fibres. En général , tout ce qui eft
porté fubitement à l'excès le plus violent , fatigue & détruit petit à petit la
texture des fibres. Tout ce qui eft modéré, leur donne de la force & de l'activité. L'uniformité des fenfations les rend
incapables d'aucune efpece de changement , fans qu'on y foit extrêmement
fenfible.

Nous rejettons donc , pour produire
dans les fibres l'état falutaire, autant l'uniformité des fenfations , que leur excès.
Ces deux états produifent des effets oppofés. Il eft cependant un point où ils
fe réuniffent , & ce point eft aifé à fentir. L'habitude de l'excès de tenfion
monte les fibres fur le ton de la tenfion.
L'uniformité rend la moindre tenfion infolite & violente. Les femmes les plus
oifives de corps & d'efprit, tombent fouvent en convulfion à la moindre caufe
extérieure , parce que , quoique foible ,
fon impreffion eft trop forte pour elles.
Les convalefcens dont les fibres font dans
un état d'atonie bien marqué, à la moindre paffion , au moindre mouvement

extraordinaire, treffailliffent jufqu'à la convulfion ; ce n'eft pas que la tenfion produife aucun danger de rupture dans les fibres ; mais quelque foible qu'elle foit, elle eft trop forte pour des fibres deshabituées du fentiment, & dont l'état naturel eft d'être relâchées.

C'eft donc par les variations modérées des fenfations, que peut s'augmenter & s'accroître la force du corps & du fyftême des fibres, comme c'eft par les exercices continués de l'efprit, qu'on en augmente la portée & l'étendue (*a*). Ce font ces variations qui, mettant fans ceffe en jeu l'action tonique, tantôt excitent les parties, tantôt les refferrent, dans le premier moment, y appliquent le fuc nutritif, dans le fecond, l'y fortifient & l'y condenfent (*b*). Il ne faut

___

(*a*) Celf. Lib. I. cap. I. *Sanus homo & qui bene valet nullis obligare fe legibus debet. Hunc oportet varium habere vitæ genus, &c. Si quidem ignavia corpus hebetat, labor firmat.*

(*b*) *Quod autem ad animi mollitiem & ignaviam attinet, cur Afiatici Europæis minùs bellicofi exiflant, & moribus fint lenioribus, anni tempeflates in caufâ funt, quæ non magnas tum ad calorem, tum ad frigus permutationes faciunt, verùm fimiles permanent, unde neque mens percellitur, neque corpus vehementer à fuo flatu dimovetur.* Hippocr. loc. cic.

pas que la tenfion fubfifte long-tems ;
mais il ne faut pas non plus que l'inaction
laiffe croupir les fucs.

Les hommes qui veulent avoir des
animaux robuftes , les y accoutument
par des exercices gradués. La Providence
a impofé cette même loi dans les périodes
où elle fait paffer les corps animaux.
L'enfance commence à s'exercer, mais
légérement , mais conformément à fes
forces. L'enfant fe roule , s'agite , n'a-
vance pas. La jeuneffe bien dirigée n'outre point fes forces, ceffe toujours l'exercice au commencement de la fatigue.

Ceux qui font avant le tems des exercices qui ne font pas faits pour leur âge ,
vieilliffent & tombent dans l'atonie,avant
le tems où la révolution des chofes la
rend neceffaire. Les foldats qui fe fatiguent beaucoup plus que leurs Officiers ,
font hors d'état de fervir avant ceux-ci,
qui,foulagés dans leurs travaux par l'opulence , confervent très-long-tems une
vieilleffe active & exercée , utile à l'état
& agréable à eux-mêmes.

On trouve dans ces variations du jeu
des folides une fource de différences immenfes entre les hommes , même dans
l'état le plus naturel ; car on peut avoir
toutes ces difpofitions des fibres fans

avoir la moindre maladie , mais la force, la fenfibilité , le volume du corps , tout s'y rapporte.

Sans doute ces différences qui appartiennent toutes aux hommes ne paroiffent pas être liées avec la doctrine des alimens, mais elles le font avec leur ufage , tant dans la fanté que dans la maladie. Avant que de prononcer fur un fujet dont la vie eft fi fouvent interrompue par des fpafmes , des contractions fpafmodiques , il a fallu fixer la valeur, les loix , la fignification de ce mot ; on le trouve dans tous les Auteurs , beaucoup ont parlé des fibres , perfonne n'a établi fur elles une doctrine conftante & qui pût fervir de guide dans l'ufage.

Ces différences de l'état des folides font cependant les fources de toutes les variétés qui font entre les hommes. Les humeurs peuvent être les fources des vices , mais c'eft par les folides qu'elles les tranfmettent à nos fens.

Les différences qui exiftent entre les humeurs des hommes , font placées ordinairement dans les inftitutions de médecine , à côté des différentes propriétés des folides. On divife de même les maladies , en maladies des folides, & en maladies des humeurs. Cependant les fluides, quelque différens qu'ils foient de l'état que nous imaginons naturel, ne caufent aucun effet réel & apparent fur les fonctions, s'ils n'affectent les folides. Plufieurs Auteurs illuftres, à la tête defquels on peut mettre le fçavant M. Simfon Profeffeur de Chandos, ont peut-être trop fenti combien peu les humeurs peuvent jouer de rolle dans les différences de l'humanité. On a nié toute maladie dépendante des humeurs; & celles-mêmes qui fembloient le plus leur devoir leur origine, ont été ramenées avec efprit au fyftême général par lequel on regarde nos folides comme la feule caufe de nos différences.

Cependant plufieurs raifons concourent à faire regarder les humeurs d'un œil moins indifférent que ne l'ont fait ces illuftres Auteurs. On pourroit les combattre avec les mêmes armes que Galien employa autrefois contre la fecte des Méthodiftes. Peut-on en effet rapporter raifonnablement aux feuls vices des folides les évacuations qui terminent fi avantageufement les maladies, fous l'idée de crife. Quand ces crifes feroient plutôt le figne & l'effet de la guérifon que fa caufe, à quoi ferviroient tous ces fignes favorables de coction qui l'annoncent?

cent ? Pourquoi les émétiques & les purgatifs qui ne sont pas de nature à diminuer le spasme, soulagent-ils si considérablement, quand ils sont placés à propos ? Ces putridités qui, préparées de longue main & prévues par les Médecins, affectent les corps vivans comme des cadavres, ne peuvent pas être l'effet du spasme, puisqu'au contraire elles supposent l'atonie la plus marquée. La contagion dont l'existence n'est que trop prouvée, affecte aussi les liqueurs : elle roule avec elles, & se multiplie chez elles, sans affecter les fonctions, jusqu'à ce qu'elle ait assez augmenté ses forces pour agir sur les parties nerveuses. Si nous suivons les effets de l'inoculation de la petite vérole, nous en verrons la preuve la plus complette.

Les humeurs sont donc une des causes de maladie ; elles sont aussi une des causes de différences entre les hommes dans l'état de santé : à la vérité, leur formation dépend des solides. On voit le mouvement du cœur dans l'embryon, avant que d'y voir le sang : c'est par un mouvement des solides, continuellement répété, qu'il se forme : c'est par ses dégrés qu'il se modifie ; mais les élémens que l'homme est obligé d'emprun-

ter des corps étrangers à fa nature, ne
font pas également fufceptibles de la
même modification. Les alimens fervent
de principe au fang : ils reçoivent des
folides leur propriété ; mais ils n'en reçoivent ni la même dofe, ni la ftructure
exactement la même.

Voilà donc deux fources de différences
connues : joignez-y celles que produifent encore les évacuations plus ou moins
grandes, le jeu de l'exercice, les paffions, l'air environnant ; on fera forcé
de conclure que, quoique la formation
des humeurs du corps dépende des folides, cependant plufieurs autres caufes
concourent à les modifier & à les diffé-
rencier entr'elles.

Il n'y a rien affurément d'étonnant dans l'obfervation de Van-Helmont (*a*), qui rapporte qu'ayant fait
tirer du fang à deux cent payfans en
bonne fanté, il n'en trouva pas un qui
eût le fang de l'autre : tous avoient des
différences remarquables ; tous fe por-
toient bien.

Chaque homme a dans fes fibres un
dégré d'action particulier; chaque hom-

____

(a) *Van-Helmont de febrib. cap. 2. 25.*

me doit avoir un fang tout différent. Il eft difficile, dans l'état naturel, de faifir toutes les nuances qui diftinguent les humeurs ; leur formation, quoique dépendante d'une feule caufe, eft modifiée par différens accidens : elles n'ont pas la fimplicité des folides, mais auffi elles ne font pas la bafe & l'effence de notre corps ; un jour les forme, un jour les détruit ; par elles-mêmes, elles font fur un pied fubalterne, & leur impreffion ne fe tranfmet à l'ame, que par les folides. Dans une expérience rapportée par Lower, le bouillon tenoit lieu de fang pour un jeune homme épuifé par hémorragie : il paffoit de l'eftomac dans le fang ; de-là il paroiffoit à l'ouverture de la veine. Un fecours fi fimple a fervi pour rendre la vie à ce jeune homme.

La primauté éminente des folides fur les fluides fait aifément fentir à quoi s'applique, dans les maladies humorales, le privilége de la force des fibres, le défavantage de leur foibleffe. Les fibres font plus ou moins affeftées par les caufes humorales, fuivant le dégré de mobilité qu'elles ont reçu de la nature : elles réfiftent aux impreffions des humeurs, en raifon de leurs forces. Un homme robufte entraîne rapidement avec

ſes excrémens les parties étrangeres qui
ſont nées dans les humeurs par le dérangement de la proportion de leurs parties. L'admiſſion d'un nouveau chyle eſt
une cauſe de fiévre pour un homme délicat ; c'eſt ce qu'on voit évidemment
dans les Hôpitaux & chez les gens du
peuple : quand ils ont été malades, &
recourent après leurs forces, ils mangent trop, & la fiévre ſe perpétue chez
eux. A cette fiévre lente ſuccede l'ac-
cumulation des excrémens, le peu de
tranſpiration, la cachexie, l'hydropiſie ;
maladies humorales, toutes formées par
la foibleſſe des ſolides.

Les humeurs ont deux eſpeces de
qualités & deux eſpeces de vices : les
uns dépendent de la force, du jeu &
de l'action des ſolides ; les autres n'en
dépendent point. Dans les premieres, il
faut encore diſtinguer les propriétés qui
appartiennent à l'action des ſolides ſi
immédiatement, que ce jeu, cette action
étant ôtée ou diminuée, elles ceſſent ou diminuent, & celles qui y tiennent à la
vérité, mais qui peuvent ſubſiſter indépendamment de l'action des fibres ; ce
qui fait trois claſſes de différences dans
les humeurs.

Les différences qui dépendent immé-

diatement & entiérement des folides ,
font le plus ou le moins de confiftance
prife dans toute fon étendue. C'eft aux
folides à augmenter ou à diminuer la
denfité. Auffi-tôt que le jeu des folides
ceffe, l'état du fang , par rapport à la
confiftance, change auffi. M. Boerhaave
eft le premier qui nous ait enfeigné les
effets & les produits de la denfité inflammatoire, qui nous l'ait fait voir dans
l'état naturel chez les hommes robuftes,
exercés, & dont l'action des vaiffeaux
eft forte. Cette denfité du fang appartient, comme nous l'avons dit dans notre premiere Partie, à tous les principes
des humeurs ; & la matiere nutritive
elle-même, formée par des vaiffeaux
forts & tendus, eft plus condenfée.
Peut-être M. Boerhaave a-t-il trop regardé comme caufe de l'inflammation
ce qui n'en eft que le produit ; mais il
faut avouer que fi cette denfité eft le
produit de l'action des vaiffeaux enflammés, elle peut en être à fon tour
la caufe. On ne peut pas de plus belle
confirmation de la théorie de Boerhaave,
que les expériences de M. Browne Langrish fur la denfité du fang, & fur celle
des humeurs tirées du corps des hom-

mes dans différens états, & sur-tout dans l'état inflammatoire (*a*).

Au contraire, que l'action des vaisseaux diminue, qu'elle soit affoiblie, les principes du sang & des humeurs seront moins rapprochés entr'eux, moins condensés ; les parties hétérogenes qui composent la masse, seront moins mêlées ; . les parties homogenes ne seront plus si repoussées l'une de l'autre, elles se rapprocheront & tendront à s'unir : de-là ce liquide nous paroîtra composé d'une partie plus épaisse & d'une partie plus fluide ; en un mot, le changement qui arrive dans ce cas-là, est un diminutif de celui qui survient dans le sang laissé & abandonné à lui-même. Alors une partie épaisse semble exprimer de ses interstices une partie plus fluide, & devient elle-même membraneuse, coriacée : aussi cette espece de dissolution occasionnée par le défaut d'action des vaisseaux, est-elle toujours mêlée avec des symptomes très-réels d'épaississement. L'étouffement, la difficulté de respirer, les pal-

_____

(a) Voyez *the modern Theory of Physic,* *London.* 1738.

pitations, les obſtructions & l'endurciſ-
ſement des viſceres s'y rencontrent.
Après de grandes hémorragies où la
force & l'action des vaiſſeaux ont été
conſidérablement diminuées, on trouve
toujours de la diſſolution, de l'enflure,
mais en même tems des polypes, des
embarras : ainſi l'action diminuée des
vaiſſeaux eſt quelquefois regardée comme cauſe d'un épaiſſiſſement. Mais autant ces deux épaiſſiſſemens ſont oppoſés dans leurs cauſes, autant ils le ſont
dans leurs effets : l'un conſiſte dans le
rapprochement & dans la condenſation
eſſentielle des principes, l'autre dans la
ſimple union des parties analogues qui
ſemblent s'unir, parce qu'aucun principe ne les déſunit. L'un ſuppoſe une
très-grande atténuation des principes,
l'autre au contraire en prouve la groſſiéreté ; dans l'un, c'eſt la partie épaiſſe
& condenſée qui prédomine ; dans l'autre, ce ſont les principes fluides : l'a-
ction des vaiſſeaux n'eſt pas aſſez forte
pour les unir, ils reſtent aqueux. L'un
porte & détermine à toutes les maladies d'inflammation, l'autre eſt la ſource
de la langueur & de la cachexie.

Ces diſpoſitions vicieuſes des humeurs
appartiennent entiérement aux ſolides ;

elles ne peuvent dépendre que de l'augmentation ou de la diminution de leur
jeu : aussi cessent-elles ou diminuent-
elles, en même raison que la diminution ou la cessation de l'action des solides.

Au milieu de ces excès, est posée la
modération qui constitue l'état le plus
naturel & le plus satisfaisant dans les
humeurs, dépendante de l'action modérée des solides, de la proportion con-
venable des alimens & de leur facilité
à l'assimilation. Le fruit de cette modération toujours précieuse, toujours si
justement vantée par les Sages, l'objet
de leurs éloges & de leurs recherches,
est la perfection de la santé : si-tôt qu'on
s'en écarte, il arrive au corps différens
changemens. Si l'action des solides &
la densité augmentent, on a bientôt plus
de chaleur, plus d'atténuation, plus de
force & plus de maigreur. Si l'action
des solides diminue, les principes se
désunissent, une légere marque de cachexie se fait sentir ; ou si l'estomac
ne participe pas à la foiblesse du reste
du corps, la graisse s'épanche dans le
tissu cellulaire. On a beau se flatter
sur cet article ; l'état du corps où l'on
est trop gras, est un diminutif de la ca-

chexie. Les principes du sang moins lié
n'embraffent pas parfaitement la graiffe
& l'huile des alimens. Comme dans un
lait à demi-formé, cette liqueur furnage
& s'épanche où elle peut, pour augmenter encore le relâchement des folides (a).

Mais les humeurs empruntent encore
des folides de nouvelles difpofitions vi-
cieufes qui ne ceffent pas en même tems
que l'impreffion des fibres & des vaiffeaux, parce que l'effet de cette action
a été de faire naître des êtres différens
de ce qu'ils étoient auparavant ; êtres
qui peuvent s'épuifer ou fe multiplier,
indépendamment de l'activité des folides. Comme les folides ne peuvent pas
faire ceffer leur exiftence, ils peuvent
auffi n'avoir aucune part à leur production.

Sous cette claffe, on doit ranger la
plûpart des acrimonies que M. Boerhaave a fi fçavamment rapportées à toutes leurs caufes poffibles.

La divifion des vices des humeurs
que ce grand homme a adoptée, eft fans

(a) Voyez Cartheufer, tom. II. fect. XIV.
de oleofo-unguinofis & pinguibus, §. V. & VI.
& not. in eundem.

doute moins fenfible dans la pratique, qu'exacte dans la théorie ; mais fi ces différences n'ont pas paru diftinctement jufqu'à préfent, elles peuvent fe déclarer tout-à-coup, & peut-être elles paroîtroient l'ouvrage de la nature, fi on fe donnoit la peine de parcourir avec foin toutes les différences des climats, & plus encore toutes les variétés bizarres des goûts & des différentes façons de vivre que les habitans de chaque pays ont fuivi par une habitude déréglée.

Il eft inutile de rapporter ici toute la doctrine de cet homme illuftre ; mais peut-être obtiendrons-nous un fruit plus réel pour la contemplation des alimens, tant dans l'état de fanté, que dans celui de maladie, fi nous nous bornons à confidérer les effets de ces vices dans l'état que nous offrent l'obfervation ordinaire, & la pratique habituelle.

Une action vive & continuée des folides, fur-tout dans une chaleur violente, non feulement condenfe les principes des humeurs, mais y fait auffi naître tous les effets de l'atténuation dont il a été queftion dans le premier Volume de cet Ouvrage. Les fels & les huiles y deviennent plus âcres, plus exaltés : les forces de la nature, la réparation par

une nourriture douce & délayante, les
évacuations naturelles, en déchargent la
maſſe du ſang ; mais ſi on néglige les
précautions néceſſaires, ſi quelque obſtacle tiré de notre propre fonds s'oppoſe à cette dépuration, bientôt au lieu
de ſe réparer, le mal s'augmentera : alors
les humeurs perdront leurs qualités douces & nutritives, ou, ſelon l'expreſſion
vulgaire, leurs parties balſamiques ; le
changement des ſels & des huiles qui
s'atténuent & qui s'affinent de plus en
plus, approchera le corps de la putréfaction. A la vérité, le deſſéchement que
produit la grandeur du mouvement, la
condenſation même des parties, en maſ-
quent les phénomenes, & ne laiſſent ap-
percevoir que les ſeuls ſymptomes de
cette âcreté qui enflamme tout avec la
plus grande fureur. Le jeûne, la veille,
les exercices immodérés, les paſſions
violentes de l'ame produiſent les mêmes
effets, mais accompagnés de circonſtances différentes que chacune de ces cauſes imprime aux ſolides.

C'eſt cette eſpece d'acrimonie que les
Anciens avoient appellée *acrimonia bi-
lioſa* ; nom que même dans ces derniers
tems on a donné aux fiévres & aux coli-
ques inflammatoires, lorſqu'elles paroiſ-

sent dans l'été : son effet est d'irriter les
solides & de les enflammer petit-à-petit,
d'empêcher la nutrition. Cette acrimonie prise dans un dégré extrêmement
léger, cause des boutons, rouges, érési-
pélateux, des taches enflammées, dou-
loureuses, qui paroissent sur-tout dans
la jeunesse avancée : elle est la cause
ordinaire des suppurations extérieures.
C'est elle qui se dépure, principalement
par les urines, lorsqu'elle n'est pas considérable, & par les selles, lorsqu'elle
est plus violente ; là elle paroît sous la
forme de bile, parce que ses parties ont
plus d'analogie avec celles de la plus atténuée de toutes les humeurs du corps
humain. Il est inutile, pour prouver cette
proposition, de parcourir les Ouvrages
d'Hippocrate, qui sont pleins de cette
théorie. Ceux qui sont versés dans la
lecture des Œuvres de ce *Prince* de la
Médecine, n'en douteront pas : ceux
qui ne les connoissent pas, doivent se
presser de les lire.

L'inaction des solides ne produit pas
par elle-même d'acrimonie ; au contraire, en suspendant, pour ainsi dire, le
mouvement, elle n'enfante que des êtres
à demi-formés (*a*). Les Anciens les ont

______

(*a*) Voyez *Galenum de atrâ bile, versùs finem.*

appellés *inertia*, sans force & sans action ; ils sont du moins fort au-dessous de l'at-ténuation qu'ils devroient avoir. Il est impossible de détruire ces glaires, cette pituite, puisque nous les connoissons sous ce nom, sans augmenter l'action de la nature : la diéte leur est plus nécessaire que les alimens. Mais pourquoi insiste-rions-nous davantage sur cet article si doctement exposé par M. Boerhaave, d'après les Anciens, nos Maîtres & nos Modeles (a) ?

Deux cas seuls peuvent faire naître une acrimonie opposée à la premiere dans les glaires mêmes : l'un est le chan-gement spontané de ces glaires dans les premieres voies ; l'autre est leur stagna-tion dans des couloirs qu'ils engorgent. Par des dégrés, & avec des phénomenes différens, ils parviennent à se corrom-pre, ou, pour parler comme Galien & comme les Anciens qui nommoient plu-tôt les choses par leurs effets évidens, que par leur nature même, la pituite se change en mélancolie, espece d'humeur contre nature, dont le véritable caractere est l'acidité.

____

(a) Voyez *Boerhaave de glutinoso sponta-neo, & Van-Swieten comm. in hunc titulum.*

Les Anciens divisoient cette acrimonie mélancolique dont ils ont tant parlé, en deux especes, ou, pour mieux dire, ils la considéroient sous deux faces différentes.

Dans le sang, ils la regardoient comme la lie du sang & sa partie la plus grossiere ; dans les intestins, comme un suc acide ou hétérogene produit par l'ardeur & par le dessèchement de la bile.

Les effets de la bile ardente, ou, pour parler selon les régles de la Physique moderne, plus atténuée, ne peuvent pas appartenir à la mélancolie. L'inflammation, l'érosion, les évacuations sont les symptomes de la bile ardente. La froideur que les Anciens donnoient à la bile noire, s'oppose à toutes ces qualités. La sécheresse ne pouvoit dépendre que de la grossiéreté de ses parties, & non pas de leur condensation.

Pour celle qu'ils regardoient comme la lie & la partie la plus grossiere du sang, ils lui accordoient de pouvoir prédominer dans le sang, sans y exciter des effets bien vifs & bien distincts; ils l'y croyoient même nécessaire. L'automne est, disoient-ils, la saison où elle se trouve dominer dans le corps en plus grande abondance; mais si cette abondance devenoit excesfive, alors les symptomes de cette humeur éclatoient : souvent elle se mettoit en mouvement, sur-tout quand elle y étoit aidée par le concours des causes extérieures ; alors c'étoit le plus terrible & le plus violent de tous les ennemis de l'œconomie animale. On l'appelloit *atrabile* par excellence, & la destruction du corps étoit sûre ; car cet ennemi n'étoit pas moins indomptable, qu'il étoit terrible.

La multiplicité des observations des Anciens & de tous les Médecins qui ont suivi la doctrine d'Hippocrate jusqu'au renouvellement de la théorie de la Médecine, ne nous permettent pas de regarder tous ces faits comme de purs jeux de l'imagination. Tous les Médecins instruits qui voudront se donner la peine de lire les Livres prognostics d'Hippocrate, & de réfléchir sur les excellens Commentaires de Duret sur les Coaques, verront des idées fort distinctes & fort claires sur cet *atrabile*. Personne n'en a fait plus d'usage, & n'a parlé plus méthodiquement sur cette espece d'humeur, que Baillou. En rapprochant les faits, en les combinant avec la théorie moderne, il semble que l'on peut rappeller à des loix certaines ces dogmes immortels.

L'acrimonie mélancolique n'exiſte dans l'état naturel ni dans les premieres voies, ni dans le ſang ; c'eſt ce dont tous les Médecins modernes conviendront. Mais doit-on, avec Sydenham, avec Simſon & beaucoup d'illuſtres Auteurs, la bannir de la pratique, ne jamais diriger vers elle nos ſecours diététiques, ou doit-on la rappeller avec M. Boerhaave ?

Il eſt certain que là ſeule diſpoſition des ſolides peut faire des mélancoliques : je crois m'être expliqué plus haut ſur cet article. Les Anciens convenoient que la triſteſſe, le chagrin ſans raiſon, & ce que nous appellons mélancolie, dépendoit ſouvent d'une *intempérie ſans matiere*. Il n'eſt pas moins démontré non plus, qu'une ſubſtance putride exiſtante dans l'eſtomac, & s'y corrompant, produit ce noir, cette triſteſſe qui, engendrée ſans raiſon, n'appartient qu'à la mélancolie. Qu'un homme avale un œuf putride ; ſi les nauſées les plus affreuſes ne le lui font pas vomir, la langueur, l'inaction, la triſteſſe s'emparent de lui. Telle eſt la liaiſon des nerfs entr'eux ; telle eſt celle, qui eſt encore plus inintelligible, de l'ame avec le corps.

Il eſt donc poſſible qu'il exiſte une

humeur qui porte l'ame à la tristesse , & qui d'ailleurs produise des effets méchaniques sur le corps. Voyons à présent si son existence est réelle.

Le siége de la mélancolie est dans deux endroits différens, ou dans l'estomac, ou dans les humeurs.

Les trois caracteres qui lui appartiennent, sont l'acerbité, l'acidité & la qualité rongeante : δριμύ, ὀξῶδης διαβροτικὸν. Voilà les trois qualités que Galien lui donne, que M. Boerhaave a reconnues par l'expérience, que tous les Médecins ont apperçues plus ou moins distinctement, même ceux qui, comme le Docteur Simson, croient que les vomissemens noirs ne font que du sang engorgé dans des vaisseaux qu'il fatigue depuis long-tems.

Pour supposer ces qualités dans les matieres qui séjournent dans l'estomac, il faut deux conditions ; l'une est que ces qualités soient très-médiocres ; l'autre, que ces parties puissent être collées aux parois de l'estomac & des intestins. Cette derniere qualité ne peut appartenir qu'à des matieres durcies, mucilagineuses par conséquent : or c'est le propre des glaires. La bile elle-même, quand elle se durcit, prend ce caractere glaireux dans la véficule du fiel. Mais ce qui doit empêcher de croire, avec les Anciens, que ce foit la bile, ou du moins la bile feule qui forme la mélancolie, c'eft fon acerbité & fon acidité bien démontrée (a); propriétés qui ne peuvent appartenir ni à la bile, ni au fang extravafé : elle exifte donc cette mélancolie, indépendamment de la bile; & la froideur que les Anciens lui avoient accordée par fes effets, marque affez fon origine pituiteufe & glaireufe (b).

On la voit quelquefois fe détacher par des alimens favonneux & par des remedes; alors elle paffe par les felles, & ne retient de fa férocité, que la couleur noire, qui jette fi fouvent l'épouvante dans les maladies aiguës. Les Médecins qui ont obfervé les urines, en ont vu fouvent de noires qui n'étoient pas toujours funeftes; & tous fe font accordés à nous dire, depuis Hippocrate (c) jufqu'à préfent, qu'il ne falloit pas la forcer, parce qu'alors on lui donnoit un mouvement deftructif de toute la machine, mais la

---

(a) Voyez *Boerhaav. Aphor. de cancro*, & *Van-Swieten in hunc titul.*
(b) Voyez *Galen. de atrâ bile, cap.* 14.
(c) *De morb. mul. lib.* 4.

flatter & l'adoucir, afin de l'expulser ensuite.

Des premieres voies, cette âcreté mélancolique peut-elle porter les trois caracteres qu'elle a, jusques dans le sang & aux derniers vaisseaux ? La grossiéreté de ses principes que Galien a qualifiée d'acerbité, empêche peut-être que la mélancolie qui dépend des premieres voies, ne se porte dans le sang ; mais en ce cas, elle s'y engendre d'elle-même, par la stagnation des matieres pituiteuses, dans les visceres qui sont faits pour en contenir.

Ce n'est guéres que sur le déclin de l'âge chez les hommes, après la cessation des régles chez les femmes, que l'on peut y être sujet ; cependant plusieurs autres accidens la font naître dans différens périodes de la vie. Les femmes cachectiques, les filles *chlorotiques* deviennent sujettes à l'engendrer, suivant Hippocrate (a), & rien ne concourt encore mieux à prouver son origine pituiteuse & glaireuse : aussi voit-on ordinairement les femmes qui ont été cachectiques dans leur jeunesse, devenir sujettes,

____

(a) *De morb. mul. lib.* 2.

à l'humeur mélancolique en vieilliffant.
De-là ces diftinctions que l'on trouve
dans les Auteurs, d'*icterus albus*, *icte-
cterus flavus*, *icterus niger*.

La fource phyfique qui produit cette
humeur, confifte en ce que les matieres
mucilagineufes qui ne font dans leur effence que la matiere nutritive, mais auxquelles la nature n'a pas pu donner le
dégré de coction qui leur convenoit,
dégénerent dans leurs couloirs, & y acquierent une acrimonie, fouvent modérée & légere, quelquefois violente,
quelquefois fi horrible, qu'elle eft deftructive en très-peu de tems ; elle a même
des effets fi violens, que les Anciens
n'ont pu la comparer qu'au virus des
cancers ouverts ; c'étoit ce virus qu'ils
regardoient comme l'atrabile la plus pure.
Ce caractere acide & groffier de la mélancolie nous fait affez fentir comment
l'enfance elle-même n'en eft quelquefois
pas exempte, & c'eft ce que les Anciens ont prononcé ; car quoiqu'ils cruf-
fent que toutes les maladies de cet âge
dépendoient d'une pituite épaiffe, ils re-
marquoient que ces maladies étoient les
mêmes que celles que produit la mélancolie (*a*).

(a) *Galen. de locis affectis, lib.* 3.

Pour démontrer que cette acrimonie
exifte réellement, & que les obfervations des Anciens font tirées du fein de
la nature même & ne font pas le fruit
du préjugé, il fuffit d'examiner les
faits, & pour cela de confidérer l'acrimonie mélancolique dans trois cas différens, où nous la verrons diftinctement.
Dans un dégré léger, dans un dégré plus
violent, & enfin dans fon dernier dégré.
Là les crifpations & les fpafmes des folides ne nous en impoferont pas.

· Dans un dégré léger, il eft plus aifé.
de confondre cette humeur avec l'état
des folides qui produit le chagrin. On
peut même aller plus loin. L'humeur
mélancolique ne produit la trifteffe, que
lorfque fon féjour eft dans l'eftomac, ou
qu'elle s'eft jettée fur quelqu'un des vifceres de la région épigaftrique, comme
le foie, la rate, &c. alors on ne peut la
féparer de la mélancolie qui dépend de la
fenfibilité des folides, que par deux fignes
quelquefois équivoques ; l'un eft la conftance de l'affection dans l'eftomac, ou
dans le fiége que cette matiere occupe ;
l'autre eft le changement de couleur, de
confiftance & de nature des excrémens.
Mais fi l'humeur mélancolique occupe
les vaiffeaux, il eft beaucoup de fignes

qui peuvent la faire reconnoître ; premiérement, la dureté qu'elle occasionne sur les parties sur lesquelles elle se jette. Si une simple pustule est causée par un suc mélancolique, elle sera dure, ténace & presque squirrheuse. 2° Son âcreté : son caractere propre est de ronger, de produire une douleur extraordinaire. On a vu souvent une simple pustule occasionner des accidens violens, des douleurs énormes : il ne paroît rien d'extraordinaire ; mais si l'on examine la pustule, on la trouve dure. Bientôt la curation montre encore mieux que toutes nos preuves, combien elle est ténace & difficile à détruire. Les Médecins un peu versés dans la pratique de la Médecine, ont tous vu des cas semblables. Ces sortes de tumeurs étoient appellées mélancoliques par les Anciens : elles ne se trouvent que dans les vieillards, ou dans ceux qui sont tout-à-fait usés ; elles se rencontrent aussi chez les femmes, & dans la premiere enfance. La façon de vivre décrite par Galien (*a*), comme capable d'engendrer la mélancolie, pouvoit rendre ces especes de tumeurs plus

____

(a) *De locis affectis , lib. 3.*

communes en Syrie, en Egypte, dans la Gréce même ; mais, comme le remarque le même Auteur, en Gaule & en Germanie ces accidens étoient plus rares (*a*).

Il arrive affez ordinairement, que lorfque le corps commence à fouffrir la décadence naturelle à tous les êtres, les actions de la vie étant plus languiffantes, les fucs commencent à croupir ; il fe forme une âcreté de dégénérafcence dans les humeurs ; le corps femble exiger ce changement. Si les forces font encore fuffifantes, cette mélancolie fe dépofe à la peau ; & voilà quels font les fymptomes que j'y ai obfervés plus d'une fois. Les deux bras & les deux cuiffes, les jambes, les pieds, les mains s'enflent confidérablement & douloureufement, & acquierent prefque la dureté du bois. La peau eft toute couverte de puftules grenues : bientôt après ces puftules deviennent dures & fcabreufes ; elles fuintent une humeur féreufe & noirâtre. Il fe forme des puftules larges qui jettent d'abord une férofité jaunâtre & rongeante. Le lendemain, ces puftules fe trouvent plei-

---

(a) *De arte curandi ad Glauconem, lib. 4.*

nes d'un fang noir, & ce n'eft qu'au bout de quelques jours qu'il s'y forme une belle fuppuration. Ces puftules fe guériffent ; il s'y en forme d'autres, ou à côté, ou à la place des premieres cicatrices. A mefure que ces puftules fe forment, & jettent de la férofité, du fang noir & du pus, les extrémités fe défenflent ; elles acquierent de nouveau leur foupleffe : tant qu'elles ne l'ont pas encore parfaitement, il eft à fouhaiter qu'il paroiffe de nouvelles puftules ; mais tôt ou tard elles guériront tout-à-fait la maladie. On eft étonné de voir que ce qui fembloit fi dur & coriace, devient puftule, fuppure & fe guérit : quoiqu'il n'y eût avant dans ces taches mélancoliques aucune douleur. Quand la dureté fcabreufe qui eft de l'effence de ces tumeurs, ne les feroit pas reconnoître pour terreufes & mélancoliques, la démangeaifon affreufe qu'éprouvent les malades, marqueroit affez que la maladie a un caractere qui lui eft propre.

Pendant le tems qu'a duré une de ces maladies, j'ai vu un malade fe plaindre d'aigreurs infupportables dans la bouche, quoique ni dans fes felles, ni dans le rapport de fes alimens, il n'y eût rien qui dénotât qu'il y eût de l'acidité contenue

tenue dans l'eſtomac : ſa ſalive âcre &
tenue lui agaçoit les dents, & en dé-
truiſoit l'émail ; ce que quelques per-
ſonnes prenoient pour ſymptome de
ſcorbut.

Je ſçais, & j'oſe le dire par expérience, que beaucoup de Praticiens ont
rapporté ces tumeurs au ſcorbut ; mais
il s'en faut de beaucoup que la choſe
ſoit vraie. Les malades mangent bien,
ſont délivrés par ces tumeurs & par ces
éruptions de ſymptomes d'étouffemens,
de vertiges qu'ils éprouvoient auparavant : en un mot, elles ont quelque choſe
de critique ; ce qui n'appartient, ni de
près ni de loin, au ſcorbut. Je ſuis en
état de fournir quatre obſervations ſem-
blables, faites ſur des gens dont le plus
âgé avoit ſoixante-dix ans, & le moins
âgé ſoixante. Il eſt étonnant avec combien peu de remedes ils ont guéri, &
combien les Anciens ont parlé avec vérité ſur leur curation par le régime : ils
ont certainement été plus exacts que nous
ſur cet article, ſoit que cette maladie fût
plus commune, ſoit que le nom de ſcorbut n'ayant pas encore été inventé, on
fût obligé d'étudier les cauſes dans leurs
effets.

Ils rapportoient à la mélancolie, l'élé-

phantiafe, les cancers ; & certainement
la premiere de ces affreufes maladies appartient abfolument à la mélancolie pouffée à un certain dégré : c'eft à un dégré
plus violent encore que nous devons bien
des fquirrhes qui paroiffent promptement,
& qui détruifent les vifceres dans un efpace plus court, que les maladies chroniques ne pourroient le faire.

J'ai vu une femme qui avoit un fquir-
rhe confidérable à la mammelle droite :
elle rapportoit l'époque de fa formation
à fix femaines de-là. Je ne la croyois
pas. Pendant qu'on délibere fi on l'ex-
tirpera, ou non, on eft étonné de voir
que la feconde mammelle devient dure ;
elle avoit acquis un volume, une dureté & une pefanteur fi confidérable,
qu'elle étoit auffi malade que la premiere.

C'eft par l'effet de l'humeur mélancolique, qu'un homme qui fe portoit bien,
devient obftrué en peu de tems, & qu'il
fe trouve tout couvert de glandes dures,
fans compter la putridité, les changemens de vifceres que cette humeur peut
occafionner, fuivant les obfervations des
Anciens, auxquelles celles des Modernes fe rapporteroient davantage, fi la
méthode de l'obfervation étoit autant

en vigueur chez les Modernes, qu'elle l'étoit chez les Anciens. Les endurcisse- mens singuliers de la peau dont nous avons plusieurs exemples dans Diemer- broek, dans les Transactions Philoso- phiques, dans une Lettre de M. Curzio, Médecin de Naples (*a*), ne dépendent- ils pas de cette humeur qui a la qualité d'être acerbe & acide ? Le ramollisse- ment des os ne prend-il pas sa source (*b*) dans l'acidité de la mélancolie ? On sera fort porté à l'attribuer à cette cause, si, en consultant les premieres sources, on réfléchit que presque tous les malades qui ont été attaqués de cette singuliere maladie, avoient passé par tous les pé- riodes de la cachexie & de la stagnation des humeurs.

La troisieme époque de l'atrabile est celle où elle est absolument destructive, comme nous la voyons dans les cancers ouverts, car quoiqu'un cancer ne soit absolument qu'un squirrhe enflammé, cependant on ne peut pas rejetter ab-

_____

(*a*) Traduite en françois par M. Vander- monde, Paris 1754.

(*b*) Voyez *Van-Heyde, Clopton Havers, M. Pringle, les Observations de M. Morand, Médecin, sur la nommée Supiot, 1754, & celles de M. Navier, 1755.*

folument l'existence d'une humeur étrangere pour fa formation : elle n'existe pas
dans tous les cas, mais fouvent elle existe.
On voit après la suppression de l'évacuation d'un cancer, non feulement les
parties voisines fe gonfler & produire des
douleurs horribles, mais même ce virus,
qui n'existoit que dans la partie, fe jetter
fur des os. Les os en très-peu de tems
réduits en cendre, fe brisent au moindre
mouvement ; les parties voisines durcies,
noires, tuméfiées, fe pourrissent, en
exhalant une odeur insupportable qui
n'est pas celle de la pourriture simple :
enfin, pour me fervir des termes d'Are-
tée, la mort feule est le Médecin qu'on
puisse désirer. Pendant ces derniers périodes, j'ai vu une malade fe plaindre
constamment d'aigreurs dans la bouche.
Au furplus, je ne prétends pas faire
un Traité fur l'atrabile & fur la mélancolie : je laisse à ceux qui font faits pour
éclairer la Médecine, à examiner les ana-
logies de la mélancolie avec bien des
maladies chroniques & aiguës, à décider jufqu'à quel point le mercure peut
lui être utile ou nuisible ; s'il n'y a pas
une efpece de conformité entre les fymptomes de la mélancolie & ceux de la
vérole. Il me fuffit d'avoir prouvé qu'elle

exifte ; qu’on peut la découvrir dans fon enfance ; qu’elle eft fur-tout du reffort des alimens.

Une troifieme efpece d’acrimonie dépendante des folides, ou du moins qui peut être le produit de leur action combinée avec les caufes extérieures & étrangeres à l’animal, c’eft l’acrimonie qui produit la pourriture, *non corrodens, fed corrumpens* : fes caracteres font fi évidens, qu’il eft impoffible de la méconnoître ; la puanteur, les naufées, les vomiffemens, les matieres fécales, les urines, les fueurs fœtides, abondantes, qui, loin de foulager, femblent nuire de plus en plus : tout concourt à prouver cette putridité qui fait reffembler les corps vivans à des cadavres, & qui rend les cadavres infupportables.

Dans fon enfance, & quand elle eft légere, elle femble n’appartenir qu’aux premieres voies & à tous les vifceres qui travaillent à la premiere digeftion. Dans une feconde époque, il femble que ce foit le foie & les environs qui foient fon fiége principal, quoique les fonctions animales, par la fympathie dont elles jouiffent avec les naturelles, en foient auffi affectées. Enfin quand elle eft parvenue à fon dernier dégré, le fang paroît avoir perdu fa confiftance, & s'être entiérement changé en une partie liquide, puante, fans couleur, ou d'une couleur noire, & qui fait éruption par-tout, même par les pores. La tête eft fi accablée & fi malade, fes fonctions fi opprimées, qu'on ne fçait fi on ne devroit pas rapporter au cerveau la fource de tous ces défordres; bientôt la deftruction rapide de toutes les fonctions, les taches pourprées, la mort même & la prompte diffolution du cadavre marquent affez que toute la maffe des humeurs eft infectée. Dans cette forte d'acrimonie, plus une humeur approche par elle-même & dans fon état naturel du terme de l'atténuation, plus elle eft affectée : l'urine & la bile font les premieres viciées ; toutes les autres humeurs s'infectent l'une après l'autre. Le malade n'a d'appétence que pour les fubftances acides & pour celles qui font capables de s'oppofer à la putréfaction. Les remedes les plus puiffans peuvent à peine arrêter les progrès de cette pourriture, quand elle eft à un certain dégré ; à plus forte raifon, les alimens n'y ont-ils aucun pouvoir. Cette efpece d'acrimonie étoit celle que les Anciens appelloient peftilentielle, qui, plus commune à fon dernier dégré de violence dans les pays chauds & humides, se trouve à un moindre dégré chez les peuples qui jouiffent d'un air plus tempéré & d'un ciel plus heureux. Au refte, cette difpofition reçoit différentes formes, produit différens phénomenes par les variétés qu'enfantent les corps mêmes dans lefquels elle eft engendrée; mais fon caractere principal s'y fait toujours reconnoître par l'empreinte qu'il laiffe à toutes les fonctions.

Il eft effentiel de ne pas confondre l'efpece d'acrimonie qui fait naître l'inflammation avec la putridité dont il eft ici parlé : ce n'eft pas que toutes les deux ne s'avancent vers le terme de défunion, & en ce point elles fe rapprochent infiniment; auffi voit-on fouvent la putréfaction fuccéder à la denfité inflammatoire, mais c'eft toujours quand l'action vive & violente des folides eft ceffée. Tant que cette action fubfifte, la fécherefle & la condenfation donnent aux principes falins & huileux un caractere, plutôt piquant & âcre, que corrompant. Ces principes font brûlés, pour ainfi dire, & réunis en réfine; les évacuations fortent en petite quantité, mais chargées de principes actifs, & plus pefans que dans tout autre état de la conftitution humaine :

Vis inest magna sub minimâ mole. M. Langrish a démontré ces vérités dans un Ouvrage peu lu (*a*), quoique peut-être un des plus beaux entre les modernes. Mais lorsque les liquides ont acquis cette densité, si l'action des solides diminue, si tout se relâche, bientôt ces mêmes principes si réunis se développent, & occupent un beaucoup plus grand espace, qu'ils ne le faisoient auparavant. Les évacuations moins denses deviennent plus abondantes; le mouvement spontané de putréfaction succede, en raison de l'atténuation acquise par le mouvement. On voit sortir par les selles, qui sont l'égoût de la putréfaction, une quantité d'humeurs, quelquefois si prodigieuses, qu'on ne croiroit jamais qu'un corps humain eût pu les contenir : il les contenoit, mais dans un volume rétréci, comme l'air l'est dans l'urine, dans toutes les humeurs, & dans les parties condensées & solides du corps humain.

Les acrimonies qui ne dépendent point des solides, dépendent ou des excrémens naturels résorbés, ou de substances, qu'une œconomie animale dérangée, le mau-

---

(*a*) *The modern Theory and practice of Physic. London 1738.*

vais ufage des alimens, des eaux, ou enfin la contagion font éclorre.

On connoît les inconvéniens de la bile & de l'urine réforbée, lorfqu'un obftacle s'oppofe ou à léur excrétion, ou même à leur fécrétion : ce n'eft point ici le lieu d'en parler. La tranfpiration fupprimée dont les effets & la connoiffance font dûes aux découvertes de Sanctorius, eft peut-être une dès caufes les plus fréquentes de maladie, mais affez difcutée par lès Auteurs. C'eft à elle que l'on doit fur-tout cette férofité tenue que lès Anciens confondoient avec la pituite, & qu'ils appelloient *pituita falfa, ferum acre falfum*, qui quelquefois imbiboit toutes les parties du corps, non fans y produire une irritation manifefte, qui quelquefois épidémique, a produit des maladies fort graves. On peut confulter fur fon exiftence & fes effets, Galien, Pifon, lè fçavant Gorter, & avant lui Baillou dans fes Epidémies.

Pour lè mauvais ufage dès alimens, des eaux, de l'air même, quoique fouvent leur premiere impreffion fe paffe fur lès folides, ils ont auffi le droit d'infecter lès fluides. La gangrene que produit l'ufage dès bleds niellés, n'en eft-elle pas une

preuve palpable & convaincante (*a*)?
Personne n'a mieux parlé qu'Hippocrate
sur l'abus des eaux corrompues, pier-
reuses, saumâtres ; & les observations
de nos jours concourent à confirmer les
dogmes de ce grand homme. Le scor-
but, maladie particuliere aux hommes
qui entreprennent de longs voyages sur
la mer, peu connu jadis, quand ces ex-
péditions étoient moins longues & moins
fréquentes, dépendroit-il uniquement d'un
esprit vital que l'homme emprunte de
la terre qu'il est né pour cultiver ? Les
alimens, les eaux mêmes ne concou-
rent-elles pas à le former, suivant l'observation informe d'Hippocrate (*b*) ? On
ne peut pas lui nier le privilége de dépendre d'une acrimonie particuliere,
comme M. Lind l'a démontré en dernier lieu dans son Ouvrage sur ce mal.
Si nous ne le rapportons ni aux eaux,
ni aux alimens, il faudra donc en rapporter la cause à l'air de la mer. L'air
est déja démontré d'ailleurs pouvoir porter dans le sang & dans les humeurs
beaucoup de levains étrangers, comme
la peste, des parties métalliques, des es-

(a) *Act. Acad. Parif.* 1711.
(b) *De morb. lib. 2.*

prits recteurs. Agent évident de la vie,
agent secret de bien des maux, soit qu'il
pénetre la surface des poumons, soit qu'il
se mêle simplement avec les parties de
la salive, toujours aisées à résorber &
faites pour l'être. Au surplus, que ces acrimonies existent, c'est tout ce que nous
nous sommes proposé d'exposer, sans
prétendre en parler en particulier. C'est
encore aux alimens, à l'eau, à l'œconomie animale dérangée, que l'on doit
la goutte, maladie singuliere que l'on peut
regarder comme contagieuse, puisqu'elle
est héréditaire.

Toutes ces acrimonies ont cela de
général, qu'elles prennent la trempe du
corps humain qu'elles occupent, qu'elles
se montent, pour ainsi dire, sur son
tempérament, & qu'elles changent si
fort, & de forme, & de face, que les
plus habiles y sont souvent trompés.
Plût à Dieu néanmoins que tout ce qui
paroît dans notre corps, pût se rapporter à des classes de causes connues !
Bientôt les effets particuliers le seroient;
mais le corps est sujet à tant d'effets
& de changemens dont nous ne connoissons point la théorie, dont nous ne pouvons même entrevoir les causes, qu'il
nous est impossible de faire face à la foule

de maux qui s'enfantent fous nos yeux, comme autant de preſtiges ; mais le plus grand malheur de notre condition eſt de les engendrer, non ſeulement pour nous-mêmes , mais auſſi ſouvent pour les au-tres.

La contagion par laquelle un venin ſe perpétue d'homme en homme , de peuple en peuple , de ſiécle en ſiécle, tan-tôt eſt plus immédiate , & le contact ſeul le plus intime eſt capable d'en com-muniquer les effets, tantôt elle atteint les hommes qui s'y attendent le moins , ſui-vant ſa ſubtilité & ſa force. La foibleſſe eſt particuliérement ſujette à ſes atta-ques ; un corps robuſte ſe défend plus long-tems : les paſſions , la frayeur , le chagrin ſont des armes que la contagion emprunte ; mais en commençant tou-jours par les fluides , elle reſte cachée dans le corps , juſqu'à ce qu'elle ſe ſoit aſſez multipliée , pour que ſes efforts ſe faſſent ſentir ſur les ſolides. Ne le voyons-nous pas évidemment dans l'inoculation de la petite vérole ? Y a-t-il une analo-gie entre les parties contagieuſes de la peſte , de la maladie vénérienne & de la petite vérole , comme M. Schreiber (a)

(a) Voyez *Schreiber de peſte Ukrainenſi.*

le prétend ? Toutes trois au moins affe‑
ctent les humeurs ; mais le jeu des foli‑
des, plus ou moins grand, leur donne
plus ou moins d'action. Mille circonf‑
tances développent ces venins. Le poi‑
fon terrible du chien enragé refte fou‑
vent caché, jufqu'à ce que les folides
animés & irrités lui procurent un déve‑
loppement prompt & fubit (*a*).

. Tels font les chefs principaux des
caufes qui affectent les humeurs, & que
nous avons à prévenir par les préceptes
falutaires du régime, comme on a à les
combattre par des remedes.

On fent donc que, pour prévenir les
maux qui peuvent naître de ces difpofi‑
tions des humeurs, il faut les connoître,
il faut fçavoir qu'il y a un vice dans les
humeurs ; & la connoiffance de ces vices
eft d'autant plus importante, qu'ils exiftent,
avant que d'attaquer évidemment ; qu'ils
donnent fouvent des marques de leur
exiftence, avant que de détruire : ainfi il
importe à la Médecine préfervative de
connoître à quels fignes on reconnoîtra
que les humeurs font affectées primiti‑
vement & principalement.

(*a*) Voyez *Mead. of the mad dog Effays*
on poifons. Effay 4.

En premier lieu, toutes les fois que les humeurs péchent & font affectées, il y a un changement conftant & uniforme dans la proportion & dans la qualité des excrémens, foit dans la tranfpiration infenfible, foit dans les urines, foit dans les felles : on peut regarder ce figne, comme figne général de la dégradation des humeurs. En effet quoique les folides foient la clef qui dirige l'évacuation de ces matieres excrémenteufes, fi la figure, la proportion de leurs parties entre elles eft changée, elles font ou accélérées ou retardées dans leurs mouvemens ; les fonctions ne font pas encore léfées, mais elles le feront bientôt : il faut cependant joindre à ce figne la conftance & l'uniformité ; car les folides ne produifent rien de fixe, comme le font les humeurs dont l'affection ne peut être changée que par des caufes qui agiffent petit-à-petit fur elles. C'eft par cette raifon que Sanctorius prononce que les changemens de proportion dans la tranfpiration font plus fûrs pour découvrir les germes de maladie, que la léfion des fonctions (*a*).

(*a*) *Morborum femina tutiùs cognofcuntur ex alteratione folitæ perfpirationis, quàm ex læfis officiis.* Sanct. fect. 1. Aph. XLII.

En second lieu, dans toutes les maladies humorales accompagnées d'irritation, l'irritation ne tient que le second rang. Elle se proportionne petit-à-petit à la cause qui augmente, suit ses périodes, ses révolutions : les évacuations qui augmentent presque toutes les maladies des solides, diminuent ici le spasme & l'érétisme ; elles rétablissent le calme, qu'elles sont si propres d'ailleurs à détruire.

En troisieme lieu, la régularité des symptomes appartient à ces maladies ; elles ont une augmentation manifeste, elles ont de même un déclin marqué ; & au milieu de leurs périodes, on ne voit pas paroître les prestiges & les irritations irrégulieres de celles que le jeu seul des solides enfante ; à moins cependant que le corps de ceux qui sont malades ne soit extrêmement mobile par lui-même & sujet à s'affecter de spasmes & de convulsions nerveuses ; alors la confusion que produisent ces symptomes dans les maladies est extrême, & est vraiment l'opprobre, le tourment, la croix des Médecins.

En quatrieme lieu, dans toutes les maladies humorales dont l'irritation se porte d'une partie à l'autre, le ton naturel de la partie en fixe le dégré. Si la goutte eſt ſur les membranes, elle eſt cruelle, horrible, fait ſouffrir des tourmens inexprimables : ſi elle eſt ſur un viſcere moins ſenſible, elle cauſe une douleur ſourde ; elle eſt plutôt accompagnée de peſanteur que de douleur : on ſuit ſes traces, & l'on peut exprimer par le plus ou le moins de vivacité de ſentiment, ſi elle affecte telle ou telle partie.

Enfin, ſouvent les cauſes elles-mêmes ſont les ſources de nos connoiſſances : on ſçait ſi on a éprouvé la morſure d'un chien enragé, ſi on a été expoſé à la contagion de la peſte, de la petite vérole, ſi les digeſtions péchent depuis long-tems.

On peut encore rapporter comme des ſignes, les changemens conſtans & habituels de couleur. Un viſage qui change vingt fois par jour, n'eſt qu'un ſigne de ſpaſme & d'irritation ; un viſage qui, ſans chagrin, ſans mélancolie, reſte conſtamment changé, eſt un ſigne que les ſécrétions ne ſe font pas bien, & qu'il ſe couve dans le fonds du corps une ſource de maux.

Avec ce peu de principes ſur les variétés de nos ſolides & de nos humeurs, on peut avancer dans la connoiſſance des variétés des hommes & de la proportion

que l'on doit fuivre dans l'ufage des alimens.

Quelque étrangere que puiffe paroître
cette doctrine au fond de la matiere que
nous traitons, il faut confidérer qu'on ne
peut pas faire un pas, ni dans la Phyfique confervatrice du corps humain,
ni dans la Médecine préfervative, fi
l'on ne connoît pas l'homme en lui-même, & fi on n'a pas profondément réfléchi fur les impreffions que peuvent lui
faire les objets extérieurs.

Fin des Préliminaires.

CHAPITRE PREMIER.

De la différence du Régime, suivant les différens tempéramens.

LES différences apparentes des hommes entr'eux ont fait naître la doctrine des tempéramens, fameuse chez les Anciens, traitée & divisée avec le plus grand soin dans leurs Ouvrages : elle tenoit le second rang dans les progrès de ceux qu'on initioit dans la science de la Médecine. On traitoit d'abord des élémens des corps. Le mélange de ces élémens, tellement combiné, qu'il en résultât un être capable de quelque espece de propriété, s'appelloit tempérament.

Si l'on suppose les élémens mêlés ensemble à parties égales, de sorte qu'il en naisse un tout exactement combiné, qui n'a pas plus de l'un que de l'autre, c'est le chef-d'œuvre de la nature : il a ce que les Anciens appelloient tempérament par excellence, tempérament *ad pondus*, parce que les matieres qui le composent, y sont dans une parfaite combinaison & à poids égal (*a*).

Tous les êtres compofés de la nature, ont donc, fuivant la doctrine des Anciens, leur tempérament. C'eft ce tempérament, ou cette proportion du mélange des élémens, qu'il faut connoître, pour connoître le corps en lui-même. Toute la nature eft compofée des mêmes élémens, ce n'eft que la diverfité de leur combinaifon qui différencie les êtres entre eux.

Chaque corps ayant fon mélange en particulier, a fon tempérament particulier. Quand la combinaifon eft exacte, l'être dont on étudie le tempérament, a ce que les Anciens appellent le tempérament *ad juftitiam*, c'eft-à-dire, la jufte proportion des élémens qui lui convient. Le tempérament du lion n'eft pas celui de l'homme, ils doivent en avoir un tout différent; s'ils fe rapprochoient, ils n'auroient ni l'un ni l'autre leur jufte tempérament.

C'eft dans la différence du tempérament des plantes & des médicamens, que confifte leur vertu; c'eft en chan-

____

(*a*) Voyez *Fernel de temperamentis, cap.* 2.

geant le tempérament de l'être auxquels ces corps font appliqués, qu'ils font fentir leurs effets.

Toute cette doctrine que Galien a empruntée d'Ariftote, fur laquelle les Médecins ont tant travaillé, qu'ils ont éclaircie avec tant de foin, fur laquelle Fernel a parlé fi éloquemment, étoit fondée fur ce principe développé par Hippocrate (*a*).

Il eft impoffible, dit ce fondateur de la Médecine, que la nature de l'homme foit fimple & qu'elle ne foit formée que d'une feu'e efpece de principes. Si la chofe étoit ainfi, l'homme ne pourroit point fentir de douleur & ne pourroit point être changé, parce que tout ce qui eft élément, eft invariable, immuable, indeftructible, incapable de produire rien de différent de foi-même ; mais Hippocrate n'avoit pas parlé clairement fur la nature des élémens qui compofent la nature humaine : il s'étoit contenté de dire que ces élémens, quels qu'ils fuffent, pour produire quelque chofe de conftant & fe perpétuer invariablement, devoient être mêlangés & combinés enfemble, de façon que l'un ne l'emportât pas fur l'au-

____

(*a*) *De naturâ hominis.*

tre. Si quelque élément eût prédominé sensiblement sur les autres, il seroit arrivé, dit le même Auteur, que celui qui l'emportoit, eût détruit l'effet des autres, & par conséquent ramené les choses à la simplicité élémentaire.

Il s'agissoit de reconnoître ces élémens, sur lesquels Hippocrate s'étoit abstenu de prononcer. La Physique des Anciens n'avoit point de secours qui la pussent faire avancer au-delà des qualités que les sens apperçoivent. Ils avoient reduit ces qualités à quatre, qui sont les plus frappantes, le chaud, le froid, le sec & l'humide ; & c'étoit d'après ces qualités sensibles, qu'ils admettoient pour élémens du corps, la terre, l'air, le feu, & l'eau.

De ces élémens, suivant eux, étoient composées quatre humeurs qui avoient des qualités empruntées de ces élémens, la mélancolie, la bile, le sang & la pituite. Comme chaque saison avoit de même sa température, chacune de ces humeurs prédominoit à son tour, mais toujours suivant les loix de la médiocrité, & sans parvenir à aucun excès : quand l'une ou l'autre prédominoit trop, le tempérament étoit dérangé, cette humeur faisoit sentir son existence ; ce qu'Hippocrate appelloit *per se exis-tere* (a) : alors il étoit néceffaire que le corps fouffrît , qu'il en naquît de la douleur.

Hippocrate étoit l'inventeur de cette divifion des humeurs , mais fans avoir voulu décider quels étoient leurs élémens , & il nous a donné dans le plus grand détail les preuves qu'il a cru capables d'établir la réalité de leur exiftence.

Il les a fuivies dans les vomiffemens, dans l'action des purgatifs (*b*) , dans les hémorragies , enfin dans les phénomenes extérieurs qui , fe manifeftant à chaque faifon , font les preuves d'un changement dans le corps humain.

Sa doctrine différoit cependant de celle des Médecins Péripatéticiens , fi long-tems dominante chez les Arabes & dans les Ecoles Européennes. Il s'en falloit bien qu'il donnât autant de jeu dans l'œconomie animale aux qualités fenfibles de chaud & de froid , qu'on l'a fait depuis. Il reconnoiffoit l'exiftence de ces qualités ; mais leur mutabilité ,

─────────────────

(a) *De naturâ humanâ , de prifcâ Medicinâ.*

(b) *De naturâ humanâ.*

] leur dépendance de mille caufes extérieures l'empêchoient de les regarder
comme auffi importantes qu'on l'a fait
depuis (*a*). Le falé, le doux, l'amer
lui paroiffent avoir autant de droit
à nos obfervations, que le chaud, le
froid, le fec & l'humide. C'eft pour
cette raifon que Tachenius (*b*) ne veut
point qu'on regarde Hippocrate comme
le chef des Galéniftes; & en certains
points, il a raifon : il n'en eft pas de
même, lorfqu'il veut en faire un Chy-
mifte.

Toute la doctrine des Anciens envi-
fagée du côté de la théorie, paroît aifément à ceux qui ont la moindre teinture
de la Phyfique moderne, fondée fur
une pure illufion. Il fuffiroit même de fe
fervir, pour le démontrer, des argumens
qu'Hippocrate lui-même emploie contre
le chaud & le froid. Leur viciffitude,
leur peu de conftance, les relations que
ces qualités ont à d'autres états du corps,
démontrent affez que l'on ne peut pas
s'en rapporter à ces théorêmes de pure
fpéculation. Mais cette théorie, quelque
informe qu'elle foit, a été tirée de l'ob-

(a) *De prifcâ Medicinâ.*
(b) *Tachenii Hippocrates Chymicus.*

fervation ; l'illufion s'eft diffipée, les faits
font reftés vrais & dignes de toute notre
attention.

Les Anciens diftinguoient neuf tempéramens. Au milieu de huit autres qui
tous tendoient à dégénérer en quelque
intempérie , en étoit placé un confiftant
dans la combinaifon exacte de toutes les
propriétés qui peuvent appartenir à l'efpece humaine dans leurs plus parfaites
proportions.

Galien nous décrit un fujet doué de
ce tempérament (*a*) : Un homme, dit-il,
qui auroit exactement le tempérament
qui convient au genre humain , ne feroit
ni trop grand ni trop petit ; il n'occuperoit point par fa maffe un volume trop
confidérable : il ne feroit point trop grêle;
on ne fentiroit point , en le touchant,
trop de dureté dans fes mufcles : on n'y
fentiroit point trop de molleffe ; une
fraîcheur douce & humide occuperoit
l'habitude de fon corps : fon efprit ne feroit ni téméraire ni timide ; il tiendroit
un jufte milieu entre la précipitation &
la lenteur, la compaffion & la juftice :
il aimeroit fes amis , feroit prudent, man-

____

(a) *De temperamentis , liber 4. cap. 1.*

geroit

geroit & boiroit modérément; on ne
pourroit rien reprocher à ſes fonctions ;
ſon teint vif & animé répondroit à l'habitude de ſon corps ; il dormiroit bien,
& veilleroit avec activité ; ſes cheveux
blonds dans ſa jeuneſſe, ſeroient devenus
plus bruns avec l'âge.

Voilà quel eſt l'homme que s'imagine
Galien ; & pour le voir tel qu'il le re-
préſente, il faut le voir dans une eſpece
de point indiviſible, lorſque le corps a
pris tout ſon accroiſſement & qu'il n'eſt
pas encore dans ſa décadence.

Tous les autres hommes s'éloignent
plus ou moins de ce point fixe, les uns
vers le chaud, les autres vers le froid,
les autres enfin tournent au ſec ou à
l'humide.

Ces tempéramens ſont ſimples ; mais
ils ne ſont jamais ſeuls, & toujours combinés.

La chaleur & le froid étoient, ſuivant
les Anciens, des qualités inhérentes au
corps : ils faiſoient plus, ils admettoient
dans le corps humain une chaleur innée,
principe actif de la vie & de la force,
ſource de l'activité de nos fonctions, qui,
lorſqu'il n'étoit enchaîné par aucun
obſtacle, étoit capable de prévenir &
de détruire les maladies. Miniſtre im-

médiat des ordres de la Providence pour la conſervation de la machine, Hippocrate lui-même ſemble lui accorder l'intelligence, la prévoyance, & la regarder comme une émanation de la Divinité (*a*) ; mais les corps, indépendamment du chaud & du froid, ſont encore différemment combines. Il faut donc que la chaleur ou le froid ſoient unis à d'autres qualités.

Le ſec & l'humide qui comprennent l'eau & la terre, & qui font la baſe des corps, ſont néceſſairement joints ou avec le froid, ou avec la chaleur. Les principes de Talès ſe trouvent être devenus par cette combinaiſon ceux d'Ariſtote. De-là les tempéramens, dans la pratique, ſont le ſec & le chaud, le ſec & le froid, le chaud & l'humide, le froid & le ſec ; les qualités oppoſées s'excluent néceſſairement. La bile eſt chaude & ſéche. On appelloit donc tempéramens bilieux, ceux qui étoient chauds & ſecs. Le ſang eſt chaud & humide. Les tempéramens doués de ces deux qualités,

____

(*a*) Voyez *Hippocr. de carnibus, lib. 4. cap. 1. Voyez Galen. de Hippocratis & Platonis placitis, lib. 8.*

font donc des tempéramens fanguins.
La pituite eft froide & humide. Les tempéramens qui ont ces deux qualités, font
pituiteux. Enfin on laiffe aux mélancoliques le froid & la féchereffe.

Cette théorie eft abfolument anéan-
tie, & avec raifon ; mais nous diftin-
guons dans la pratique, des tempéramens
bilieux, des pituiteux, des fanguins &
des mélancoliques. La différence qui
nous fépare des Anciens, eft qu'en nom-
mant ainfi les tempéramens, ils croyoient
les nommer par leurs caufes ; & nous
ne penfons tirer leurs noms, que de leurs
effets évidens. Toutes les découvertes
des Modernes, tous nos progrès dans la
Phyfique nous ont fait faire un pas de
plus ; mais à peine avons-nous rectifié
leurs obfervations.

Pour pouvoir donner une théorie fixe
& ftable fur les différens tempéramens
des hommes, il faut d'abord faire deux
reflexions préliminaires.

Premiérement, on fent que la définition, la feule vraie & exacte du tempérament, renferme les différences qui
font entre les hommes dans l'état de
fanté.

En fecond lieu, il eft impoffible d'expliquer ces variétés, de leur tracer des

foix, si l'on ne comprend la théorie
de l'action des solides sur les fluides ;
théorie que les Anciens n'ont jamais
connue. Les variétés de l'action réci-
proque de ces deux parties constituantes
du corps humain n'ont jamais pu être
suffisamment développées, tant qu'on
n'a pas connu le méchanisme de l'organisation ; & c'est en quoi les Anciens
péchoient : car quoiqu'ils ayent reconnu l'action de la nature dans les maladies aiguës, accoutumés à bien observer les faits, & à ne voir jamais les
choses que dans leurs effets sensibles,
sans expérience anatomique, sans connoissance réelle de l'œconomie animale,
à peine avoient-ils donné quelques prérogatives aux parties solides dans le jeu
de l'œconomie animale ; ils ne connoissoient ni leur origine, ni leur uniformité.
C'est cependant du jeu de ces parties
que dépend la véritable théorie des tempéramens.

Ainsi toute la doctrine des tempéramens consiste à expliquer comment le
jeu des solides, constamment plus ou
moins fort, produit telle ou telle qualité
habituelle dans les fluides & dans tout
le corps animé. Pour pouvoir avoir une
idée juste & entiere des tempéramens,

il faut porter ſes yeux ſur trois ſources de différences qui y concourent également.

La premiere eſt la digeſtion conſtante & habituelle dans l'eſtomac & les inteſtins ; elle eſt la ſource d'où découſent toutes nos liqueurs, quoiqu'au ſortir de ces viſceres elles ayent encore beaucoup de nouvelles préparations à eſſuyer : les matieres qui les ont fournies habituellement, peuvent avoir gardé quelques-uns de leurs caracteres. Ne voit-on pas les animaux dont nous faiſons uſage pour notre ſervice ou pour notre nourriture, porter juſques dans leur chair les empreintes des alimens dont ils ont uſé ? Ne reconnoît-on pas à la force, à la gaieté d'un cheval, s'il fait uſage d'avoine ou de foin ? Les liévres & les lapins domeſtiques, ou nourris dans des plaines cultivées, ne conſervent-ils pas dans leur chair le goût inſipide des plantes dont ils ſe nourriſſent ? Ceux qui vivent ſur des montagnes pleines de plantes aromatiques, n'ont-ils pas une conſtitution différente (a) ? Je ne citerai pas ici les exem

(a) Voyez Hippocrat. de victûs ratione, lib. 2.

ples fabuleux des effets conſtans de certains alimens ſur les hommes, comme
de la confection anacardine (*a*) ; mais
tout le monde conviendra que le tempérament d'un homme qui boit beaucoup de liqueurs, doit différer de celui
d'un homme qui ne boit que de l'eau.

Un eſtomac foible, fatigué, tel qu'on
le trouve dans certaines races d'hommes, ne fait qu'un chyle groſſier, mal
préparé. Le mal peut ſe réparer dans les
ſecondes voies ; mais du moins la nature eſt-elle obligée d'employer la moitié de ſes forces à réparer le mal, avant
de faire le bien.

En ſecond lieu, le chyle paſſé dans
le ſang, y reçoit plus ou moins d'atténuation & de condenſation ; ſes principes s'y exaltent plus ou moins, par
conféquent approchent davantage, ou de
la bile la plus atténuée des humeurs, ou
de la pituite qui l'eſt le moins.

Si tout concourt à ne donner que le
dégré néceſſaire d'altération à ces principes étrangers, s'il n'y en a ni trop ni
trop peu, alors les humeurs tiennent un
juſte milieu qui eſt le point de perfection

____

(*a*) *Geoffroy, Mat. Med. tom. 2. de ana-*
cardiis.

de l'œconomie animale. C'eſt le jeu des vaiſſeaux qui détermine l'action de la nature : c'eſt donc lui qui détermine la grande variété des tempéramens.

Enfin la troiſieme ſource de différence eſt l'évacuation des matieres qui, devenant ſuperflues, ſont à la fin des matieres excrémenteuſes, nuiſibles au corps humain : tels ſont les excrémens groſſiers, la matiere de l'urine & celle de l'inſenſible tranſpiration. Si les matieres groſſieres ſéjournent trop long-tems dans les inteſtins, il s'en réſorbe des parties toujours putrides, toujours faites pour être évacuées ; & ſi l'habitude de cette réſorption eſt conſtante, il ne peut que s'engendrer petit à-petit une matiere putréfiée dans la maſſe du ſang, ou du moins une matiere qui diſpoſe les humeurs à prendre ce caractere ; c'eſt ce que l'on voit ſouvent dans les gens habituellement conſtipés. L'urine une fois formée ne peut pas ſe ſupprimer, ſans déranger l'œconomie animale : ſa réſorption ne peut jamais produire une différence dans le tempérament ; mais la tranſpiration inſenſible, évacuation conſtante & générale, réglée preſque univerſellement par le jeu des ſolides & par les actions de la vie, contribue beaucoup, si elle est moindre, à produire une plus grande quantité de sang, comme Sanctorius & M. Freind l'ont démontré : si elle est trop abondante, elle enfante la sécheresse, & dans les solides & dans les humeurs, par conséquent la chaleur & l'âcreté bilieuse qui en font les suites.

La digestion dans les premieres voies qui dépend de la force ou acquise ou naturelle des organes, l'activité de la circulation dans les vaisseaux, l'exercice, les actions de la vie, & la sensibilité, ainsi que la mobilité des fibres qui dirigent les excrétions & les évacuations nécessaires au corps, sont donc les trois sources principales qui doivent nous guider dans la recherche des causes & des effets physiques des tempéramens ; parce qu'elles sont la source des différences habituelles qui sont entre les hommes.

Si l'on examine deux enfans qui viennent de naître, & qui n'ont reçu de leurs parens aucun vice en naissant ; car il est malheureusement trop fréquent que les infirmités se multiplient de race en race, si leurs meres se sont bien porté pendant leur grossesse, si l'accouchement a été heureux & naturel, à peine trouve-t-on des différences marquées entr'eux. On en trouve encore moins, lorsqu'après avoir vécu cinq ou six mois de lait de même espece, ils ne partagent plus avec leurs meres les incommodités & les inconvéniens du tempérament qui leur est propre ; alors presque tous les enfans ont le même volume, la même couleur de cheveux & de poils, les mêmes inclinations. On apperçoit sans doute déja dans quelques-uns d'eux les marques du tempérament qui doit prédominer un jour ; mais on peut, d'après une observation constante, poser pour principe dans la doctrine des tempéramens, que plus les corps approchent de leur origine, moins ils different entr'eux.

L'action des causes extérieures auxquelles les enfans font différemment exposés, suivant leur plus ou moins d'opulence, le climat où ils respirent, les soins que l'on apporte à leur nourriture, augmentent une différence peut-être innée, où en font naître une qui n'existoit peut-être pas ; le genre de vie auquel on les applique, l'éducation qu'on leur donne, déterminent encore davantage ces différences.

Ces impressions agissent toutes sur les fibres du corps ; c'est sur elles seules qu'elles ont quelque pouvoir. L'exercice étend & fortifie toutes les fibres fenfibles & infenfibles, leur donne du reffort & de la force. Les fibres fenfibles acquierent plus ou moins d'activité & de mobilité, fuivant l'ufage auquel elles font deftinées, par la répétition continuelle des fenfations d'autant plus vives, qu'elles font plus neuves, & par conféquent infolites.

Un corps tout neuf, qui n'eft point encore formé, & qui eft obligé de fe former, prend donc dans cette fource de nouvelles propriétés ; & comme d'un côté la variété des impreffions que reçoivent fes fens, l'application qu'on en fait, le courage de ceux qui l'environnent, de l'autre, l'oifiveté dans laquelle on laiffe croupir les facultés, les terreurs qu'on lui imprime, donnent à fon efprit ou une vigueur mâle & de la conftance, ou de la foibleffe & de la pufillanimité : de même l'inftitution corporelle imprime des différences dans les fibres, dont la durée fera longue, & que l'on reconnoîtra toute la vie. Ces fibres une fois montées fur un ton, formeront conftamment les mêmes différences dans les humeurs, & le cercle général des fonctions prendra de même un caractere

qui, se renouvellant tous les jours, forme
& produit le tempérament.

Si les vaisseaux sont souples, ont
assez d'action, sans en trop avoir; si les
organes digestifs sont forts & vigoureux; si les excrémens sortent en juste
proportion, on ne conçoit aucun vice,
aucune intempérie, il en résulte cette
santé parfaite sur l'existence de laquelle
on a disputé si long-tems dans les écoles.
Elle peut exister; mais si l'on considere
tout ce qui nous environne, on sentira
bientôt qu'elle ne peut pas exister long-
tems dans le même sujet; & une intempérie une fois établie, mene plutôt
à une intempérie plus grande, qu'à une
santé nouvelle.

Un peu trop de souplesse dans les
vaisseaux donnera un peu plus de place
au sang, si les organes digestifs sont assez
forts pour y fournir, nous aurons le
tempérament sanguin, ou le sang est en
grande abondance.

Si les visceres digestifs sont forts, les
évacuations grandes, l'action des vaisseaux violente, la sensibilité & la mobilité des fibres plus considérable qu'elle
ne l'est communément; alors cette
même masse d'humeurs ayant un mouvement rapide, éprouve un frottement

très-considérable, engendre plus de chaleur, plus d'atténuation & de condensation. Les principes des humeurs, quoique toujours doux dans l'état de santé, tendent cependant à devenir plus âcres; les humeurs lymphatiques sont moins abondantes; la bile au contraire doit prédominer: telle est l'idée que l'on doit se former du tempérament bilieux.

Dans ces deux tempéramens, on trouve des fonctions actives, une vie brillante. Le dernier nous présente même trop d'action, particuliérement si toutes les causes qui produisent cette constitution, se trouvent concourir à la même fin; mais on y voit toutes les ressources de la nature déployées: au contraire si les fonctions sont languissantes, si elles ne s'exécutent pas avec assez d'activité, si les solides ne donnent pas aux liqueurs reçues dans leur systeme assez de mouvement; si le frottement & la chaleur, l'atténuation des principes, la condensation des parties n'est pas assez grande, il en résulte dans les liqueurs une assimiliation à demi formée; les parties ne sont ni assez atténuées, ni assez unies; la partie rouge du sang, fruit de l'atténuation & de la condensation, est en moindre quantité par rapport aux parties

glaireuſes & glutineuſes. De ces élémens ſort le tempérament glaireux &
pituiteux. Nous en rapportons donc la
ſource au relâchement des ſolides, à la
foibleſſe de la digeſtion, & au peu d'é-
vacuations par la tranſpiration.

Pour le tempérament mélancolique,
que les Anciens admettoient en quatrieme, & qu'ils reconnoiſſoient à différens ſignes dont leurs Ouvrages ſont
pleins, qu'ils oppoſoient par ſa ſéchereſſe & ſa froideur à l'humidité & à la
chaleur du tempérament ſanguin, il eſt
difficile de ne pas le regarder ſimplement comme une intempérie, comme
une eſpece d'incommodité habituelle,
dont l'excès feroit bientôt une maladie.
Cependant nous voyons des hommes
dire d'eux-mêmes, qu'ils ont le tempérament mélancolique. Leurs fonctions
s'exécutent bien, mais avec peine ; ſans
cette légéreté (*alacritas*) que M. Boerhaave met avec raiſon entre les caracteres de la ſanté, il en réſulte un mal-
être, un ennui de la vie, une triſteſſe
ſans raiſon, qu'on appelle mélancolie.

Il faut diſtinguer eſſentiellement la
mélancolie actuelle, du tempérament
mélancolique.

La mélancolie ſur laquelle nous avons

établi des principes fixes dans nos préliminaires, eft, ou un vice des folides,
ou une humeur étrangere au corps, qui
le dérange & qui l'affecte ; le tempérament mélancolique eft la conftitution
dans laquelle il eft le plus aifé d'en être
affecté.

·Un mêlange fingulier de force & de
foiblelle, fe fait remarquer dans ce tempérament. Pour prouver fon exiftence,
nous fommes deftitués du fecours des
caufes phyfiques ; il faut avoir recours
aux effets.

Les mélancoliques, fuivant les Anciens, font des hommes fecs, maigres,
pâles, bruns ou noirs, très-fenfibles au
froid & aux impreffions des objets extérieurs, digérant peu, enfantant beaucoup de vents, fujets aux hémorroïdes,
à la conftipation, urinant beaucoup,
jettant beaucoup de pituite par les
émonctoires naturels de cette humeur.
Telle eft l'idée qu'on doit fe faire des
mélancoliques ; car dans l'ufage ordinaire, en pratique comme en converfation, on appelle mélancoliques, non-
feulement tous ceux qui ont les fignes
de cette conftitution, que les Anciens,
& Boerhaave d'après eux, ont raffem-
plés ; mais on donne auffi ce nom à des

vaporeux qui ont un mauvais eſtomac
& de la triſteſſe ; on aime mieux dire
qu'ils ont le tempérament mélancolique,
que d'eſſayer de les guérir , & on a
pour cela deux bonnes raiſons ; la premiere eſt que la choſe eſt fort difficile ,
la ſeconde eſt qu'ils la rendent preſqu'impoſſible par leur caprice & par leur humeur.

Les Anciens décrivoient la mélancolie comme une maladie (*a*) , & nous,
la regarderions mal-à-propos comme un
tempérament ; mais le tempérament mélancolique eſt autre choſe : la foibleſſe
des digeſtions , la groſſiéreté de la bile ,
la difficulté qu'elle éprouve à ſon dé-
gorgement dans les inteſtins , ſans qu'il
y ait d'arrêt ni d'obſtruction formée , la
tenſion & la ſéchereſſe des ſolides , mais
ſi grande , qu'elle peut être regardée
comme rigidité , ſont les élémens de la
conſtitution mélancolique ; conſtitution
tombante en décadence , & qu'on appelle mélancolie , parce qu'il eſt rare
que la triſteſſe , la défiance de ſoi-même

(*a*) Voyez *Lemmius, cap. de melancholiâ*;
Sennertus , lib. 4. de morb. capit.
Galenus de atrâ bile.

& de la force de ses fonctions ne se joi-
gnent à ces symptomes.

Mais n'est-ce pas un respect mal fondé pour les Anciens, une espece d'habitude, une convention de langage, que
ces noms si anciens & si fameux de tempérament sanguin, pituiteux, bilieux &
mélancolique.

Si l'on prend ces noms comme les
Anciens vouloient que l'on le fît, &
qu'on ait quelque égard aux quatre parties constituantes de nos humeurs, sans
doute ils sont illusoires ; mais si on considere les variétés physiques qu'excitent
dans nos humeurs la tension, le ressort,
le jeu, le mouvement de nos solides,
alors on jugera qu'il est nécessaire dans
ces variétés de retenir les observations
des Anciens. Il n'y a aucun excès, ou
il y a trop d'action, ou il n'y en a pas
assez. Ces trois variétés qui sont nécessaires dans un corps, toujours envi-
ronné d'agens qui l'affectent, forment
trois de nos tempéramens, le sanguin,
le bilieux, le pituiteux, ou enfin ce ton,
& cette action des solides est déréglée.
Il n'y a qu'une seule espece de déréggle-
ment qui puisse subsister avec l'appa-
rence de la santé ; c'est ce qu'on appelle
tempérament mélançolique.

'Au reste les Anciens n'ont pas prétendu fixer, par ces tempéramens, à quatre différences, toutes les variétés des fonctions de l'espece humaine ; ces genres de tempéramens étoient les plus apparens & les plus évidens entre une infinité d'autres ; ils se subdivisoient à l'infini par des dégrés & par des nuances insensibles. On peut être plus ou moins bilieux, plus ou moins sanguin, les excès tendent vers l'état de maladie ; moins on a de ces excès, plus on se rapproche de l'état de santé.

Le tempérament qui tient le milieu de tous ces excès, εὐκρατὸν καὶ σύμμετρον, que nous avons décrit d'après Galien, n'a pas besoin d'autres préceptes que de ceux que nous avons établis dans notre premiere Partie pour les hommes en général. Ces préceptes consistent à entretenir la juste proportion des évacuations, suivre les loix de la sobriété, comparer l'usage des alimens aux dégrés de l'exercice. Ce tempérament ne doit attendre de l'art aucune espece de préservatif ; c'est pour parvenir à lui, que tous nos soins doivent se porter sur les autres. Les alimens qui n'offrent point trop de difficulté à digérer, qui cependant exigent un certain travail de l'estomac, ceux que nous avons appellés *mē-diæ naturæ*, font ceux qui conviennent le mieux dans ces tempéramens ; mais malheureufement il eft trop rare, pour que nous puiffions nous occuper à lui tracer des loix. Les Anciens ont long-tems difputé pour fçavoir fi ce tempérament fi brillant, qui porte avec lui l'idée d'une fanté parfaite, n'étoit pas un être de raifon : il ne l'eft peut-être pas ; mais s'il exifte, c'eft une lueur d'un moment qui ne peut pas fubfifter au milieu des agitations inévitables de la vie : il n'appartient ni à l'enfance, ni à la jeuneffe, ni à la décadence de l'âge : la vieilleffe ne peut plus le connoître ; & quand cette efpece de point indéterminable feroit poffédé par un homme qui en fentiroit toute la valeur, qui, par l'amour de la fobriété & par la médiocrité de fes paffions, furpafferoit le refte des hommes, n'eft-ce pas l'homme le plus jufte qui trouve les occafions les plus ordinaires de trouble & de chagrin ?

De tous les tempéramens celui qui fe rapproche le plus de ce milieu, eft celui que les Anciens appelloient fanguin.

Pour fentir qu'il ne faut pas chercher à ce tempérament d'autres principes que

ceux que nous lui avons accordés, il suffit de se rappeller les causes qui peuvent
former plus de sang & en entretenir
l'abondance dans le corps humain.

Les visceres digestifs doivent être
forts & digérant bien ; tous les organes
qui servent à la digestion, doivent embrasser parfaitement les alimens qui sont
faits pour les recevoir. Les vaisseaux
continuent ce que ces visceres ont com-
mencé, & le continuent bien ; ils sont
seulement un peu trop souples, cédant
trop aisément à l'impulsion du sang ; leur
réaction n'est pas absolument égale à
l'action de ce fluide, ce qui fait qu'ils
sont continuellement dans un état de
distension plus considérable qu'ils ne
l'éprouvent dans les autres tempéramens.

Les causes de cette souplesse des vaisseaux, ou du moins de la raison qui les
fait céder, sont, ou le peu de tension,
ou la délicatesse du système des solides :
aussi n'y a-t-il pas de tempérament où
la pléthore & la rupture des vaisseaux
soient si à craindre ; la rupture, si les
vaisseaux cedent par délicatesse ; la pléthore, s'ils cedent par peu de tension.

Ce tempérament appartient à la jeunesse, non pas celle qui est encore pro-

che de l'enfance, mais à celle qui est
plus voisine de la virilité. Le tems où le
corps a pris tout son accroissement, où
toutes les parties sont développées, est
un tems où le sang doit nécessairement
être surabondant ; un de ses usages lui
est ôté. Cependant la force & l'action
des vaisseaux n'en fait que davantage ;
aussi il n'y a pas d'âge qui soit aussi sujet à la pléthore. Ce n'est pas que le
tempérament sanguin ne puisse exister
dans tous les âges, à proportion de l'état
naturel des fonctions, ou, pour parler
comme les Anciens, à proportion du
tempérament de l'âge. De même la
jeunesse, quoique plus sanguine que
toute autre espece d'état de la vie, peut
avoir les traces d'une autre constitution ;
mais le tempérament sanguin ne se présente jamais avec plus d'évidence que
dans ce tems, il n'a jamais plus d'inconvéniens qu'à cet âge.

Le printems chaud & humide paroiſ-
soit aux Anciens le tems le plus propre
à développer la constitution sanguine :
en effet les phénomenes que peut produire dans l'œconomie animale la raréfaction du sang dans ses vaisseaux, doivent être beaucoup plus évidens dans
une saison, dont la premiere chaleur

produit un développement dans toute la nature. Les fluides refferrés & condenfés par le froid de l'hiver qui a précédé, occupoient beaucoup moins d'efpace. Les folides partageant avec tous les corps de la nature la condenfation que le froid fait naître méchaniquement & fuivant les loix expofées par Boerhaave, étoient de plus crifpés par leur fenfibilité ; le relâchement qu'y procure le printems les rend plus fouples, augmente leur action. Si la tranfpiration eft plus confidérable, le jeu des plus petits vaiffeaux qui dans l'hiver refferroient & faifoient croupir les liqueurs, eft auffi plus grand. La pituite des Anciens, cet aliment à demi cuit, qui occupoit une partie du corps, fe tourne en fang. C'eft ainfi que la jeuneffe de la nature s'étend jufqu'aux corps animaux. Les Anciens nous ont donné dans le plus grand détail les fignes auxquels on peut reconnoître le tempérament chaud & humide (*a*). Ces fignes n'appartiennent pas à ce Traité. Voyons quelles font les loix qui conviennent au régime de cette conftitution.

____

(*a*) Voyez *Galen. Ars medicinalis, cap. 2. lib. 7.*

L'eſtomac des gens ſanguins digere bien, c'eſt une des conditions néceſ-ſaires à l'exiſtence de ce tempérament. Leurs vaiſſeaux ſont trop ſouples, ou par délicateſſe, ou parce qu'ils ſe relâchent aiſément ; dans ce dernier cas, ils ont à craindre la pléthore ſimple & ſes ſuites. Ces ſuites, Sanctorius les a renfermées dans ces ſeuls mots : *Cachexiæ veſtigium, vel febris.* Moins les parois des vaiſ-ſeaux réſiſtent, moins le mouvement du ſang ſuivant l'axe du vaiſſeau, eſt conſidérable ; de plus les rameaux capillaires dilatés trop aiſément, ſe gênent néceſ-ſairement par le voiſinage intime qu'ils ont entre eux, ſur-tout dans les viſceres où ils ſouffrent divers entortillemens, où ils ſont arrangés en pinceau, en grappe, où ils forment des corps glanduleux. Il s'enſuit de-là un retardement général pour toute la maſſe des humeurs, une diminution dans les ſécrétions, qui bien-tôt produit l'inaction dans la machine. La peſanteur & l'inertie l'annoncent (*a*).

Quand les vaiſſeaux ſont délicats, le danger de la rupture, de l'inflammation, de la fiévre doit attirer notre attention.

____

(*a*) *Galen. de plenitudine.*

Jamais tempérament n'a été fi fujet à la phtifie pulmonaire, que le tempérament fanguin, quand le peu de réfiftance des vaiffeaux dépend de leur délicateffe.

Les indications que préfente cette conftitution pour le régime, font donc différentes, fuivant les deux cas, ou de délicateffe, ou de relâchement.

L'eftomac & les vifceres digeftifs font affez forts ; il faut leur donner des alimens qui puiffent fournir à ces forces affez d'entraves, pour qu'elles ne demeurent pas oifives pendant un long intervalle de tems, & qu'elles ne tournent point cette activité contre elles-mêmes. Trop de vifcofité feroit dangereufe ; fi les vaiffeaux font trop foup!es, elle augmenteroit cette foupleffe & la feroit dégénérer en relâchement.

Les alimens retiennent long-tems de leur nature primitive. On fçait par une expérience journaliere, que des alimens trop épais forment un lait trop épais ; le fang fuit la nature du lait : la tendance à l'inaction qui appartient à tous les vaiffeaux fouples, altéreroit peu cette vifcofité, & procureroit la tendance à la cachexie qui fouvent fe combine avec la pléthore. L'ufage habituel de tous les farineux qui ne font pas fermentés, fe-

roit donc dangereux pour cette conftitution, quand elle dépend de la trop
grande foupleffe des vaiffeaux. Ils feroient auffi à craindre, quand les vaiffeaux menacent de rupture, parce qu'ils
font foibles & qu'il leur faut plus d'action pour s'affimiler ces farineux groffiers & épais, que toute autre efpece
d'alimens; il eft à fouhaiter que les
conftitutions fanguines ufent avec modération pour leur nourriture ordinaire,
d'un pain bien fermenté & bien cuit;
les viandes, fur-tout celles qui font tirées
des animaux qui vivent d'herbes & de
graines, doivent être encore mifes au
rang de leurs alimens ordinaires.

Elles conviennent à ce tempérament,
parce qu'elles contiennent un mucilage
léger, aifé à digérer, mais enveloppé
d'affez d'entraves, pour ne pas laiffer oifives les forces de l'eftomac & des inteftins. Les apprêts les plus fimples, font
ceux qui leur conviennent le mieux;
les ragoûts, que l'on appelle communément de haut-goût, qui contiennent ou
des huiles brûlées, ou des aromates, ou
des chofes falées, procurent toutes une
raréfaction confidérable aux fluides, qui
fait la fauffe pléthore, dangereufe dans
les fanguins dont les vaiffeaux menacent
rupture;

rupture ; moins terrible pour ceux chez
lefquels ils font trop fouples, mais toujours prêts à produire une fauffe activité, à troubler les fecrétions & à déranger l'ordre naturel de l'œconomie
animale.

Les fruits récens conviennent également à la conftitution fanguine, quelle
que foit la caufe qui la produife. Il eft
feulement à craindre . pour la délicateffe
des vaiffeaux, qu'ils ne foient trop acides
& qu'ils n'irritent; dans celle qui dépend
de trop de foupleffe, les acides légers,
comme ils fe trouvent combinés dans les
fruits d'été, ne font pas feulement un
aliment falutaire, ils s'élevent prefque à
la dignité de remede.

Entre les légumes, ceux qui font fili-
queux ont trop de vifcofité, & font auffi
peu recommandables que les farineux
non-fermentés ; de toutes les façons de
les apprêter, celle qui confifte à les faire
cuire avec l'huile & le beurre, eft la
plus mauvaife. Ces préparations fourniffent au fang des principes exaltés,
produifent la raréfaction, & empêchent
en même tems la nature de vaquer à la
digeftion. Les principes huileux ran-
ciffent, deviennent âcres, pénetrent
promptement dans les fecondes voies,

augmentent la circulation & produisent tous les inconvéniens de la pléthore raréfiée.

Les herbes potageres font au contraire dans le cas des favonneux végétaux; elles fourniffent un fuc léger; elles donnent en même tems affez de travail à l'eftomac pour le tenir occupé, parce qu'elles contiennent beaucoup de parties excrémenteufes.

Les aromates, les fubftances qui renferment une huile effentielle développée ou des fels âcres, font des poifons pour les tempéramens fanguins.

Galien (*a*) prononce que le miel ne convient pas aux tempéramens qui font chauds par eux-mêmes. L'huile furabondante dont le miel & le fucre font chargés, fait naître de l'âcreté, de la raréfaction, excite la foif. On doit dans les tempéramens fanguins les bannir, ou du moins en modérer l'ufage.

La boiffon fur laquelle les Médecins ne font pas toujours d'accord entre eux, doit être différente dans la conftitution fanguine, où les vaiffeaux ont trop de foupleffe, & celle où ils font délicats; dans le premier cas, on ne peut trop la

______

(a) *De Alimentorum facultat. lib. 2.*

diminuer. Celle qu'on prend au repas doit posséder des qualités par lesquelles elle n'augmente pas le relâchement & ne produise pas la raréfaction ; l'eau pure n'a aucun inconvénient, aucun avantage ; les vins austeres trempés avec moitié d'eau, fortifient les fibres. Les sujets doués de fibres délicates, peuvent boire davantage. La boisson détend & assouplit ; si les sanguins de cette espece veulent faire usage de liqueurs fermentées, il faut qu'elles soient légeres & presque sans esprit. Les spiritueux dont on fortifie l'action par les aromates, & avec l'huile du sucre, sont des poisons dangereux dans ces constitutions.

Au reste c'est aux hommes qui possedent ces tempéramens, qu'il importe le plus de faire de l'exercice en proportion avec les alimens, & d'entretenir toujours la liberté de la transpiration. Les fibres souples doivent se fortifier par la fatigue ; il faut que les gens dont les solides portent ce caractere, se souviennent de la parole de Celse : *Labor siccat.* Les gens délicats doivent faire usage de l'exercice à cheval, qui ne fatigue pas les fibres, mais qui les fortifie.

C'est par l'un ou l'autre de ces exercices que l'on corrige les inconvéniens

qui peuvent être attachés à ce tempérament, en s'y livrant conftamment &
habituellement. Les fubftances étrangeres
que l'on peut introduire dans le corps,
portent toujours le rifque d'y faire fentir
leur caractere étranger. Quand on veut
donner de la tenfion à des fibres trop
fouples, par des aromates & des aftringens, on produit la raréfaction & la pléthore, on fupprime les fecrétions. Si l'on
veut fortifier les fibres trop délicates par
des alimens vifqueux & trop mucilagineux, on donne aux humeurs & aux
folides un penchant vers la cachexie. Un
exercice modéré & fuivi felon les regles
de la raifon, des frictions générales de
tout le corps, qui donnent aux fluides
du mouvement, aux folides de la force,
& qui augmentent la tranfpiration, font
les feuls fecours auxquels on ne peut reprocher aucun danger.

La conftitution chaude & feche que
l'on a appellé bilieufe, fuppofe des
organes digeftifs forts & vigoureux ;
ils ont encore plus d'activité que dans
les tempéramens fanguins ; la digeftion
fe fait promptement ; l'appétit eft vif,
ces tempéramens ne peuvent foutenir le
jeûne, les folides ont une action forte,
le pouls eft dur, les évacuations font

grandes, la chaleur est violente & souvent brûlante ; toutes les fonctions du corps sont disposées à l'activité ; le corps est maigre, quoique fort, les évacuations par les selles & les urines y paroissent souvent chargées de bile (*a*).

Une constitution de cette nature ne craint que les maladies inflammatoires ; tout y porte chez elle ; solides, humeurs, tout y est disposé ; la densité inflammatoire est son apanage ; la tension, la sécheresse y arrêtent aisément les liqueurs, & l'embarras une fois formé, l'érétisme s'y joint naturellement.

L'atténuation & l'âcreté que les humeurs acquierent, y rendroient aussi les maux dépendans de la putridité & de l'alcalisation des principes plus communs & plus dangereux, si les forces vitales n'étoient pas si grandes, & qu'elles n'entraînassent pas avec rapidité hors du corps par les émonctoires naturels toutes ces parties, dès qu'elles ont passé le terme auquel elles ne peuvent plus être utiles ; ce qui n'empêche pas au reste, que les maux de pourriture ne soient &

(a) *Vid. Galen. de naturalib. facultatib. lib. 2.*

plus fréquens, & plus violens dans cette conft:tution que dans les autres.

C'eft à cette conftitution feule qu'appartient le nom de bilieufe. Dans le monde cependant on qualifie de bilieux, non feulement ceux que nous avons dépeint comme tels, mais auffi tous ceux qui font fujets à avoir habituellement des rapports amers & des évacuations bilieufes, foit que le refte du corps foit abbreuvé d'une pituite abondante, ce qui eft affez ordinaire, foit qu'il ait toute autre conftitution. Cet état, ou cette intempérie de l'eftomac, mérite d'être traité à part, mais à fa place. Dans ces fortes de gens, il femble y avoir un principe de corruption dans l'eftomac, c'eft un vice, ce n'eft pas une conftitution. Cette intempérie eft du reffort de la Médecine pratique, & fa confidération n'appartient pas au fujet dont il eft ici queftion.

Les Anciens regardoient une conftitution chaude & feche, comme propre à l'été (*a*). La féchereffe procurée par la diffipation de la partie la plus fluide du fang, augmente le frottement & la chaleur; les folides moins abbreuvés, font moins relâchés & moins fouples.

_____

(*a*) Voyez *Hippocrat. de humorib.*

Cette conftitution eft non-feulement celle
de l'été , mais auffi celle de tous les climats où la fécherefle & la chaleur do-
minent.

Ce tempérament paroît toujours tout
prêt à dégénérer en maladie, fi l'on ne
confidere que fa théorie ; au contraire fi
l'on jette les yeux fur les bilieux, ce
font les gens qui paroiffent jouir de la
fanté la plus vigoureufe. Les humeurs
tendent toujours à l'âcreté, mais tant
que nous fommes concentrés dans les
bornes d'une conftitution naturelle, cette
âcreté ne marche point à l'érofion , elle
fe porte aux couloirs naturels & s'éva-
nouit, avant que d'avoir pu produire aucun mauvais effet ; la denfité plus grande
ne fait qu'affurer la force de la circulation , fans y mettre d'obftacle.

Les bilieux doivent avoir attention
dans l'été à combattre plus férieufe-
ment la fource des vices, qui peut pul-
luler chez eux ; c'eft un nouvel excès
ajouté à l'excès naturel ; ils peuvent
vivre plus indifféremment dans l'hiver.

Les indications de cette conftitution
font celles de la denfité qu'il faut combattre, de l'âcreté qu'il faut éviter, de
la fécherefle & de la tenfion des folides
dont il faut empêcher l'excès.

Les visceres digestifs ont la plus grande activité : donc les alimens qui sont destinés à faire la base de la nourriture, doivent leur offrir assez de résistance, pour qu'ils ne soient pas long-tems oisifs, & que les humeurs qui s'épanchent dans leur cavité, n'y prennent point un caractere d'à-creté qui y produiroit de l'irritation ; inconvénient assez ordinaire aux hommes bilieux, qui, par leur institution de vivre, observent de grands jeûnes (*a*). Cette espece d'irritation est toujours accompagnée de nausées, de vomissemens qui font rendre des eaux âcres & salées, l'estomac en est bouleversé, la langueur se fait sentir dans tous les membres, la tête même éprouve des vertiges, des étourdissemens ; ces symptomes se dissipent par le plus léger aliment, sur-tout s'il n'a pas de qualité putride, & si, au contraire, il porte avec lui plus de tendance à l'acidité qu'à la pourriture.

Si les hommes bilieux travaillent de corps & se fatiguent par l'exercice, il

---

(*a*) Galien mérite d'être lu avec attention au huitieme livre de sa Méthode de guérir, sur les inconvéniens du jeûne dans les constitutions bilieuses.

n’eſt pas de mucilages , pourvu qu’ils
ſoient cuits , qu’ils ne digerent aiſé-
ſément. Ces ſubſtances crues ſont trop
fortes pour la nature humaine. Le pain
le plus dur, le moins fermenté, ſe digere dans leurs eſtomacs & y fait aſſez
de réſiſtance, pour que l’eſtomac gonflé
par les alimens puiſſe ſervir de point
d’appui au diaphragme dans les travaux ;
au contraire une baſe de nourriture qui
ſeroit trop légere, qui ſe diſſiperoit &
s’aſſimileroit trop promptement, ne ſuffi-
roit pas à la force de ces organes & à la
diſſipation que fait ce tempérament.

Si les conſtitutions bilieuſes ne ſont
pas obligées de ſe livrer à de grands travaux, le pain bien fermenté ſuffit pour
remplir leur eſtomac & pour leur fournir
de bons ſucs qui ne ſoient pas trop putrides. La viande en général ne peut pas
être bannie de l’uſage ordinaire ; mais on
ne peut pas la trop ménager, ſur-tout
dans l’été & lorſque la ſaiſon concourt
avec la conſtitution naturelle. Les poiſſons qui fourniſſent un ſuc putride, &
qui pour la plûpart dégenerent promptement, ſont non-ſeulement des alimens
inſuffiſans pour les bilieux, mais même
ils ont pour eux quelque danger. Ces
conſtitutions ne doivent jamais uſer de

gibier, de viandes d'animaux exercés ou carnivores; s'ils font obligés d'en faire ufage, il faut les corriger par les affaifonnemens les plus anti-putrides.

Les légumes, même les légumes les plus durs, font d'un très-bon ufage pour les bilieux, fur-tout fi l'on n'emploie ni les huiles ni les aromates pour les affaifonner.

Il feroit à fouhaiter que la boiffon de tous les gens qui ont cette conftitution, fût l'eau fimple. Cet élément que la nature offre à tous les animaux pour boiffon, dont tous, à l'exception de l'homme, font contens, faite pour étancher la foif, diffolvant naturel des fels, ne porte avec elle ni retour défagréable, ni repentir amer; mais s'il faut abfolument faire ufage de liqueurs fermentées, la biere la plus légere, les vins les moins fpiritueux doivent être employés; il faut fur-tout éviter ces vins dans lefquels l'huile unie avec la terre, porte dans la maffe du fang une chaleur conftante & opiniâtre; les vins tartareux & aigrelets, font ceux qui leur conviennent le mieux.

La boiffon peut être plus abondante dans ce tempérament que dans les autres conftitutions; on ne craint point d'y relâcher les fibres, très-tendues par elles-mêmes, ni d'enlever les parties salines des humeurs. Elles font dans ce tempérament toujours trop pleines de fels & d'huiles exaltées ; l'urine, la bile font un favon qui a befoin d'être détrempé (a).

Tous ces préceptes doivent être obfervés avec la plus grande févérité par ceux qui font éminemment bilieux. On peut diminuer de la févérité pour ceux qui le font moins ; mais cette conftitution a toujours un antidote agréable, dans les acidules favonneux, tirés des végétaux.

Tous les Ecrits des Médecins ne peuvent trop retentir des éloges qu'ils doivent à M. Boerhaave. Cet homme à jamais illuftre, mérite un tribut de louanges de tous ceux qui s'intéreffent au bien de l'humanité. Moins inventeur que Harvey, que Sanctorius, que Malpighi, il a fçu mettre aux chofes que ces grands hommes ont trouvé un plus grand prix que leurs inventeurs mêmes ; il a déterminé la jufte portée de l'action des corps

____

(a) *Biliofis naturis acetum confert.* Hipp. *de victûs ratione.*

Biliofis ratio victûs humectans adhibenda. Id. *de affectionibus.*

& des effets qu'ils peuvent produire ; il a porté dans la Physique & dans la Médecine les lumieres de la faine Chymie ; il a réuni & raffemblé les obfervations éparfes des Auteurs, a fait fentir combien elles fe prêtent de lumieres. Mais dans l'objet qui nous intéreffe, les remarques qu'il a faites fur les favonneux fournis par le régne végétal, ne font pas un des moindres fervices qu'il ait rendus à la Médecine préfervative.

Ces favonneux végétaux ont des parties huileufes & acides, liées & unies entre elles. Leur union eft capable à la vérité de fe rompre & de fe détruire, foit par un mouvement inteftin longtems continué, foit par l'ébullition. Mais elles réfiftent affez dans leur union, pour être au milieu de nos humeurs un moyen de liaifon entre les parties huileufes & aqueufes qui fe trouvent néceffairement dans le fang, mais qui fouvent ont de la peine à garder leur union. L'économie du corps animal exige qu'il y ait affez de moyens d'union entre ces principes pour que l'un ne l'emporte pas fur l'autre, & que de leur combinaifon il réfulte un tout homogene. Ce moyen d'union que le Créateur nous fait trouver dans les plantes, fert à rendre l'eau

que nous admettons dans notre corps
adhérente aux parties huileuses qui toujours cherchent à s'en féparer. Par ce
moyen, l'eau retenue dans le corps s'é-
vapore moins promptement, fe porte
avec moins de rapidité aux couloirs,
auxquels fa fluidité la deftineroit ; l'huile
de fon côté, plus féparée, plus unie avec
des parties étrangeres, devient elle-même un favon ; on n'a plus à craindre par
conféquent la denfité & la trop grande
fluidité des humeurs. Il ne faut pas s'é-
tonner fi le Créateur les a tant multipliées. Ces corps favonneux commencent
à paroître avec l'enfance de la nature
dans le printems, & ne finiffent que
lorfque les rigueurs de l'hiver refferrent
& referment le fein de la terre ; tout eft
engourdi dans cette faifon, la pituite
s'accumule par le défaut d'action. C'eft
le mouvement feul qu'il faut augmenter
pour la détruire.

Mais dans l'intervalle qui comprend
trois faifons de l'année, on les retrouve
à toutes les nuances, à tous les dégrés.
Ces favonneux ont tout à la fois la vertu
de diffoudre les humeurs trop denfes,
& d'en corriger l'âcreté ; cette vertu
n'eft pas feulement renfermée dans les
fruits d'été où elle paroît éminemment ;

mais à divers dégrés & combinée avec
d'autres propriétés, elle exifte dans
prefque toutes les plantes fraîches, qui
fervent à augmenter l'agrément des alimens. Les feuls aromates des pays
chauds, les racines feules ou les vieilles
plantes en font privées. On a vu dans la
premiere Partie de cet Ouvrage le principe de leur formation ; on a vu comment l'art pouvoit les imiter, ou les
conferver.

Jufqu'ici nous avons trouvé l'eftomac
dans un état de force & de vigueur,
auffi les conftitutions dont nous avons
eu à parler étoient-elles appellées chaudes, & les humeurs qui en réfultoient
avoient autant ou plus de dégrés d'atténuation que n'en doivent avoir les
humeurs de l'homme confidéré dans fon
état de perfection. Dans les tempéramens que les Anciens appelloient froids,
la chofe eft toute contraire. Les parties
qui font faites pour réparer les folides &
les liquides, reçoivent un moindre dégré d'atténuation. Leurs principes tendent moins à la derniere défunion, &
fur-tout dans celui qu'on a appellé froid
& humide, ou pituiteux.

Pour concevoir ce que les Anciens
appelloient tempérament pituiteux, il

faut avoir une idée fixe & conſtante de la pituite : ils imaginoient ſous ce nom une humeur dont la couleur naturelle eſt la blancheur, dont la conſiſtance varie, mais qui par elle-même eſt toujours viſqueuſe : ils en reconnoiſſoient de différentes eſpeces, une plus tenue, douce, ou, pour mieux dire, inſipide ; l'autre plus épaiſſe ; la troiſiemé, âcre, acide, ou ſalée, étoit toujours une humeur dégénérée. Cette derniere eſt donc une eſpece de pituite contre nature ; les deux premieres ſont naturelles.

Les Modernes ſont bien éloignés de nier l'exiſtence de ces deux eſpeces d'humeurs dans le ſang ; elle ſont la même choſe. La premiere eſt un mucilage plus délayé, plus détrempé ; la ſeconde eſt un mucilage ramaſſé, dont les parties ſont condenſées par l'action des vaiſſeaux.

La pituite des Anciens eſt donc la partie muqueuſe du ſang ; celle qui donne le plus de corps à ce fluide, qui fournit à ſes principes la propriété de ſe rapprocher, qui pénetre dans différens couloirs, où la portion la plus épaiſſe étant privée de l'eau qui la ſéparoit, s'enduit, prend la forme de colle, de

glaires, néceffaires pour tapiffer les parties expofées à l'air.

Si ce mucilage animal eft trop groffier, qu'il n'ait pas reçu des vaiffeaux
du corps humain affez d'atténuation,
d'affinage, fi fes principes font trop
mattes & reffemblent trop à l'origine
de laquelle ils font fortis, s'ils prédominent trop fur les autres principes du
fang, alors la conftitution qu'ils produifent, eft appellée pituiteufe.

Le peu de force de l'eftomac & des
vifceres digeftifs eft le premier principe
de ce tempérament. La pituite, fuivant
Galien (a), ne peut pas être appellée un
excrément ; c'eft une production naturelle, mais qui n'a pas encore le dégré
de coction qu'elle doit avoir : c'eft à la
nature à le lui donner. La nature le fait
trop peu dans ce tempérament ; l'eftomac eft foible. Si ce vifcere étoit fort,
tous les autres le deviendroient aifément.
Cette production un peu trop groffiere
de l'eftomac & des vifceres digeftifs ne
cede pas auffi-bien qu'elle le devroit à
l'action de vaiffeaux, ou ceux-ci n'ont
ni affez de tenfion, ni affez de force,

____

(c) *De naturalib. facultatib. lib. 3.*

pour corriger ce défaut des premieres voies. De-là la pituite engendrée par l'estomac se trouve par-tout, est trop abondante dans les couloirs ; ces fibres en sont abbreuvées & relâchées.

La pituite produit donc le relâchement des fibres, comme le relâchement des fibres concourt à produire la pituite. Les alimens aqueux délayans la produisent ; les substances grossieres, dures, difficiles à la digestion, pituiteuses par elles-mêmes, la produisent aussi. Les indications de régime qui se présentent, sont donc de fortifier les visceres, de donner de la tension à leurs fibres, d'augmenter leurs actions, en même tems que l'on doit fournir aux humeurs des principes de nourriture plus atténuées, que dans aucun autre tempérament, afin que l'action des vaisseaux, quelque foible que nous la supposions, ajoutant un peu d'atténuation à celle des alimens, il ne se produise point de cette pituite au-delà des bornes de la nature.

Cependant quelque pente que le tempérament dont nous parlons, ait à dégénérer & à produire cette humeur superflue, tant qu'il est resserré dans les bornes d'une constitution naturelle, il ne renferme aucune espece de vice par lui-même, mais seulement un danger continuel dépendant du peu d'activité des organes.

Les Anciens regardoient l'hiver comme la saison de la pituite, & ils demandoient comment il se pouvoit faire que, suivant les dogmes d'Hippocrate, l'intérieur des entrailles fût plus chaud & plus actif dans l'hiver, & cependant qu'il s'engendrât de la pituite. C'étoit un problême chez eux, qu'on résolvoit par des subtilités; mais dans la théorie constante & à jamais démontrée des Modernes, on sçait que cette chaleur intérieure n'existe pas; que la transpiration & toutes les autres évacuations devenues beaucoup moindres, forment une sérosité qui abbreuve davantage les solides; que les derniers canaux du corps humain, comme engourdis, n'ont plus la même activité; que si l'appétit paroît plus grand, la cause en appartient aux humeurs gastriques qui sont plus abondantes.

Les alimens qui conviennent aux pituiteux, ne sont, d'après ces principes, ni les farineux, sur tout ceux qui n'ont pas éprouvé de fermentation, ni les légumineux, sur-tout dans les légumineux ceux qui ont une gousse.

La matiere de la nourriture qu'on

leur présente, doit avoir deux qualités ;
offrir peu de résistance aux organes, &
avoir des sucs assez préparés, pour qu'on
n'en craigne pas l'augmentation de la
pituite. Entre les végétaux, le pain bien
fermenté doit faire la base de la nourriture : s'il étoit cuit deux fois, comme
M. Boerhaave le recommande, il auroit
reçu encore un dégré d'atténuation de
plus, & ce dégré le rendroit plus facile
à digérer à l'estomac, & lui donneroit
des principes plus analogues à ceux du
sang naturel.

Dans les plantes, celles qui ont des
sels qui portent aux urines, celles qui
ont un léger principe alkali volatil, enfin celles qui contiennent un aromate
gracieux, doivent servir d'assaisonnement à la nourriture ; les acidules, les
fruits d'été, les savonneux si vantés dans
les constitutions chaudes sanguines, &
sur-tout bilieuses, sont dangereuses dans
cette constitution.

L'estomac les embrasse mal, leur laisse
trop de leurs mouvemens spontanés ; ils
fermentent : l'air qui s'en dégage roule
dans les intestins. L'irritation qu'ils y
produisent, ne tourne point au profit de
l'action ; les plantes fraîches aqueuses
doivent être exilées de ce tempéra-

ment, ainſi que les bulbes, les racines & tous les végétaux dont les parties groſſieres ne ſont pas affinées.

Les viandes ſont pour eux une nourriture ſalutaire ; on peut même leur permettre celles qui ſont atténuées plus que les autres ; le phaiſan, la perdrix, les volailles formées leur fourniſſent de bons ſucs. Le bœuf, le mouton ſont faits pour ce tempérament ; il en faut bannir les chairs baveuſes des jeunes animaux. Les poiſſons, les parties graſſes & huileuſes énervent l'eſtomac ; & ſi elles fourniſ-ſent des parties huileuſes au ſang, ce n'eſt qu'avec le relâchement des ſolides toujours à craindre.

La boiſſon dans le tempérament froid & humide doit être rare, & donnée à petite doſe ; on peut permettre l'uſage des liqueurs fermentées : entre les vins & les autres liqueurs, celles qui conviennent le mieux, ſont celles qui ont acquis le dégré de fermentation qui les fait liqueurs parfaites. Telle eſt cette biere ſi vantée en Allemagne, de Brunſwick ; tels ſont nos vins de Bourgogne, ou ceux qui en approchent. Les eſprits fermentés qu'on charge d'aromates & de ſucre, & qu'on vante pour ce tempé-rament, ne doivent pourtant pas y être admis, à cause de la qualité qu'a l'esprit de vin de fixer & de coaguler la partie mucide ou pituiteuse du sang. Les vins de liqueurs, l'hippocras que nos Peres employoient dans leurs festins, conviendroient beaucoup mieux; mais il faut avoir soin sur-tout de ne pas noyer les digestions par des lavages inutiles.

Il n'y a pas de constitution dans le corps humain qui supporte mieux la diéte excessive & le jeûne, que celle que nous décrivons; il est même salutaire pour elle de peu manger & de manger rarement, car après tout la pituite n'est pas un excrément; c'est un aliment à demi formé, toujours du ressort des forces de la nature, & qui a droit de les occuper.

Il n'est pas non plus de constitution dans laquelle on doive plus forcer l'exercice. L'augmentation de mouvement, de frottement & de chaleur qui en résultent, font de grands instrumens de coction capables d'atténuer & de fondre les glaires; aussi ne voit-on pas de tempéramens pituiteux chez les soldats, chez les laboureurs & chez tous ceux qui font obligés de chercher à vivre par

leur travail. C'eſt le tempérament propre
de l'enfance ; il appartient plus aux femmes qu'aux hommes ; il ſuit l'oiſiveté,
& le travail le détruit petit-à-petit.

Il eſt vrai que dans l'uſage ordinaire,
on rencontre beaucoup de gens qui ſe
diſent pituiteux, mais ils ne ſont rien
moins que tels. Des ſujets ſecs par eux-
mêmes, décharnés, ayant jadis beaucoup mangé, & ſur-tout beaucoup bu
de liqueurs ſpiritueuſes, ayant tout le
tiſſu des ſolides ferme, & même trop
peu ſouple, avec une rigidité bien marquée, crachent très-ſouvent abondamment, ſur-tout le matin, une pituite té-
nue, légere, âcre, ſalée ; ils rendent
auſſi beaucoup d'urines claires & lim-
pides. Ces deux évacuations ſe font plus
ou moins, ſelon qu'ils ont plus ou moins
mangé ; les excès de la nourriture engendrent chez eux des catharres, des
enchifrenemens. Ils croient, & c'eſt
leur façon ordinaire de s'exprimer, qu'ils
vont fondre tout en eau. Bien loin d'être
d'une conſtitution pituiteuſe, ces ſortes
de gens ont le plus de rigidité dans leurs
ſolides, & la denſité la plus marquée
dans leurs fluides. Les parties aqueuſes
ne ſe mêlent pas bien avec les humeurs

trop denſes & trop poiſſeuſes, & ſe portent promptement à leurs couloirs naturels (*a*).

Cet état eſt un état contre nature, & ne peut point ſe rapporter aux conſtitutions naturelles. La ſéchereſſe des ſolides & la denſité des humeurs en ſont la cauſe, ſur-tout ſi elle eſt jointe à l'abondance de la boiſſon : auſſi cette maladie appartient-elle ſur-tout aux vieux yvrognes, à ceux qui ſe croient nés pour détruire & pour conſommer les vins & les eaux-de-vie que l'art a produits. Petit-à-petit ils ont raccorni leurs ſolides, & ont donné, ſur-tout aux fibres de l'eſtomac & du foie, une dureté preſque ſquirrheuſe : ils ont coagulé & condenſé leurs fluides, de ſorte qu'un liquide trop abondant, porté dans le ſang, s'y trouve immiſcible, ſoit que cette abondance dépende de la diminution de tranſpiration, ce qui arrive ſouvent en hiver, ſoit qu'une boiſſon trop conſidérable l'y ait porté.

En général l'inconvénient qu'a la boiſſon, même ſimple & abondante de l'eau pure faite hors de propos, hors

----

(*a*) Voyez *Hippocrat. lib. de priſcâ Medicinâ.*

des repas, ou dans les repas mêmes, est de fatiguer les couloirs par des sécrétions énormes, de rendre la masse du sang trop inégale & moins bien mêlée dans ses parties, parce que cette eau sort toujours chargée de parties salines : si elle est tiéde, elle relâche, elle produit l'inaction. Cependant un long usage fait prendre depuis long-tems aux Hollandois qui vivent dans un climat froid & humide, une abondance prodigieuse de ces liqueurs tiédes ; elle nuit à leur tempérament pituiteux ; elle nuiroit bien davantage si leurs humeurs étoient denses, & que les liqueurs aqueuses refusassent de se mêler avec la masse de leur sang.

Il nous reste à régler le régime du tempérament sec & froid, ou mélancolique ; répétons encore qu'il faut bien le distinguer de la mélancolie. L'une est une maladie & a toujours été traitée comme telle par tous les Auteurs, tant anciens que modernes ; & ce qu'on entend par tempérament, est un état naturel, ou approchant de la santé.

La bile noire que les Anciens ont admise pour cause de ce tempérament, n'existe pas dans l'état naturel ; c'est une humeur réelle & constante dans l'état

contre

contre nature. Cette intempérie eſt toute prête à la produire, à nous en fournir les élémens. Il faut ſe les rappeller pour concevoir les regles de ſon régime.

Si les fibres ſolides ont acquis un trop grand dégré de rigidité ; que compoſées de trop de matiere, elles ayent perdu leur ſoupleſſe & ſoient devenues groſſieres ; d'un côté, elles ne ſe laiſſeront plus imbiber ni pénétrer ; d'un autre côté, leur action toujours dépendante de l'élaſticité & de la tenſion ſera d'autant moindre, qu'elles ſont moins ſuſceptibles d'être ébranlées par les cauſes extérieures, & qu'elles réſiſtent plus fortement à l'action de la circulation.

Les fluides dans cette conſtitution ſurabondent néceſſairement, ils trouvent moins d'intervalles qu'ils puiſſent occuper : d'ailleurs la rigidité ſuppoſe l'exiſtence de moins de vaiſſeaux ; les plus petits ont perdu leurs cavités par la cauſe même de la rigidité. Que deviennent donc ces fluides ? Ils ne peuvent pas s'épancher, comme ils le font, dans la cachexie. Les ſolides s'y oppoſent ; leur force trop grande ne cede point à l'impulſion des liquides : ils viennent frapper contre ſes humeurs poiſſeuſes, ou contre des ſolides trop ſecs. Ces liquides reſtent par conſéquent étrangers pendant un très-long eſpace de tems (*a*).

L'eau ſurabondante du ſang s'évacue dans cette conſtitution par les émonctoires naturels ; la ſalive eſt plus abondante, les urines plus conſidérables, mais preſque jamais colorées, à moins qu'elles n'empruntent de la maladie des couleurs & une conſiſtance contre nature.

Si, avec cette rigidité, il ſe joint dans l'eſtomac & dans les viſceres conſacrés à la digeſtion une froideur, pour me ſervir des Anciens, ou, ce qui revient au même, peu d'activité, on aura cette conſtitution froide & ſeche dans laquelle la mélancolie humorale eſt toujours à craindre, quoique celle qui dépend des ſolides ſoit fort éloignée de la rigidité, & que la rigidité même augmentant avec l'âge, ſemble faite pour guérir la vibratilité continuelle, qui eſt

---

(*a*) Ce n'eſt pas qu'il ne ſoit poſſible que la cachexie prenne la place de ce tempérament ; c'eſt ce qui arrivera, quand le moindre des émonctoires refuſera de répandre au-dehors par des voies naturelles ces liquides ſurabondans ; mais alors la cachexie ſera compliquée : elle aura des ſymptomes mêlés de cachexie & de mélancolie.

un des élémens de la mélancolie vapo-
reufe & hypocondriaque, ou fimplement nerveufe.

Les folides dans le tempérament mélancolique, font évidemment fecs, les
fluides le font auffi, la difficulté à la
circulation ne laiffe échapper que les humeurs les plus tenues, les autres dur-
ciffent dans les plus grands vaiffeaux.
Les glaires deviennent poiffeux, le fang
lui-même prend ce caractere ; ces liquides font peu capables de produire de la
chaleur par leur nature & par leur peu
de mouvement ; ces fortes de tempéramens ont un pouls exceffivement lent
& tardif.

La façon naturelle dont ce tempérament fe dégrade, eft la mélancolie ; elle
peut être compliquée avec la cachexie
& avec toutes fes fuites ; cette conftitution peut s'enflammer. Elle eft fujette à
produire des tumeurs & des fquirrhes ;
mais ces tumeurs n'auront ni la méchan-
ceté, ni la rapidité de progrès de celles
que produit la vraie mélancolie.

Tous les fymptomes qui annoncent
la préfence de ce tempérament, paroiffent appartenir à des états de maladie ;
mais auffi n'y a-t-il qu'un pas à faire
pour tomber dans la maladie, c'eft le

tempérament de la décadence de l'âge ; Fernel en fixe le commencement à la soixante-cinquieme année de la vie. Si nous adoptons la date de ce Sçavant, nous serons obligés de convenir que plusieurs hommes ont cette décadence anticipée ; beaucoup au contraire n'ont cette conſtitution que plus tard : les Anciens l'accordoient à l'Automne.

Cette ſaiſon ſuccede à l'Eté, qui ayant diſſipé les parties les plus fluides du ſang, ſemble y avoir produit une eſpece de denſité réſineuſe ; l'eau ſe mêle beaucoup plus imparfaitèment avec ce liquide. Les ſolides ſont ſecs, & par l'ardeur de la ſaiſon qui a enlevé le mucilage qui les imbiboit, & parce que les liqueurs fourniſſent peu de ſucs légers & pénétrans.

L'Automne diminue la tranſpiration, & produit dans le ſang une condenſation différente dans ſon méchaniſme, de celle que lui procure l'action des ſolides ; elle diminue la facilité au mêlange des humeurs entr'elles. La ſéchereſſe acquiſe par les ſolides ſubſiſte, mais elle eſt plus irritable que dans le tempérament ſec & froid des Anciens : l'Eté avoit augmenté la vibratilité.

Le régime de ce tempérament doit

être fort exact, à raison de la promptitude avec laquelle il dégénere en intempérie : nous avons d'ailleurs dans
le fang de la matiere nutritive, mais elle
y eft comme hors d'œuvre & incapable de nourrir, fi elle n'eft détrempée &
délayée. Le grand art confifte donc à
introduire dans le fang affez de liquide
pour qu'il puiffe pénétrer les parties du
fang trop rapprochées, pour qu'il puiffe
fe mêler avec elles intimement, & être
porté avec la maffe des humeurs par un
mouvement commun ; fans en mettre
trop, pour qu'il ne gêne pas le mouvement du fang & des liqueurs, pour
qu'il ne foit pas porté avec force vers
les couloirs naturels, fans être changé ;
& enfin pour qu'il ne fatigue & n'affoi-
bliffe pas l'eftomac, qui exige au contraire qu'on le fortifie, qu'on lui donne
une vigueur nouvelle, afin de s'oppofer
à la génération de ces glaires vifqueux,
& ayant la fermeté de la poix.

Tous les alimens de difficile digeftion,
tous ceux qui font fort éioignés du terme
de l'atténuation qui appartient aux
hommes, qui font par conféquent capables d'engendrer des glaires ou des humeurs vifqueufes, doivent être bannis
du régime qui appartient à ce tempéra-

ment. Ils nuiroient à l'estomac, met-
troient ses forces à une épreuve qu'il ne
peut pas supporter, & augmenteroient
la quantité des glaires dont le sang est
prêt à se charger, parce que l'action
des vaisseaux est trop foible pour l'assimilation.

Les farineux non fermentés & les légumes sont donc également proscrits.
D'un autre côté les substances qui peuvent se pourrir dans l'estomac, dans les
intestins, ou donner au sang des principes putrides, sont aussi dangereuses, parce
qu'elles croupiront dans quelque endroit
du corps que nous les supposions portées. Tous les corps qui peuvent prendre promptement & subitement un changement spontané, dégénéreront dans un
estomac foible.

Le tempérament mélancolique est
donc presque entièrement réduit aux alimens qui, placés dans le juste milieu
des substances nutritives, n'ont aucun
des excès qu'on peut reprocher à ceux
qui, ou s'approchent trop des principes
appartenant à l'humanité, ou s'en éloignent trop considérablement, à ceux
dont les parties sont mal liées, ou sont
au contraire trop denses. Le pain bien
fermenté, les viandes les plus simples,

tirées des animaux qui ne vivent que d'herbes ; les jeunes volailles doivent être le fond de leur nourriture. Les herbes potageres doivent en faire l'affaifonnement ; il faut qu'ils en faffent ufage en tout tems, leur fuc favonneux & léger forme un chyle capable d'augmenter les fécrétions, fans les forcer ; de divifer les principes. Ces fucs fervent de véhicule à l'eau, en la mêlant avec le fang, en même tems qu'ils aiguillonnent légérement les folides. Les aromates légers, comme ceux de nos Pays ; la menthe, la mélilfe, le mélilot, le thym, la fauge peuvent encore être mêlés avec leurs alimens, mais avec fageffe & prudence. Il ne faut pas, en voulant exciter les ofcillations de l'eftomac & augmenter fon action, nuire à l'état des fluides, ou à la rigidité des folides, & procurer le danger d'imméabilité, qu'un fang trop épais produiroit dans des vaiffeaux fecs & roides.

Quoique le lait ait été défendu aux mélancoliques par Hippocrate, il faut diftinguer dans cette défenfe ceux qui font malades de mélancolie, & qui ayant, fuivant le fens d'Hippocrate, une humeur acide exiftante dans les premieres voies, gâteroient abfolument

le lait, & s'en formeroient à eux-mêmes
un poison, de ceux qui ont simplement le tempérament mélancolique. Car
quoiqu'en général le lait, & sur-tout
le lait de vache leur convienne peu,
par les parties grossieres & visqueuses qu'il contient ; cependant il est des
cas où les laits plus tenus, sur-tout celui d'ânesse, & quelquefois celui de
chévre peuvent convenir. Ce qu'il y
a de très-vrai, c'est que c'est du lait
qu'on tire la boisson qui leur est la plus
appropriée ; le petit lait qui contient
tout le suc savonneux des plantes,
sans avoir l'inconvénient du mouvement
spontané qui s'excite souvent dans ce
suc, quand il n'a point passé par les
organes des animaux.

Mais il est impossible de leur proposer le petit-lait, & les sucs savonneux des
végétaux pour leur usage ordinaire : le
vin blanc & léger, la petite biere, le
petit cidre, si fort en usage dans quelques
Provinces, sont les meilleures boissons
qu'ils puissent employer. L'eau pure
s'écoule trop promptement sur des fluides aussi secs, & ne peut point rétablir
par conséquent la souplesse des solides ;
il faut toujours être réservé sur la boisson
abondante,

On fera fans doute étonné de voir que dans une conftitution froide, les favonneux de M. de Boerhaave, dans lefquels ce grand homme voyoit le fecours propre aux maladies inflammatoires, puiffent jouer un rolle confidérable ; mais il faut fe fouvenir de deux points principaux que nous avons établis. Le premier eft que la conftitution mélancolique n'eft pas abfolument une conftitution naturelle, qu'elle n'appartient qu'à la nature dégénérée.

Le fecond eft que la denfité des humeurs qui entre dans cette conftitution, exige de même des favonneux, mais à petites dofes, répétés avec toutes les précautions qu'exige un eftomac toujours prêt à fe relâcher. Il y a long-tems que les Médecins ont remarqué pour la premiere fois (a), qu'une boiffon légere prife à petite dofe, humecte & affouplit bien davantage que les boiffons trop abondantes & en trop forte dofe.

Mais il faut aider l'action de tous ces alimens par des exercices légers, en plein air, dans une atmofphere un peu humide, fur-tout fi elle n'eft pas froide ;

____

(a) *Vid. Glaff. commun. de morb. acut.*

G v

éviter trop de diffipation & trop d'oifiveté.

Tel eft le régime qui convient aux
principaux tempéramens, que les Anciens avoient diftingué. Par les principes même de la théorie des Modernes,
il eft conftant que l'on doit les admettre,
fans en borner les dégrés, & les nuances qui font variées à l'infini : nous n'a-
vons pas infifté fur les fymptomes qui
leur appartiennent, fur une infinité de
marques par lefquelles on les diftingue,
parce que tous les Auteurs font remplis
de ces fignes, & qu'il eft inutile d'infifter
fur des chofes déja fi connues ; c'eft
affez, & c'étoit notre deffein, de porter
le flambeau de la théorie moderne fur
les fages obfervations des Anciens, & de
montrer qu'il a peut-être plus coûté de
peine aux Anciens pour bien obferver,
qu'il n'en a fallu pour établir la vraie
théorie de leurs découvertes.

Cependant il eft bon de faire remarquer que les élémens d'une conftitution
concourent quelquefois avec ceux d'une
autre, ce qui produit d'efpeces de complications dans le tempérament, auxquelles il eft difficile d'adopter les noms
donnés aux conftitutions par les Anciens ;
la délicateffe, la groffiéreté ou la rigidité,

& la sensibilité des fibres sont les sources de ces complications dans la santé même.

Il est difficile qu'un homme bilieux, ait par lui-même le systême des fibres délicat & tendre ; un bon estomac dans cette constitution fournit beaucoup de nourriture, & des fibres qui ont beaucoup d'action, en font nécessairement une application capable de donner des forces au systême des fibres. Si les bilieux ne sont pas sobres, ils abusent de la force de leurs organes & deviennent sanguins. M. Hoffman croit cette complication essentielle à la nature même du tempérament bilieux, & les appelle *cholerico-sanguinei*. La rigidité se trouve au contraire souvent compliquée avec cette constitution ; il est aisé de sentir combien le desséchement y est naturel : il augmente par dégrés, & produit une vieillesse anticipée. Cette complication paroît évidemment dans les soldats dont les solides fatiguent si constamment, chez les gens dont l'occupation est un exercice habituel, comme les Laboureurs, les Chasseurs, les Matelots ; une raison de plus produit encore cette complication, c'est l'usage habituel des liqueurs spiritueuses, aux excès desquelles cette classe d'hommes est très-adonnée.

G vj

Lorsqu'une fois cette rigidité est for-mée, il est impossible de la détruire ; mais elle peut subsister dans un dégré de médiocrité, qui ne détruise pas la santé. Les bains, la diéte délayante & rafraîchissante, en un mot, celle que nous avons recommandée aux bilieux, en em-pêcheront au moins le progrès.

La complication du tempérament sanguin avec la délicatesse des fibres, qui lui est comme naturelle, mais qui quelquefois est excessive, forme peut-être la complication la plus dangereuse qui soit dans toute la nature. D'un côté, danger continuel de pléthore ; de l'autre, péril éminent de rupture de vaisseaux. Cet état présente plutôt des indications médecinales que diététiques ; mais malheureusement il est souvent l'état naturel & héréditaire des hommes destinés à périr par la phtisie. Boerhaave qui avoit profondément réfléchi sur les élémens des maladies, déplore le sort de ceux qui sont nés avec ces dispositions ; il les combat, en diminuant le volume du sang par de fréquentes saignées, la quantité du chyle par une diéte légere & délayante, en fortifiant en même tems l'application qui se fait de la nourriture, par un exercice continuel & gradué, mais peu fatiguant. Ces avantages fe trouvent réunis dans l'exercice du cheval.

Le tempérament pituiteux a auffi une complication qui lui eft fi ordinaire, que M. Boerhaave l'a regardé comme une annexe de cette conftitution ; c'eft la délicateffe & la minceur des fibres.

Les effets de la conftitution pituiteufe font de diminuer, en premier lieu, la tenfion des fibres, en fecond lieu, l'application du fuc nourricier ; elle produit néceffairement ces effets, en diminuant la circulation. Par l'une de ces propriétés, les fibres font relâchées, & l'on n'a point à craindre les effets de la tenfion, fi funefte aux fibres minces & délicates. Mais par le défaut d'application du fuc nourricier, elles n'acquierent aucune force, aucune groffeur. Les fujets qui ont cette efpece de conftitution, font foibles, incapables d'exercer de grandes actions, de faire de puiffans efforts. La foibleffe & le relâchement concourent pour produire cet effet.

Si une caufe étrangere, quelle qu'elle foit, occafionne une tenfion accidentelle, alors on reconnoît évidemment les fymptomes de la délicateffe. Combien de fois ne voit-on pas ces perfonnes pituiteufes & délicates, au milieu de leurs catharres, être faisies d'inflammations; combien ne voit-on pas de fois leurs nerfs affectés, comme chez les personnes d'un tempérament tout oppofé. C'eft dans cette efpece de complication que les régles hygiaftiques ont le plus beau jeu. L'exercice un peu forcé, brife & condenfe les parties trop atténuées, trop peu condenfées, de cette pituite. Il augmente l'application du fuc nourricier, fortifie leur fibres, & détruit à la fois tous les vices.

Cette conftitution pituiteufe eft auffi compliquée avec la rigidité dans les vieillards décrépites. La rigidité des fibres qui augmente continuellement par les actions répétées de la vie, & dont les effets ne paroiffent qu'à un certain âge, a été quelquefois accélérée par une tenfion continuée de fibres pendant long-tems; cependant cette tenfion étoit fort oppofée à la rigidité. La rigidité eft un obftacle à l'action, elle en eft incapable; & la conftitution où les fibres font rigides & inflexibles, n'eft autre chofe que l'état de l'humanité dans lequel l'action eft la moindre qu'elle puiffe être, fans bleffer la fanté. Malheureufement dans la vieilleffe, la rigidité eft nécef-faire & incurable; elle eft la fource de la pituite : les alimens toniques & corroborans, parent au moins ces inconvéniens ; mais nous parlerons ailleurs du régime que l'on doit obferver dans les différens âges.

Telle eft la façon de fe gouverner par rapport aux alimens, dans les différentes conftitutions naturelles de l'humanité ; mais il eft néceffaire d'obferver, avec les Anciens, que toutes les parties du corps ne jouiffent pas du même tempérament, la poitrine peut être délicate, & le refte du corps être fort ; cette différence dépend, ou d'un vice héréditaire dépendant de la ftructure acquife par nos parens, ou d'une tenfion continuelle & habituelle dans cette partie, dépendante des chofes aufquelles on nous exerce. Les chants forcés de trop bonne heure, la déclamation, l'habitude de parler trop haut ont fouvent accéléré, ou fait naître la phtifie. On peut lire les inconvéniens de ces exercices dans les Livres qui traitent de l'éducation médecinale, les orthopédies, &c.

Mais le vifcere dans lequel la différence de la conftitution eft la plus grande & la plus bizarre ; celui qui nous importe ici le plus de connoître par rapport à la doctrine des alimens, c'eft l'eftomac, qui

influe toujours par ſes déſordres ſur la
conſtitution univerſelle.

L'eſtomac eſt le viſcere ſur lequel les
impreſſions des ſubſtances étrangeres
font le plus d'effet : elles y ſont admiſes
immédiatement , elles le frappent &
montent ſes fibres ſur un ton qui lui eſt
particulier ; auſſi n'y a-t-il point de viſcere qui ſoit auſſi ſuſceptible d'habitude.
Ces habitudes ſont auſſi nombreuſes que
la diverſité de façon de penſer des têtes
qui le dirigent , & quoique l'habitude
ne ſoit pas un vice par elle-même ,
qu'elle devienne même une ſeconde ſanté
& un tempérament , elle eſt cependant ,
quand elle eſt mauvaiſe , la ſource des
plus grands maux de l'humanité.

Il eſt difficile de réduire en claſſes ce
que le caprice produit de variétés dans
l'eſtomac ; il ſemble devenir ſuſceptible
de tous les plaiſirs que la phantaiſie des
goûts , même les plus ſinguliers, fait
naître chez les hommes : il prend de
même les antipathies ; un mot , une
idée le révolte , & le révolte conſtamment. Ce que nous avons dit des fibres
dans nos Préliminaires , lui appartient
d'une façon évidente ; il ſe monte ſur
un même ton, il hait & déſire avec violence , il met tout le corps de la partie.

Nous renvoyons aux principes détaillés ailleurs fur les fibres, pour expliquer ces différences.

L'eſtomac eſt, ou fort ou foible, & qu'on appelle ou chaud ou froid aſſez communément; parce que ſuivant la doctrine d'Hippocrate, l'eſtomac eſt fait pour cuire les alimens, & l'on comprend aiſément qu'il doit les cuire plus ou moins, felon ſon plus grand ou ſon moindre dégré de chaleur.

La cauſe de la chaleur eſt indépendante de l'action de l'eſtomac, il y participe comme tous les autres viſceres, & ſi l'on en croit la théorie de M. Boerhaave, il y a même plus de chaleur dans ce viſcere, parce que les troncs des arteres voiſines y ſont accumulés : le mouvement du ſang s'y trouve rapide, & la graiſſe qui eſt faite pour retenir & conſerver la chaleur, l'entoure en très-grande abondance. Mais que ces obſervations ſoient bien fondées ou qu'elles ſoient précaires, il n'en eſt pas moins vrai que la chaleur ne peut être qu'une cauſe très-ſubalterne de la digeſtion; l'action des fibres de l'eſtomac, & l'épanchement des humeurs qui s'y fait, ſont les cauſes les plus puiſſantes de la force digeſtive, & de l'activité de l'eſtomac. On a l'eſtomac plus ou moins fort, plus ou moins foible dans l'état de ſanté ; ce ſont les ſeules différences auxquelles nous devons nous attacher.

La force de l'eſtomac ne demande qu'à n'être pas prodiguée ni employée toute entiere ; l'expérience nous apprend combien on fatigue les organes, quand on leur fait faire les plus grands efforts qui leurs ſont poſſibles. Le cœur, tous les organes, n'emploient dans le cours ordinaire de la vie qu'une partie de leur force réelle, il doit en être de même de l'eſtomac. Tous les Médecins nous dictent qu'il faut ſortir de table avec encore un reſte d'appétit. La nourriture faite pour conſerver & augmenter la vigueur de l'eſtomac, comme celle de toutes les autres parties du corps, deviendroit deſtructive de toute cette vigueur, loin de la réparer, ſi elle fatiguoit les organes. Il faut proportionner les alimens aux beſoins réels, & ne pas abuſer de nos biens. Tant de cauſes concourent de tous côtés à nous rendre néceſſaires ces forces, même indépendamment de la volonté, qu'il faut les regarder comme un dépôt précieux, comme une reſſource dont nous ſentirons tout l'avantage, ſi nous la ménageons, & que nous per-

drons infailliblement, si nous ne la ménageons pas.

Quant à la foiblesse particuliere de
l'estomac, outre qu'elle ouvre la porte
aux constitutions froides dont nous
avons parlé, au défaut de coction & à
toutes les maladies qui en peuvent dépendre, elle a par elle-même ses incommodités, & des incommodités très-
réelles. Tout estomac foible est plus
sujet que les autres à prendre de mauvaises habitudes ; il sent davantage les
moindres erreurs dans le régime, & ces
erreurs sont presque inévitables.

Le régime qui convient à l'estomac
fort, ne convient plus à ce viscere, quand
il est foible.

Il faut diminuer son fardeau, autant
qu'il est possible, & si le corps exige
beaucoup de nourriture, la partager en
des intervalles beaucoup moins longs.
Les alimens forts & difficiles à digérer,
doivent être bannis de cette constitution
de l'estomac. Ils doivent être légers,
aisés à digérer ; qu'ils ne soient sur-
tout ni gluans, & capables d'invisquer &
de donner des entraves à l'humeur gastri-
que, ni trop délayans & capables d'un
côté de relâcher les fibres, de l'autre, de
noyer ce levain digestif.

Un des plus grands abus de cette conftitution de l'eftomac, eft l'ufage où font prefque tous les gens dont l'eftomac eft foible de fe livrer à une trop grande boiffon, fous prétexte de chaffer & de faire defcendre les indigeftions qu'ils s'imaginent ; ils augmentent confidérablement le mal dont ils voudroient fe guérir, & fi quelquefois il y a quelque foulagement actuel dans une indigeftion, il s'en faut de beaucoup que la conftitution de l'eftomac y gagne. Il faudroit, pour ainfi dire, exalter les principes de l'humeur gaftrique, augmenter leur action ; il faudroit donner de la tenfion aux fibres. Le thé, l'eau chaude, furtout lorfque l'on trouve que l'eftomac eft plein, & que l'on veut, dit-on, le nettoyer, font un effet tout contraire. La diéte féche leur convient mieux. Le fel en petite quantité, qui a cette dofe, hâte la digeftion, comme M. Pringle l'a prouvé, eft un des meilleurs antidotes contre cette foibleffe. Les aromates, les toniques, les aftringens légers la combattent ; les premiers fortifient la foibleffe actuelle : les aftringens, fur-tout ceux qui ont une vertu combinée des ftomachiques, produifent une force plus longue ; mais tous ces fecours font inutiles, si aux préceptes qui s'appliquent à l'estomac même, on ne joint pas la plus exacte sobriété, si l'on n'augmente pas les forces par l'exercice, & si l'on ne s'interdit pas tout travail d'esprit, toute passion, toute inquiétude après les repas.

Celse (*a*) a donné une longue méthode de se conduire, lorsque l'on a l'estomac foible, fondée sur la raison & sur l'expérience : on peut aisément la réduire aux vrais principes ; mais sans ces principes, on peut prononcer avec Sanctorius, qu'elle est fort dangereuse.

(a) *Lib. 1. cap. 2.*

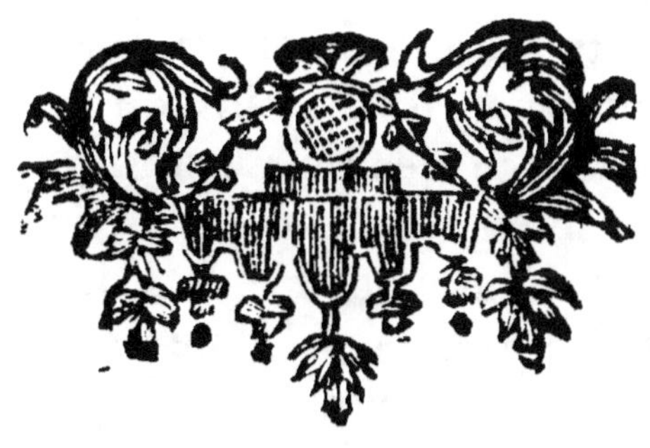

CHAPITRE II.

Des Régles de Régime nécessaires dans les différens états & dans les différens périodes de la vie.

QUAND nous supposerions la nature humaine toute formée de la même proportion d'élémens, & qu'on ne pourroit admettre qu'une seule espece de tempérament, les différences nécessaires que mettent entre les hommes, l'âge, le période de leur vie, le sexe & les occupations auxquelles ils s'adonnent, en formeroient encore une variété presque infinie.

Cette variété établie par le Créateur, produite par les besoins de la société, est la source des plus sacrés & des plus respectables des devoirs des hommes les uns par rapport aux autres. La premiere différence qui se présente, est celle des sexes, instituée pour que la propagation de l'espece soit une source de liaison & de correspondance entre les différentes portions de l'humanité ; mais quelque dissemblables que soient les corps des deux sexes à certains égards, ces différences n'influent en rien sur les loix que nous avons à leur prescrire pour le régime. Aucune raison ne peut dispenser les femmes des loix de la sobriété & de l'exercice ; elles s'en dispensent cependant communément , & l'exercice est à charge à la plûpart de celles qui vivent dans l'opulence. Si elles s'y livrent , c'est irrégulierement , sans autre régle que celle du plaisir ; aussi leur conduite est la source de tant de maux, que le précepte même qu'elles négligent en devient plus démontré.

Le corps des femmes est naturellement plus fluet , plus mince & plus délicat que celui des hommes. Cette loi est assez générale dans toutes les femelles des animaux comparées aux mâles ; cependant il n'y a que la femme qui ait cru avoir des droits à l'oisiveté. Les fibres y sont plus grêles, occupent moins de volume , & par conséquent sont d'une structure moins ferme , plus aisée à se rompre. Etant d'une trempe plus fine , elles laissent moins d'intervalle entr'elles, & le volume général du corps est moins grand. Cette texture rend la transpiration moins considérable : la circulation du sang y suit les mêmes loix ; mais l'espace parcouru est moins vaste, les petits vaisseaux en plus grande quantité, si on les compare avec les troncs, ce qui fait que les femmes ont plus de chaleur, & une chaleur plus brûlante que les hommes. Les vibrations des fibres y sont plus vives & moins grandes, le mouvement moins fort, enforte que malgré la vibratilité des fibres, elles engendrent beaucoup de glaires, & ont souvent le système des solides en même tems délicat & relâché. Leur estomac est nécessairement plus foible que celui des hommes, il participe à la foiblesse du tout, & de plus éprouve des fatigues particuliéres. L'éruption des régles donne presque toujours une atteinte aux fonctions de ce viscere. Que conclure de toutes ces différences ? Que les femmes doivent s'observer sur la nourriture encore plus que les hommes. Elles doivent préférer la pluralité à la grandeur des repas, éviter tout ce qui est de digestion difficile, se faire d'autant moins d'habitudes, que leurs fibres sensibles vibrent plus fortement, & qu'elles éprouvent plus que les hommes tous les inconvéniens des antipathies & des défirs

déréglés,

déréglés , & fuivre d'ailleurs tous les préceptes que nous avons donnés à la nature humaine en général.

Nous devons avant tout une attention particuliere aux enfans, l'efpérance & le vrai bien de l'humanité ; c'eft à la raifon à guider cet âge qui a befoin d'un fecours continuel, & qui ne peut fe le procurer à lui-même.

Pendant neuf mois l'enfant n'a befoin d'aucun de nos confeils ; placé fous la main du Créateur, il fe nourrit, & fa nutrition n'eft pas moins un myftere que fa génération. Mais fi-tôt qu'il a rompu fes liens , il devient dépendant de la bien-veillance des hommes ; & ne fçachant que gémir , il a à effuyer les caprices & les fantaifies de l'ufage.

Déja la mauvaife conduite de fa mere a pu lui procurer de mauvais élémens pendant fa groffeffe. Les femmes font cependant affez averties par la voix des Médecins les plus habiles , de fonger combien le dépôt qui leur eft confié pendant ce tems, eft précieux. Mais fouvent les fantaifies , les envies auxquelles elles ont attribué des propriétés ridicules , les empêchent d'entendre la voix de la raifon. La plûpart s'imaginent qu'elles doivent beaucoup manger ayant

un fruit à nourrir ; elles ne sçavent
pas que par-là elles multiplient les excrémens, & se préparent des tourmens,
& pendant la grossesse & après l'accouchement ; elles augmentent les glaires
qu'un estomac foible & gêné ne peut
qu'engendrer, elles relâchent le ton
des solides, diminuent la force des fibres organiques, qui jouent un si grand
rolle dans l'accouchement, celles du
cœur & des esprits. L'inaction qui leur
seroit pardonnable, quand elles gémis-
sent sous le poids d'un enfant, si elle
n'augmentoit pas leurs maux, abbreuve
encore leurs fibres, fait que la matrice
se relâche (a). Hippocrate remarque
que dans les tems & après les saisons
humides, les enfans dont les femmes
accouchent, sont plus foibles & les couches plus dangereuses, ou les fausses
couches plus fréquentes (b). On peut
en conclure qu'une trop grande quantité
d'alimens, capable de produire ou la
pléthore, ou la cachexie, a les mêmes
inconvéniens, puisque l'une produit l'i-
naction, & l'autre le relâchement des
solides.

(a) *Otium humectat.* Cels. *lib.* 4. *cap.* 1.
(b) *Aph. sect.* 3. *cap.* 12.

Il importe aux femmes grosses de régler leur nourriture, de la diviser par intervalle, de multiplier leurs exercices sans se fatiguer, sur-tout de ne point trop introduire de parties étrangeres dans la masse de leur sang, soit aromatiques, soit salines; leurs impressions parviendroient jusqu'au fœtus. Ce sont des torts irréparables qu'elles lui font. Au surplus tant d'Auteurs illustres leur ont tracé des loix (*a*), qu'il est inutile de s'étendre davantage sur cet article, il vaut mieux porter nos vues sur les enfans nouveaux-nés.

Dans la plûpart des pays policés, comme chez presque toutes les nations barbares, le seul aliment de l'enfant est le lait de sa mere, ou celui de la nourrice qui lui tient lieu de mere, c'est la nourriture qui lui est destinée par la nature, & que le Créateur a formé de même pour tous les animaux quadrupedes.

Dans le Nord de l'Europe, en Islande

____

(a) *Vid. Quillet callipædia, Sammarthani de nutritione infantium.*

Education médecinale des enfans, tom. 1. chap. 1.

Essai sur la façon de perfectionner l'Espece humaine.

& dans d'autres contrées, le lait des animaux est substitué à celui de femme ; un léger chalumeau jetté dans une jatte de lait auprès d'eux, invite les enfans à tetter,

Dans quelques parties de l'Angleterre & en Baviere, on éleve des enfans sans le secours du lait de leur mere, ni d'un lait emprunté (*a*). Une espece de bouillie faite avec de la fleur de farine & de l'eau, leur sert d'unique aliment (*b*). Vanhelmont qui avoit plus de génie que de jugement, ou avoit vu quelque chose de pareil, ou l'avoit imaginé. Après une longue exclamation contre tous les inconvéniens qui peuvent rendre l'usage du lait dangereux, il veut y substituer une nourriture exempte d'aucun danger, faite avec de la petite biere, du miel & de la farine. De quel côté est la raison, quelle méthode doit-on adopter ?

Le lait de la mere institué par la nature pour la nutrition de l'enfant, est certainement le seul qui soit exactement

______

(*a*) Voyez le Journal des Sçavans, année 1680.

(b) *De nutritione infant. ad vitam longam.*

proportionné à fes organes. La nourriture dont il s'eſt ſervi, tant qu'il a été
enfermé dans le ſein de ſa mere, faiſant
un ſeul & même être avec elle, étoit,
ſans contredit, la liqueur de l'amnios.
Si-tôt que cette liqueur ne ſe ſépare plus,
que l'enfant n'en fait plus d'uſage, le
lait paroît; il paroît encore dans la groſ-
feſſe même, quand le fœtus eſt foible,
& qu'il ne conſume pas aſſez de cette
liqueur (*a*); c'eſt à-peu-près la même
nourriture : les dégrés & les nuances de
variations, ſont celles qui ſont preſcrites par la nature, & l'alaitement eſt
autant dans ſon ordre que la groſſeſſe.

L'intérêt de la mere & celui de l'enfant ſont également, qu'une vraie mere
alaite ſon vrai fils : que des raiſons fondées ſur la Politique, & dans l'utilité
publique, prévaillent ſur l'inſtitut de la
nature, à la bonne heure. Ceux qui
ſont perſuadés qu'il eſt bon, pour de
pareilles raiſons, de donner les enfans
à des nourrices étrangeres, peuvent être
bien fondés. Mais du moins, puiſqu'il
faut choiſir une nourrice, qu'on la choi-
ſiſſe non ſeulement ayant toutes les qualités que l'on exige ordinairement pour

____

(a) *Aph. ſeɛt. 5. n. 52.*

les nourrices des Princes, & que M. Brouzet (*a*) a recueillies, mais la plus analogue à la mere, qu'il foit poffible.

On choifit ordinairement une brune. Je préférerois une blonde, fi la mere eft blonde; je voudrois que la ftature, la figure, l'âge, la façon de vivre fuffent à-peu-près les mêmes. La nourrice ne doit éviter que les mauvaifes qualités de la mere. La fobriété, l'exercice, les alimens aifés à digérer, pris à différens intervalles, aucune efpece de liqueurs fpiritueufes, ni trop de boiffon, ni trop peu, tout ce qui peut faire un chyle doux, modéré, ni trop coulant, ni trop épais, un ufage médiocre des paffions qui ne paffe jamais en excès, point de parties qui ayent quelque âcreté ou quelque qualité éminente dans les alimens dont on leur fait faire l'ufage. Telles font les loix que doivent obferver les nourrices (*b*).

Le Médecins qui veulent qu'on fubftitue le lait des animaux à celui de femme, exagérent l'imperfection des me-

---

(*a*) Voyez Education médecinale des enfans, tom. 1. chap. 5.

(b) *Vid. Galen. de fanitate tuendâ, lib.* 1.

res & des nourrices, les arment continuellement de fureur, ou leur font
rouler des levains impurs dans le fang,
fources d'une décadence toujours prochaine qu'ils annoncent depuis long-
tems au genre humain. La vie douce,
paifible des brutes, qui, fans raifon &
fans paffion, font toujours les mêmes,
tend à leur perfuader que la nourriture
que l'on tire de leur lait eft meilleure,
étant plus uniforme.

Quelque fpécieux que foit ce fophif-
me, deux raifons concourent à prouver
que le lait des femmes eft préférable.

La premiere eft que le lait des femmes fe tire de la mammelle même, fans
recevoir aucune impreffion de l'air : il
paffe d'un corps dans l'autre par des
tuyaux continus, ayant toujours le même
dégré de chaleur, rien ne s'en évapore;
ainfi les parties les plus fubtiles des
humeurs de la mere, qui peuvent s'é-
pancher dans les tuyaux lactiferes, font
pris par l'enfant & reçus dans fon corps.
Ils y jouent un rolle important pour la
force & pour l'activité des fonctions (a).
Les Anciens avoient bien remarqué la
différence qui eft entre le lait pris im-

______

(a) *Galen. Method. medend. lib. II.*

médiatement des mammelles, & celui auquel on a donné du repos, ou dont on a laissé les parties perdre leur mouvement & jusqu'à un certain point même, leur forme & leur figure. Les femelles des animaux ne se prêtent pas à être ainsi tettées par un enfant, & la figure du corps de l'homme ne lui permet pas aisément d'emprunter d'elles ce secours.

Il est inutile de répéter ici d'après les Auteurs, tous les témoignages qui prouvent ce qu'un corps peut emprunter d'un autre corps. Ces exemples sont certains. Doit-on regarder comme plus analogues à l'enfant les parties volatiles qui sortent du corps de leur mere, que celles qui sortent d'un corps qui n'a ni la forme, ni la figure de l'humanité, ni même ses fonctions?

En second lieu, quoiqu'il soit impossible de nier ou de dissimuler même les imperfections de la nature humaine, il ne faut pas croire que les déréglemens & les vices reçoivent un aiguillon si puissant dans la raison des femmes, ni que la vie des brutes soit si uniforme ou si exempte d'altération. Une femme en fureur alaitant son enfant, lui a donné des convulsions. Cet exemple est peut-être unique. Mais d'ailleurs la tendresse des meres pour leurs enfans, eſt un puiſſant antidote contre toutes les paſſions. Les paſſions modérées d'ailleurs, ſont plutôt ſalutaires que nuiſibles. Elles animent les vaiſſeaux, donnent du cours au ſang, lorſqu'elles ſont du genre des paſſions vives. Si elles ſont du genre des paſſions lentes, comme le chagrin, elles ſont diſtraites par les careſſes & la tendreſſe de l'enfant. D'ailleurs les femmes ruſtiques qui ſont nourrices, connoiſſent bien moins & les paſſions, & le défaut de ſobriété (*a*), que les femmes oiſives des gens riches.

Au ſurplus on peut choiſir, & même dans la néceſſité, on peut avoir recours aux animaux que l'on ne doit propoſer que pour reſſource.

Les femelles des animaux ont ſans doute moins de paſſions, mais on les laiſſe ſans exercice ; & alors elles ne peuvent donner qu'un mauvais lait, ou elles mangent beaucoup d'herbes dont le ſuc ne convient pas aux hommes.

J'ai connu un homme qui éprouva des ſymptomes très-violens, après avoir pris du lait de vache, il ſembloit avoir été empoiſonné. La vache avoit mangé

(*a*) *Vid. Gal. de ſanitate tuendâ, lib.* 1.

une forte doſe de thitymale. D'ailleurs
les animaux ſont ſujets aux fureurs de
l'amour, à la terreur, à mille inconvéniens qu'ils partagent avec les hommes.

Je crois que les avantages qu'on peut
retirer de leur lait pour la nourriture,
ont été adoptés un peu légérement par
quelques Auteurs.

Les gens qui, par un régime médeci-
nal, font uſage du lait de vache pour
toute nourriture, peuvent être appellés
en témoignage. Il eſt peu de jours où
le lait ſe reſſemble à lui-même, quoique l'on emploie toutes les précautions
imaginables pour que la vache jouiſſe
d'une vie paiſible & des mêmes pâturages.

Les exemples que l'on rapporte de la
force & de la vigueur de quelques enfans nourris avec du lait tiéde & éva-
poré, ne peuvent rien prouver, à moins
que l'on ne compare des enfans qui
ſoient dans la même poſition, & dans
leſquels toutes les circonſtances ſe répondent exactement. Les uns emmaillotés, ne peuvent faire aucun uſage de
leurs membres, ne diſſipent point ; les
autres ſe roulent continuellement, &
font le plus grand exercice que puiſſe

faire leur machine naiſſante (*a*). N'eſt-
il pas naturel que les uns deviennent
forts, que les autres au contraire ſoient
plus foibles, malgré une bonne nourriture, mais qui n'eſt pas appliquée con-
venablement ?

Ce n'eſt pas que l'on ne puiſſe trouver une très grande reſſource pour les
enfans des hommes, dans le lait des
animaux. Le vice & la pauvreté engendrent tous les jours des enfans expoſés en
naiſſant à la pitié publique, à charge dans
leur naiſſance à l'Etat, qu'ils peuvent ſervir par la ſuite. Le peu de ſoin que l'on peut
apporter à leur nourriture, exigeroit ſans
doute qu'on les conſervât avec le lait
des animaux. Moins de ſoins, moins de
frais conſerveroient plus d'enfans; mais
il ne s'agit pas dans ce cas de choiſir,
il ſe faut contenter du néceſſaire.

La méthode de rejetter abſolument le
lait, s'éloigne entiérement de la nature.
Vanhelmont qui la propoſe, s'excuſe du
ſoupçon d'être injurieux au Créateur. Il
exagere les inconvéniens du lait, ſans
ſonger que ces inconvéniens n'appartiennent ni au lait bien formé, ni à un enfant bien robuſte. Les accidens de la

____

(a) *Vid. Galen. de ſanitate tuendâ, lib. 1.*

dentition corrompent le lait. Croit-on qu'ils ne fuſſent pas en état de gâter ou d'infecter de même la digeſtion de tout autre aliment ? Quelque léger que l'on ſuppoſe un aliment étranger, eſt-il moulé ſur le corps comme le lait de la mere ? Eſt-il auſſi analogue à la liqueur dont l'enfant ſe nourriſſoit dans ſon ſein ?

Les exemples qu'on rapporte de Baviere & de quelques parties d'Angleterre, ne prouvent rien, ſinon que la machine humaine a bien des reſſources, & que malgré les conſeils des amateurs de paradoxes, elle remplit heureuſement les projets dans leſquels on la traverſe. Le miel que propoſe Vanhelmont, eſt auſſi ſujet à s'aigrir que le lait. La petite biere dont on a ôté la partie ſpiritueuſe par la coction, eſt un extrait acidule. Quelles raiſons peut-on avoir de préférer cette compoſition bizarre à un aliment ſimple, naturel, que la nature fournit abondamment à chaque animal ?

Nous nous en tiendrons donc à l'uſage de nos Peres, & nous tâcherons, par une bonne méthode, de prévenir tous les inconvéniens que l'on reproche au lait des femmes.

Le choix de la nourrice fait, l'enfant ayant vuidé ſon méconium, quelle eſt la méthode de le nourrir (*a*) ? Il doit y avoir affûrément de la différence entre les enfans, fuivant leur volume, leur âge & leur fanté. Quoiqu'Hippocrate ait prononcé, que plus les corps approchent de leur origine, plus ils ont befoin de nourriture ; que la vie des enfans nouveaux-nés foit prefqu'entiérement occcupée ou à manger, ou à dormir, il faut en donner plus à ceux qui font plus forts, qui font plus d'exercice, épargner au contraire le lait à ceux qui font emmaillotés, & qui n'ont l'ufage d'aucun de leurs membres.

La plus grande partie des nations qui habitent l'Europe, ont coutume d'envelopper, de ferrer dans des langes les enfans nouveaux-nés. En France, on ne leur laiffe l'action des bras libres qu'après un peu de tems. Il paroît par les defcriptions des Médecins, que chez les Grecs & les Romains, on fuivoit à-peuprès la même méthode. Les Hébreux même, fuivant le Texte facré, emmaillotoient auffi leurs enfans.

Quelques nations du Nord, barbares, & plus attentives à augmenter la force de leurs enfans, qu'à les garantir des

____

(a) *Vid. Galen, de fanitate tuendâ, lib. i.*

injures de l'air auxquelles ils les expo-
foient au contraire volontiers, laiffoient
aux enfans les plus tendres la liberté
de leurs membres. La même pratique
eft reçue aujourd'hui dans prefque toute
l'Afrique & dans l'Amérique; & quoique Galien comparât les anciens Germains aux lions & aux ours, pour lefquels les régles ne font point faites,
plufieurs nations éclairées préferent la
méthode de leur laiffer la liberté. Les
moyens par lefquels on prévient les dangers auxquels cette liberté pourroit les
expofer, font autant d'inventions de la
tendreffe paternelle, qu'on peut voir
dans l'Ouvrage de M. de Buffon.

La différence qui en réfulte pour les
enfans, eft très-grande. Suivant la méthode reçue en France, d'emmailloter
les enfans, ils ne font aucune efpece
de mouvement, leurs membres croif-
fent dans le repos, & l'impulfion même
du fuc nourricier eft gêné par les entraves qu'on leur donne; leurs cris font
leurs feuls exercices, eux feuls donnent
du mouvement à leur fang, font fortir
leurs excrémens, dont ces malheureux
font fouvent gâtés pendant des heures
entieres. Dans les enfans qu'on laiffe à
eux-mêmes, & jouir tout fimplement

du mouvement de leurs membres, ces
membres, tant que les enfans ne dorment pas, font dans un exercice continuel. Il faut juger chez eux de l'exercice, non par les effets qui en réfultent, mais par la grandeur de l'effort
des mufcles, dans une machine fi frêle
& fi délicate. Remper & fe retourner,
eft leur exercice habituel, tous les mufcles entrent en contraction pour le faire,
les jambes, les bras, les mufcles du
dos, du col, de la tête & du bas-ventre font en mouvement, les vaiffeaux
ont plus d'action, & les dépenfes d'humeur que font ces enfans, font beaucoup plus grandes que celles des maffes
immobiles de nos pays.

Auffi lorfque l'on expofe nos enfans
tout nuds devant le feu, fe dédomma-
gent-ils, & font-ils tous en mouvement.

Les nourrices fuppléent à la vérité, à
ce défaut d'exercice, en berçant & en
remuant ces enfans. Mais quelle proportion peut-on établir entre l'exercice
des premiers & le mouvement de ceux-
ci? Cette proportion n'eft point comme
celle de l'exercice en voiture, à celui
que l'on prend à pied. Les premiers à
même dégré d'âge, doivent avoir un

dégré de force plus confidérable que les autres, & doivent les furpaffer, autant qu'un payfan ou un foldat doit être pour la force au-deffus d'un homme oifif & qui n'a pris aucun exercice dans fa vie.

Les enfans exercés doivent donc naturellement confommer plus de lait, le tirer avec plus de force, fe nourrir davantage que ceux qui ont été enveloppés de langes. Ils acquierent en effet tant de force, qu'au rapport de quelques voyageurs, on voit en Afrique les enfans des Négreffes, grimper aux cuiffes de leurs meres, & s'y tenir attachés pendant qu'elles travaillent, pour tirer le lait de leurs mammelles.

On devroit accorder à ces enfans plus de lait qu'à ceux de nos pays ; cependant c'eft tout le contraire. Leurs meres condamnées au travail, n'ont que des heures réglées dans la journée où elles puiffent nourrir leurs enfans ; fouvent elles en font fort éloignées, à-peu-près comme les femelles des animaux.

Dans nos pays, les nourrices ou les meres s'écartent peu de leurs enfans. S'ils ne dorment pas, on leur préfente la mammelle ; s'ils fe mettent à crier, on la leur préfente encore, comme fi tous les cris dépendoient de la faim, & n'étoient pas occafionnés par la gêne qu'on leur fait fouffrir. Ces enfans s'affouviffent de lait fans ordre, fans mefure, s'en rempliffent ; & le moindre accident qui leur arrive tous les jours, c'eft le regorgement qui fe fait d'un eftomac abfolument rempli, & à qui l'on apprend à ne pas embraffer fortement les alimens. Il faut, pour que le lait fe digere dans l'eftomac de l'enfant, qu'il s'y prenne & qu'il s'y coagule, comme nous le voyons dans l'eftomac des veaux que l'on tue dans l'état de la fanté la plus parfaite ; que la bile agiffe fur lui comme fur une maffe folide & mâchée, en un mot, que toutes les humeurs digeftives le pénetrent intimement. Si l'on ne fuit pas les régles générales de la digeftion, on fera fouffrir aux enfans tous les inconvéniens que quelques Auteurs reprochent injuftement au lait, & qui font les fruits d'une gourmandife prématurée.

Le grand art à employer, pour que les enfans foient bien nourris, confifte à régler leur nourriture, & à la proportionner à leur force pour la quantité. Il ne faut jamais les laiffer fe gorger de lait, mais leur retirer la mammelle, quand ils la défirent encore, & ne fe pas laif-

fer toucher par leurs cris. Il faut leur en
donner à plufieurs reprifes dans la journée, cinq ou fix fois tout au plus, plus
fouvent & en moindre quantité, quand
ils font plus jeunes. Ces précautions
doivent être encore proportionnées à
l'âge du lait de la nourrice, à la nourriture, au peu d'exercice de cette mere
fuppofée ; on doit donner moins d'un
lait qui eft plus épais, on peut accorder
davantage de cette liqueur, quand elle
eft plus tenue & plus fluide.

Si cette méthode de proportionner le
lait aux forces de l'enfant, eût toujours
exactement été fuivie, elle eût fuffi pour
conferver à bien d'illuftres maifons, des
héritiers qu'une mort prématurée leur a
enlevés ; elle eût fait difparoître bien de
vaines objections que l'on fait contre
l'ufage du lait.

Mais bientôt l'accroiffement de l'enfant eft prodigieux, fon corps fe fortifie, fa vivacité devient plus grande,
fes fens ont plus d'exercice, fes membres affermis commencent à avoir une
action affurée. Jufqu'à ce tems il a fallu
le nourrir avec le lait feul de la mere ;
le tems où l'on peut commencer à lui
donner d'autres alimens, eft illimité ;
la voracité & la force de l'enfant peu-

vent perfuader d'en faire ufage plutôt ; fa foibleffe, fon peu d'appétit doivent en diffuader. Dans le Sénégal, chez les Canadiens, peuples qui n'ont d'autres dogmes que ceux de la nature, les enfans fe nourriffent un an entier du lait de leur mere, fans y rien ajouter ; cependant ces enfans n'ont jamais été emmaillotés ; & ces hommes font certainement autant au-deffus des Européens par la force du corps, qu'ils font au-deffous de nous pour les lumieres & la culture de l'efprit.

En France, au bout de trois ou quatre mois, on commence à leur donner un aliment étranger ; la nourrice l'imbibe & le pénetre de fa falive avant que de le donner à l'enfant. La même perfonne qui lui donne fon lait, peut lui donner fa falive, pourvu que fa bouche foit faine & qu'il n'y ait point de dent gâtée qui infecte cette liqueur ; mais je voudrois que ce fût la nourrice-elle-même qui lui donnât fa falive, & que ce ne fût point de vieilles femmes dont la falive tourne toujours à l'aigre, que l'on chargeât de ce foin.

Nous foufcrirons avec ardeur à toutes les critiques que la raifon a faites de cette liqueur indigefte & matte que l'on

donne aux enfans dans le premier période de leur vie, sous le nom de bouillie, composée d'un lait bouilli & épaissi,
dont la partie butyreuse & caséeuse
l'emporte beaucoup sur la partie sereuse
& savonneuse : on joint à ce mucilage
épais une farine grossiere & qui n'est
point fermentée ; on n'a dans cette espece de nourriture , qu'un mucilage
gluant, visqueux, difficile à briser par
une machine à peine formée. Elle n'excite aucune espece de titillation dans les
glandes salivaires, n'est point broyée,
reste dans l'estomac, & est plus capable d'augmenter les excrémens que de
nourrir ; mais cette masse fade d'excrémens invisque la bile, produit un amas
de glaires & de pituite ; dè-là toutes les
obstructions des glandes du méfentere,
& des parties lymphatiques, qui font
la cause la plus ordinaire de la mort des
enfans.

C'est à l'usage de la bouillie qu'on
peut substituer les décoctions des farineux fermentés, déja cuits, le miel &
les autres mucilages légers, pourvu qu'ils
n'ayent point d'acides développés. C'est
ici que la préparation proposée par Vanhelmont, peut avoir lieu, sans en adopter cependant la petite biere.

Les enfans de ceux qui font accoutumés à manger de la viande, & qu’on
doit apprivoifer à cette nourriture, pourroient commencer à faire ufage des bouillons peu falés, & réduits en potage avec
du pain,

L’enfant fera bientôt en état de fe
paffer du lait de fa mere. Vingt ou
vingt - deux des dents qu’il doit avoir,
lui fuffifent pour le mettre en état de
prendre des alimens folides ; fon exercice devient alors prodigieux & continuel ; à mefure que fon fommeil diminue, fes fens s’occupent continuellement fur quelqne chofe de nouveau.
Quoique l’accroiffement qu’il prend ne
foit pas comparable à celui qu’il a pris
les deux premieres années de fa vie,
il eft encore prodigieux, fi on le compare à celles qui fuivront, notre corps
eft alors dans le cas de la nutrition,
Non ad robur folùm , fed ad incrementum,

Les enfans en général, font voraces ;
ils mangent à proportion de leurs corps,
plus que les hommes formés, & le font
plus fouvent, fans aucune efpece d’incommodité.

Hippocrate en avoit conclu que la
chaleur innée étoit plus grande chez les

enfans, que dans tout autre âge, qu'elle confumoit la nourriture avec plus de force; & il vouloit que l'on eût l'attention de leur donner plus de nourriture, quand ils étoient malades (*a*). Cette grandeur de la chaleur innée ne les empêchoit cependant pas d'être regardés comme phlegmatiques (*b*). Pour concilier cette contradiction apparente, il fuffit de fe rappeller que ces quantités de chaleur & de force font toujours en proportion avec le volume du corps & l'état des vaiffeaux.

Le fang des enfans parcourt un cercle étroit; les vaiffeaux font mols & flexibles, cedent aifément à l'impulfion du fang; & toute la maffe dans un tems donné, eft plus fouvent offerte aux poumons & aux vaiffeaux capillaires. La ftructure des fibres fenfibles, frêle & délicate, leur donne une action tonique d'autant plus vive, qu'elle eft partagée à moins d'efpace. Toutes ces caufes jointes enfemble, rendent les fucs digeftifs, & les forces de l'eftomac, à proportion plus grandes chez eux que

_____

(a) *Sect. 1. Aph. 14.*
(b) *Hippocrat. de victûs ratione, lib. 2.*

chez les adultes. La flexibilité & le nombre des vaiffeaux, la réaction moins forte, les rendent phlegmatiques & pituiteux, fi on les compare aux autres âges de l'humanité. Cependant la chaleur qu'ils engendrent, fait que leurs fucs lymphatiques fe déterminent aifément à l'acrimonie ; mais cette acrimonie eft d'une nature particuliere. Leur urine eft plus trouble, plus moufſeufe, moins condenſée, cependant elle s'altere plus promptement, & jette une odeur finguliere & très-fœtide ; les enfans font plus fujets à toutes les âcretés de la lymphe qui fe portent à la peau, & leur corps imbibé de pituite, developpe de tous côtés, même dans la meilleure digeſtion, un acide qui ne fe retrouve pas dans les adultes, & qui pénetre jufqu'à leurs fueurs.

Une pareille conftitution indique la néceffité de fe nourrir plus fouvent ; mais on doit faire ufage d'alimens légers, aifés à digérer & à s'affimiler. Sans ces précautions, des organes qui font bien leurs fonctions, mais qui font fort délicats & fort foibles, fe trouveroient furchargés, & la fuite en feroit la demiaffimilation, la production des glaires, les maladies, les gonflemens du méſen-

tere & de toutes les glandes lymphatiques : gonflemens que nous voyons ar-
river tous les jours chez les enfans qu'on
abandonne à leurs fantaisies , soit par
misere, soit par tendresse mal entendue.

Quoique les enfans croissent beaucoup,
la régle d'Hippocrate pour la proportion des alimens à l'exercice, jouit pourtant ici pleinement de ses droits ; la
somme des excrémens sensibles, & de
la transpiration , doit ramener , après
l'usage des alimens , leur corps au même
poids ; l'application des sucs qui se fait
tous les jours pour l'accroissement, ne
doit pas être sensible pour la balance.

Ce sont donc les mucilages les mieux
cuits & les mieux fermentés qu'on doit
leur donner ; leur pain sera bien levé &
léger ; on doit leur faire manger peu de
viande , & il faut choisir celles qui ont
les principes les moins âcres : nulle espece de gibier ne convient aux enfans ;
les œufs , les panades , les légumes légers , les fruits doux sont leurs alimens ,
& l'assaisonnement qui convient le mieux
à la base de leur nourriture. Il faut que
ces alimens soient détrempés , humectans ; qu'ils portent avec eux leur boisson, & qu'on ne soit pas obligé de noyer
l'estomac des enfans , avec une quantité
d'eau

d'eau énorme qui ne fait que relâcher les fibres.

Il ne doit entrer dans leur régime ordinaire, ni thé qui énerve les fibres comme boiſſon tiéde, ni caffé qui, comme huileux & contenant une huile brûlée, les anime mal-à-propos, & qui doit être regardé comme un remede, & non pas comme un aliment; le chocolat qui agit comme une ſubſtance mucilagineuſe & huileuſe, inviſquante & fort épaiſſe, ou comme un aromatique développé, ne doit point avoir lieu ici.

Leur boiſſon doit être l'eau ſimple, ſuivant le conſeil de M. Harris (a). Cet Auteur a remarqué avec raiſon, que les liqueurs fermentées ſervent de levain pour tourner à l'aigre les matieres contenues dans l'eſtomac des enfans, & il voudroit que l'on leur en interdît l'uſage, juſqu'à l'âge de puberté. Je ſouſcris à cet avis d'autant plus volontiers, que les uns ſont ou aigrelets & oligophores, & alors ils ont le danger de fermenter dans l'eſto-mac; ou ils ſont forts & vigoureux, & alors ils donnent aux fibres un ton dont elles n'ont pas beſoin, & qui pervertit l'ordre de la nature.

––––––––––––––––––––

(a) *De morb. infantum acutis.*

II. Part.   I

Doit-on varier les alimens chez les enfans ? Doit-on s'en tenir exactement aux
mêmes ? C'est la derniere question qu'on
peut proposer sur le régime de cet âge,
& sur laquelle je ne crains pas de ré-
pondre que la variété est de beaucoup
préférable à l'uniformité.

L'enfant accoutumé à une nourriture
uniforme, quelque salutaire qu'elle soit,
a nécessairement l'estomac apprivoisé
à son impression. Les organes sont paresseux à digérer, parce qu'ils ne sont
pas aiguillonnés par une sensation vive
& insolite, la bile doit se séparer en
moindre quantité. Tout languit, & tous
les maux de l'inaction peuvent à peine
être corrigés par l'exercice.

D'ailleurs ce genre de vie impratica-
ble, si ce n'est dans les premieres années,
affoiblit le ton des fibres de l'estomac,
& le rend incapable de la moindre espece de changement. La variété au contraire dans les choses saines, l'anime à la
digestion, lui donne le plaisir du cha-
touillement & éveille l'appétit. Cette
différence dans les principes des liqueurs
admises dans la masse du sang, ne permet pas aux mauvaises qualités de s'y
introduire, d'y prendre racine, & de
plus, fait acquérir l'habitude de pou-

voir fe nourrir impunément de ce que la nature nous offre. Le confeil de Celfe, tant de fois répété dans cet Ouvrage, a donc auffi fon application à l'enfance.

L'homme par l'obfervation de ces préceptes, que la nature femble lui avoir dictés, & que la raifon doit faire exécuter, croît & augmente tous les jours. Ses fibres deviennent plus fortes, plus folides, ont plus de réaction. Les liqueurs gagnent auffi plus de confiftance ; de pituiteux, l'homme devient fanguin vers l'âge de puberté. De ce fang qui a enfin acquis toutes fes qualités effentielles, & qui fe trouve formé comme il doit l'être pour les befoins futurs de l'humanité, coulent les liqueurs les plus précieufes. La femence, les efprits, l'odeur même affectée à chaque fexe, qui n'exiftoit pas dans l'enfance, & une infinité de parties plus fubtiles encore qui donnent de la force aux défirs, de la vigueur aux nerfs, qui font l'inftrument par lequel les paffions fe développent. La puberté eft le tems où les corps des deux fexes commencent à différer entr'eux ; les vifceres glanduleux femblent y acquérir une action qu'ils n'avoient pas, les mufcles chez les mâles y deviennent finguliérement forts.

M. Ruffel, Médecin Anglois, a développé avec la plus grande fagacité, les différences énormes que la puberté développe entre les corps des animaux qui jouiffent de toutes leurs propriétés, & ceux qu'on a mutilés. Mais par rapport aux digeftions & à la nourriture, la feule diftinction que nous ayons à faire; c'eft que l'on doit être beaucoup plus réfervé fur l'ufage des aromates, des alimens de haut goût, des fpiritueux pour les hommes ordinaires, que pour les Eunuques qui tendent toujours au relâchement, & chez lefquels la graiffe eft toujours prête à s'épancher; la puberté des femmes fait des effets moins violens, elle augmente l'action des nerfs & des vifceres glanduleux; mais elle eft fi fouvent précédée de langueur, d'atonie, toujours occafionnée par une enfance oifive & contrainte, qu'ordinairement dans les Villes, & chez les gens opulens, les Médecins font obligés d'aider fon apparition par des remedes, & par des alimens toniques.

C'eft à cet âge, dans l'un & l'autre des fexes, que l'action tonique augmente confidérablement la tenfion des fibres, & diminue leur foupleffe. Les vaiffeaux y prennent le plus de difpofition à fe tendre, & à fe rompre s'ils ne font pas forts. Le fang plus brillant & plus denfe, donne auffi occafion à plus de miafmes & de parties étrangeres de fe développer. Son activité eft plus grande ; les levains étrangers, qui féjournent dans quelques parties du corps, cédent à fon impulfion, & font éclorre leurs effets. Quand une fois l'homme a paffé cette premiere jeuneffe, il peut jouir de tous fes biens avec plus de fécurité ; cet âge eft l'âge des précautions. Chez la plûpart des jeunes gens exercés, il faut s'attacher au régime des tempéramens fanguins. Chez les filles au contraire, ce font les toniques & les aromatiques qu'il faut employer, avec la précaution cependant d'éviter tout danger de rupture, fur-tout vers les vaiffeaux du poumon, les plus foibles & les plus fatigués dans les filles qui ont les pâles couleurs.

Lorfque l'homme eft parfait, qu'il n'a plus à augmenter le volume de fon corps, fon feul objet doit être de conferver les biens qui lui font acquis. Les accidens qui peuvent lui furvenir, font l'objet des différens Chapitres de cet Ouvrage, avec les régles générales qui lui appartiennent comme à tous les hommes ; il

I iij

n'a qu'à suivre celles du climat qu'il habite, de son tempérament, de l'état qu'il a embrassé. Portons nos vues sur la vieillesse respectable, qui, après avoir consumé ses forces pour le bonheur général, implore de nouveau les secours des hommes. Tâchons de lui faire passer des jours sereins, adoucissons-lui les incommodités nécessaires de son âge.

Cet état brillant de l'homme, dans lequel, après avoir acquis toutes ses forces, il les conserve sans rien perdre, est en lui-même un point indivisible, qui, si-tôt qu'il a existé, n'existe plus. Hippocrate l'a prononcé (a) ; si-tôt que notre corps est parvenu à son point de perfection, il marche nécessairement à la décadence. La source des richesses du corps, est aussi la source de ses pertes.

La circulation, l'action du cœur, la réaction des arteres, après avoir développé & fortifié les fibres, les endurcit, les rend moins souples, en continuant le même méchanisme, en leur appliquant toujours des sucs nutritifs. Les parties molles, par la raison qui les a affermies, se durcissent, deviennent moins propres à l'action. Quoique plus foiblement, le

____

(a) *Sect. 1. Aph. 2.*

même méchanisme continue jusqu'à ce que la circulation devienne impossible, & que la mort succede nécessairement à l'exercice de la vie.

Deux choses font donc le point de vue de la vieillesse ; en premier lieu , la rigidité & la dureté dans les solides, qui produisent un desséchement & une immobilité dans les fibres & dans les vaisseaux ; en second lieu , le peu de coction des principes des liqueurs, qui les rapproche de l'état des enfans & des femmes, mais avec des différences bien remarquables.

La vieillesse est seche & froide, suivant les Anciens ; elle approche beaucoup de la mélancolie, aussi lui en donnet-on le tempérament; il y a fecheresse dans les solides , il y a froideur, ou *glutinosum iners* dans les liqueurs.

Cependant comme il importe beaucoup pour les régles du régime de la vieillesse, d'avoir une connoissance exacte de ses humeurs, il est bon de nous arrêter un peu sur le *glutineux*, qui appartient à cet âge, & qui lui est propre. L'eau ne peut pas abbreuver les fibres & se glisser dans leurs intervalles comme dans la jeunesse ; le corps n'a point un aspect humide, il est sec & décharné.

Mais tout ce qu'il y a de plus humide dans le corps fe porte aux couloirs naturels, s'y épanche, & fort hors du corps. Leurs crachats font d'une abondance & d'une grofliéreté qu'on ne retrouve point ailleurs. Leurs urines font copieufes, mais toujours crues. Les glaires prédominent chez eux, mais les glaires fortent. La maffe du fang refte donc poiffeufe, fans avoir la denfité de l'âge meur; au contraire les principes grofliers fe trouvent réunis enfemble dans la vieilleffe, comme dans ces mucilages que Galien appelle *craffarum partium*, ou des parties peu élaborées font jointes enfemble; c'eft le πἀχυμέρη: oppofé au λεπτυσμὸς, mais bien différent de l'ατρἰον ou du *denfe* (a). Il faut que les liqueurs quelles qu'elles foient, fe renouvellent; les alimens leur font donc néceffaires. La nutrition des fluides eft toujours indifpenfable; cependant fuivant la définition que Galien nous donne des glaires, les vieillards font toujours pleins d'un aliment à demi-cuit, & l'on re

---

(a) *Vid. Galen. de facult. medicam. paffim; & Gorris definition. medic. ad verba citata.*

connoît aifément la vérité de l'axiome d'Hippocrate : *Quædam aluntur tantùm ad robur uti fenes.*

Ce peu de théorie fait aifément comprendre pourquoi (*a*) Hippocrate a dit que les vieillards fupportent aifément le jeûne. Pourquoi il dit que (*b*) les catharres chez eux ne reçoivent aucune coction. Pourquoi enfin il prononce (*c*) que cet âge eft fujet à beaucoup moins de maladies vives que les autres.

Au furplus on doit diftinguer plufieurs périodes dans la vieilleffe. Une vieilleffe fraîche & commençante ne doit pas être conduite comme une vieilleffe décrépite ; il y a outre cela deux objets de défirs, quand on eft parvenu à cet âge. L'un eft la falubrité de la vie, l'autre eft de prolonger fa durée ; frêle efpérance que tous les hommes fe permettent.

Le commencement de la vieilleffe nous indique de travailler à retarder fes progrès, en entretenant la foupleffe des fibres, fans diminuer l'activité des vif-

---

(*a*) *Aph. feɛ. 1.*
(*b*) *Ibid, feɛ. 2.*
(*c*) *De victûs ratione, lib. 1.*

ceres. On doit commencer par bannir
du régime toutes les fubftances qui font
capables d'endurcir les folides, & de
produire une rigidité anticipée. Les liqueurs fortes, les aromates qui, en augmentant l'action des folides, fouettent
les liqueurs, donnent une nouvelle intenfité à leur action. Les exercices violens, les paffions vives, doivent en être
exclues par les mêmes raifons. A leur
place, peu d'alimens, puifque leur trop
grande quantité eft nuifible ; mais des
alimens délayans, pris à de grands intervalles, & en petite quantité fuffifent :
ces alimens ne doivent point être glutineux. On ne doit faire ufage que de
pain bien fermenté, bien cuit ; les viandes légeres doivent être feules d'ufage :
on doit rejetter les pâtifferies & les
préparations où la farine eft mal cuite
& mal fermentée. Le vin (*a*), que
les vieillards regardent ordinairement
comme un remede qui appartient à leur
âge, & qu'ils appellent leur lait, a été
capable de précipiter la vieilleffe avant
le terme qui lui étoit prefcrit. L'obfervation journaliere des yvrognes le démontre. Cette liqueur n'eft donc point

____

(a) *Vid. Galen. de fanitate tuendâ, lib. 5.*

un contre-poifon pour la vieilleffe ; la
fauffe force qu'elle donne, eft un fecours d'un moment qu'on achete par
la rigidité qu'elle augmente. Le vin, &
fur-tout fon efprit, ont la propriété de
coaguler le fang, la lymphe & les humeurs du corps humain. Freind, Boerhaave, tous les Médecins Chymiftes
en conviennent. Les fquirrhes du foie,
des glandes, de l'eftomac, du gofier ;
les indurations du pylore, font des obfervations familieres dans les cadavres
de ceux qui ont abufé des liqueurs fpiritueufes. Comment donc peut-on les
propofer à la vieilleffe, où tout tend à
cette induration offeufe ou calleufe ? Au
contraire, les vieillards bien confeillés
doivent tremper leur vin, doivent en
faire ufage de très-légers ; & après tout
l'eau pure convient à tous les âges de
l'homme, & n'eft exclue pour aucun.
Les fruits favonneux de l'été peuvent
jufqu'à un certain point empêcher la vifcofité de leurs humeurs ; mais pour que
leur ufage foit falutaire, il faut confulter
les forces de l'eftomac. Galien (a) con-
feilloit le miel aux vieillards, à l'exem-

____

(a) De fanitate tuendâ, lib. 5.

ple du Médecin Antiochus qui en faifoit ufage, ayant foin dans tous fes repas de choifir pour alimens des légumes
légers que leur qualité favonneufe rendoit propres à tenir le ventre libre. Ce
confeil eft fondé dans la nature même;
mais le miel & les favonneux fucrés,
n'ont pas affez de vertu pour corriger
la glutinofité & la ténacité des alimens
farineux, comme cet Auteur paroît le
faire entendre. Nous fommes bien davantage de fon avis, lorfqu'il confeille
aux vieillards de fe faire fécher & conferver pour l'hiver des fruits de l'été,
afin de faire toujours couler dans leurs
liqueurs un fuc capable de prévenir &
de combattre la vifcofité.

Les exercices des vieillards doivent
être doux & modérés : ils ne doivent
ni fatiguer leurs folides, ni fouetter trop
leur fang ; mais les promenades à pied,
telles qu'elles conviennent à des gens
graves, mais les jeux & les exercices
modérés, mais les plaifirs de la campagne, & fur-tout ceux de l'agriculture
qui conviennent à la prudence des vieillards, qui environnent leurs corps des
parties fubtiles des plantes, & qui leur
font refpirer un air pur & falutaire, doivent occuper la plus grande partie de

leur vie (*a*). Les bains qui étoient ſi fort en uſage chez les Grecs & les Romains, ſont un remede pour les vieillards.

Les Anciens, dès les premiers âges, comme on le voit par l'exemple de Neſtor dans Homere, ont porté l'exactitude du régime à un point auquel nous ne parviendrons jamais. Ce héros, le plus vieux des Grecs, ſe baigne ; il prend après ſon bain ſa nourriture, & ſe livre enſuite au ſommeil. La ſoupleſſe des fibres néceſſaires pour l'une & pour l'autre digeſtion, eſt procurée dans cet exemple, d'abord par le bain, puis par le ſommeil (*a*). La doctrine d'Hippocrate eſt conforme à celle d'Homere, & toutes les deux reçoivent un nouveau jour de la théorie des Modernes (*b*).

La vieilleſſe décrépite eſt plutôt une eſpece de maladie qui mene à une mort inévitable, qu'un état qu'on puiſſe appeller ſanté : courbé vers la terre, incapable d'aucune action, privé de l'exercice libre de ſes ſens, ayant la digeſ-

____

(a) *Vid Galen. de ſanitate tuendâ, lib. 5.*
(b) *Victûs ratio quæ refrigeret & humectet, labores minimè calefacientes, nec colliquantes. De victûs ratione, lib. 1.*

tion foible , les solides racornis , les
fluides visqueux & coulans à peine , un
vieillard dans cet état n'ose plus de-
mander qu'on lui prolonge la vie ; cependant si on ne veut pas abbréger ses
jours , il faut toujours un régime humectant. Ces vieillards sont fanés par
la sécheresse , pour me servir de la com-
paraison que Galien (*a*) emprunte des
plantes : la réparation que produit le peu
de nourriture qu'ils peuvent prendre à
la fois , est pour eux un cordial qui les
ranime ; mais si on leur en laisse trop
prendre , elle opprime cette même force,
& les tue quelquefois , lorsqu'on s'y at-
tend le moins. Laver les humeurs , en
ôter les sels trop âcres , ranimer un peu
les solides , voilà les effets qu'on peut
attendre de la nourriture chez ces vieillards. Ce qui nourrit aisément & en peu
de volume , doit faire leur nourriture.
Les panades , les soupes , le chocolat ,
doivent en être la base. Cette derniere
liqueur est d'une grande ressource pour
eux , quand elle est suffisamment aroma-
tisée ; elle contient un mucilage en émulsion qui n'est point visqueux , peut-être
un peu trop huileux , mais que les aro-

(*a*) *De sanitate tuendâ , lib.* 10.

mates corrigent aifément : après ces légers repas un peu de repos, après le
repos un peu d'exercice dans un air plutôt humide que fec. L'on fent aifément
la théorie & les raifons de la conduite
que nous propofons après la nourriture ;
lé repos & le fommeil léger ouvrent tous
les conduits, permettent aux parties préparées pour la nutrition d'entrer dans le
fang : quand elles y font, l'exercice aide
leur affimilation. Leur boiffon doit être
un vin léger qui contienne peu d'efprits :
s'il étoit légérement aromatique, je le
préférerois (a) ; mais ils doivent éviter
les vins aufteres, forts, rouges & aftringens.

A mefure que le fardeau augmente,
on doit diminuer la quantité des alimens
& augmenter le nombre des repas. Les
vieillards s'endorment enfin, malgré tous
nos foins, & une mort paifible finit une
vie miférable, plus à charge encore à
eux-mêmes, qu'elle ne l'eft aux autres.

C'eft au régime de ces âges que l'on
doit rapporter l'objet des recherches de
plufieurs Sçavans, la méthode de prolonger la vie de l'homme. On peut en-

----

(a) *Vid.* Galen. *de fanitate tuendâ, lib.* 4.

trer dans cette recherche par deux motifs. L'un eſt l'orgueil d'un homme qui ſe
croit au-deſſus des loix de la nature,
& qui veut chercher à les enfreindre.
L'autre eſt ſimplement un motif digne
d'un Phyſicien, qui veut ſçavoir juſqu'à
quel point on peut retarder la vieilleſſe &
prolonger les jours que le Créateur veut
bien que nous paſſions ſur la terre. On
ne peut reprocher qu'un orgueil inſup-
portable aux prétendus Adeptes, qui
comptoient vivre trois cens ans, s'ils le
diſoient de bonne foi ; & leur mort pré-
cipitée a couvert cet orgueil de ridicule.

L'élixir des propriétés, par lequel Pa-
raſelve, au milieu de la mal-propreté &
des excès, ſe promettoit les années de
Mathuſalem, ne l'a pas empêché de
mourir à quarante-ſept ans : malgré tous
les êtres premiers que les autres Adeptes
ſçavoient tirer des métaux, à peine en
peut-on compter un qui ſoit parvenu à
une vieilleſſe extrême.

Il eſt aſſez inutile de réfuter ces pré-
tentions frivoles ; mais il n'eſt pas hors
de propos de remarquer que preſque
tous ces prétendus moyens d'allonger
le cours de la vie, ſont au contraire
propres à l'abbréger. Toutes ces préparations ſont des teintures métalliques,

très-échauffantes, qui augmentent l'action des folides, & qui, par un ufage habituel, procurent la rigidité. Souvent même l'efprit de vin qui en fait la bafe, crifpe & coagule les humeurs, & concourt auffi à accélérer la vieilleffe.

Si quelque chofe peut prolonger la vie des hommes, ce qui devient prefque impoffible par les accidens inévitables dont l'humanité eft affiégée de tous côtés, c'eft la méthode que nous allons propofer, & dans laquelle nous avons pour guide le grand Chancelier Bacon (a), & M. Boerhaave (b).

Pour prolonger la vie autant qu'elle peut l'être, il faut tâcher d'entretenir la foupleffe des fibres autant qu'il eft poffible. Si les fibres font fouples, elles feront abbreuvées d'humidité : les vaiffeaux auront une action modérée, & les qualités effentielles des liqueurs qui en dépendent, auront de même leur perfection ; par conféquent il faut éviter tout ce qui peut produire de grandes alternatives de tenfion dans les fibres, de grands mouvemens dans les humeurs ;

(a) *Hiftoria vitæ & mortis.*
(b) *Inftit. medicin. n.* 1053.

& pour le faire avec fruit , il faut commencer dès la premiere jeuneffe. En général , la fanté eft une des chofes les plus néceffaires à conferver à quiconque veut jouir d'une vie longue ; les maladies qui font accompagnées de fiévre , par le mouvement qu'elles occafionnent dans les fluides & dans les folides, font faire plufieurs pas en avant vers la rigidité. Cependant on ne peut pas nier qu'il n'y ait des maladies qui, fuivant M. Boerhaave , difpofent le corps à la longévité. Ce grand homme l'a prononcé des fiévres intermittentes. Le mouvement accéléré que ces fiévres procurent , ceffe promptement , & fait place au repos. Elles fervent par les alternatives de crifpation & de relâchement qu'elles occafionnent, à fondre & à réfoudre les obftacles qui peuvent naître dans les glandes ; elles délivrent le corps des maux , que leur guérifon imprudente y laiffe au contraire. Mais après tout , fuivant les idées de M. Boerhaave (a), ces fiévres ne difpofent à la longévité, qu'en enlevant des obftacles, qui, s'ils n'exiftent pas, n'étoient pas en état de nuire. Il faut donc commencer de bonne

____

(a) *Aph. n. 457.*

heure à penfer à fon corps, & obferver exactement la proportion qui doit exifter entre la fomme des excrémens & celle des alimens. Les grands travaux font interdits, puifqu'ils produifent dans les jeunes gens même la rigidité.

Les travaux de l'efprit defféchent. & endurciffent encore plus ceux du corps (a), fur-tout quand ils font joints aux vieilles & aux fortes méditations, il faut donc les écarter. Des exercices légers, un repos proportionné à l'exercice, une diéte légere, humectante, font les fecours que l'on doit employer de bonne heure, quand on veut parvenir à un grand âge. Il faut, en un mot, diminuer l'intenfité de la vie, quand on veut en prolonger la durée.

Dans les chofes qui nous environnent, il faut choifir celles qui peuvent le moins produire de féchereffe & de denfité, & qui par conféquent s'oppofent toujours à la callofité & à l'induration. Ces précautions font moins néceffaires jufqu'à l'âge de cinquante ans ; mais elles le deviennent extrêmement, lorfque la callofité & la rigidité des vaiffeaux commencent à fe former.

____

(a) Celf. lib. 1. cap. 2.

C'eſt alors qu'en conſervant le plus
qu'il eſt poſſible la ſanté, il faut commencer à faire uſage d'un régime humectant
& rafraîchiſſant ; il faut éviter les chaleurs âcres & ſeches de l'atmoſphere, i
qui, diſſipant beaucoup par la tranſpiration inſenſible, laiſſent les fibres ſeches,
qui même, ſuivant la théorie de M. Boerhaave & du Chancelier Bacon, diſſipent les eſprits animaux, qu'il importe-
roit au contraire de répercuter & de
laiſſer ſéjourner dans la machine. Il eſt
certain que quoique les ſuppreſſions ſubites de tranſpiration produiſent des
ſymptomes violens, une habitude de
moins tranſpirer conſerve le corps plus
frais & plus humecté.

On remarque que, toutes choſes étant
égales, on trouve beaucoup plus de vieillards dans les Pays froids que dans les
Pays chauds. La vieilleſſe y étoit, dit-on,
beaucoup plus commune, avant que nous
y tranſportaſſions nos liqueurs & nos eſprits fermentés, remedes pernicieux
contre les rigueurs des ſaiſons. Après
les Pays foids, les lieux ombragés de
beaucoup de forêts, où une tranſpiration
abondante des plantes entretient toujours une atmoſphere humide autour des
corps humains, ſont les lieux favorables

à la longueur de la vie. Les Prés arrofés de ruiffeaux ont le même privilége ; les maladies & la mort appartiennent aux lieux arides, fablonneux, peu fertiles.

C'eft fans doute pour cette raifon que M. Boerhaave met au rang des exercices falutaires, ceux de l'agriculture. On doit en convenir, pourvu qu'on entende par ces travaux, non pas ceux auxquels font condamnés les malheureux qui font courbés fous le poids des fardeaux, & qui fupportent tout le faix du jour, mais ceux que nous préfente le Laboureur dépeint par Virgile, donnant des ordres au milieu de la campagne, & faifant devant lui couper fes moiffons ou fouler fa vendange ; tantôt voyant traire fes troupeaux, tantôt occupé à compter fes géniffes. Cette belle fimplicité de la vie champêtre, éloignée du luxe des Villes, du défir infatiable d'amaffer, & de l'ambition, fource intariffable de chagrins & de remords, mérite bien d'être chantée par les Poëtes ; s'il eft impoffible de la retrouver aujourd'hui, du moins leurs Vers font d'aimables leçons qui nous apprennent à la regretter : du moins tout nous invite dans ces belles Poëfies, à la médiocrité & à la fobriété qu'on peut trouver plutôt dans les champs, que par-tout ailleurs.

La vie oisive & contemplative des
Moines qui tient l'esprit dans la médiocrité des désirs, & qui fait naître dans
l'ame l'état le plus doux qu'on y puisse
imaginer, l'espérance, sans la fatiguer
par des craintes & par des passions, est
un acheminement à la longueur de la
vie chez les Anachoretes ; joignez-y la
nourriture réglée & peu assaisonnée dont
ils font usage, la boisson simple à laquelle ils s'en tiennent, on verra aisément pourquoi nos Cloîtres sont remplis
de vieillards respectables. Le Chancelier Bacon atttribuoit la longueur de
l'âge des Moines, & la vieillesse si généralement répandue dans tous les Ordres sacrés, à la pratique des austérités
qui endurcissent le corps ; mais quoique
beaucoup d'Ordres soient austeres, on
mange communément assez, dans quelque Institut que ce soit, pour soutenir les
travaux du corps ou de l'esprit, qui, sans
être pénibles, sont cependant suffisans
pour occuper. L'austérité tombe plus sur
le peu de choix & de délicatesse, que
sur la quantité des alimens : d'ailleurs
l'endurcissement que produiroit le jeûne,
seroit plutôt contraire à la longueur de
la vie, qu'il ne pourroit lui être utile.
Nous ne périssons point par corruption,

nous ne nous conservons point par desséchement ; & garantir un corps mort de
la pourriture, ou un corps vivant de la
rigidité, sont deux choses tout opposées.

Les relâchans, à l'intérieur & à l'extérieur, peuvent suppléer en quelque
façon à tous les avantages du climat,
du régime de vie. L'usage où étoient
les Anciens de se baigner, après le bain,
de retenir les esprits animaux qui seroient portés à s'évaporer par le relâchement que procure l'action de l'eau,
en se frottant d'huile & en se couvrant
de poudre, étoit une méthode salutaire,
qui tendoit à produire la souplesse dans
les vaisseaux, & à retarder la vieillesse.
Ces précautions avoient été introduites
par les habitans des Villes, dans des
climats plus chauds que le nôtre ; elles
n'entroient point dans les mœurs grossieres des Gaulois & des Germains, qui,
dans un air plus tempéré, habitoient des
Pays couverts de forêts. Au surplus, tant
que les passions, les chagrins environ-
neront de tous côtés les hommes, il est
inutile de songer à leur prolonger la vie
au-delà de ses bornes naturelles. Ces
préceptes de précaution sont écrits pour
les Médecins, mais il seroit dangereux
que les Particuliers s'appliquassent trop à

cette étude hazardeuse. Il est plus avan-
tageux pour eux de s'étudier à être bons
Citoyens, que de mériter le reproche
que faisoit Platon à Hérodicus & aux
sectateurs de la Gymnastique, Qu'ils
oublioient la République & les plus
essentiels des devoirs, pour prolonger
une vie inutile, & pour jouir d'une
santé qui, n'étant d'aucun usage pour
l'Etat, lui étoit à charge, & d'un
exemple pernicieux.

Portons donc nos soins sur la santé
des hommes utiles, & sur la vie agitée. Elle l'est ou par les occupations
qu'on s'est faites à soi-même, ou par les
passions qui la troublent & qui la bou-
leversent.

Les hommes qui méritent le plus
notre attention, sont les gens utiles à
la Patrie, qui ne vivent pas pour eux-
mêmes, & qui sacrifient leurs jours à
l'utilité de leurs Concitoyens. Quelles que
soient leurs occupations, on peut en
général les diviser & les ranger en deux
classes ; les uns sont les bras de l'Etat,
font un exercice violent ; les autres plus
sédentaires, lui prêtent un ministère plus
tranquille. Cette classe contient une sub-
division toute naturel'e de ceux qui, sans
fatiguer leur esprit, sont occupés à des
métiers

métiers fédentaires, & de ceux dont tout l'art confifte dans la réflexion, la méditation, & le travail d'efprit.

Les hommes qui font livrés par leur état à des exercices violens, doivent perdre plus d'humeurs utiles, que le refte des hommes ; il leur eft permis par conféquent de réparer davantage. L'action des vaiffeaux eft plus forte, le cœur élance les liqueurs avec plus de rapidité, la vie eft dans fon plus haut dégré d'intenfité, il eft donc à fouhaiter que les matieres que l'on leur donne à brifer leur préfentent plus d'obftacles, & s'alterent moins vîte. Cette nourriture leur évitera les inconvéniens d'une réparation trop fréquente, ou d'une voracité infupportable, qui les rendroit moins propres aux ufages auxquels ils font deftinés. Leurs organes ont une force exceffive. Cette efpece d'hommes digere des fubftances, dont peu d'autres pourroient faire ufage. C'eft ainfi que le pain de feigle le moins fermenté, & les légumes, fervent de nourriture aux foldats & aux laboureurs. L'orge, & le miel dont Galien fut fi fort incommodé, étoit la nourriture ordinaire des payfans. Les Négres qui font efclaves en Amérique, mangent le riz, le mays, le millet, fans

aucune autre préparation que le broyement, qui leur ôte la peine de le mâ-
cher. Les mucilages les plus forts & les
plus condensés, qui se divisent le moins
aisément, font la base de leur nourriture & doivent la faire ; il en résulte
plusieurs avantages. Le ventricule & les
intestins plus long-tems pleins, forment
pour le diaphragme un point d'appui
qu'il n'a plus, quand l'estomac est vuide
& languissant ; ce qui fait qu'on ne peut
pas aisément travailler aux ouvrages de
force, quand on est à jeun. La digestion
de ces alimens plus longue, occupe
plus long-tems la bile, elle en devient
moins âcre. Le chyle passe dans le
sang dans des intervalles plus longs ;
il répare ainsi petit à petit les pertes
continuelles de la machine. Ses principes plus éloignés de l'état ordinaire des
animaux, tiennent plus long-tems contre les efforts redoublés de la circulation, & fournissent des principes utiles, dans le tems que d'autres alimens
seroient déja depuis long-tems devenus
excrémens.

Les alimens légers n'assouviroient pas
la faim qu'excite chez eux une humeur
plus âcre & plus atténuée, qu'elle ne
l'est chez les autres hommes. Il y au-

roit de la cruauté à exiger des gens qui font occupés à un travail forcé & continuel, des jeûnes, ou une abftinence des chofes qu'on appelle *mal-faines*, uniquement parce qu'elles font lourdes, & prefqu'impoffibles à digérer à d'autres eftomacs : ce feroit précifément la même chofe, fi l'on vouloit faire fermenter l'avoine pour la donner aux chevaux. La foibleffe humaine a été la fource des préparations diverfes que l'on a inventées, & que l'on fait fouffrir aux farineux (*a*). Les fruits & les herbes potageres ne font pour les gens forts & robuftes, que des affaifonnemens falutaires.

Il ne faut cependant pas croire que les forces de ces hommes leur permettent de manger indifféremment toutes fortes de nourritures : on peut dire en général qu'ils fentent moins les excès ; que les inconvéniens qui font femés fur les pas des autres hommes, exiftent moins pour eux : mais l'habitude de manger conftamment du gibier & des chofes putrides, eft pour leurs forces même une habitude deftructive. Ces principes atténués ne les nourriffent pas ; ils leur ôtent même leurs véritables

____

(a) *Hipp. de prifcâ Medicinâ.*

forces; l'eftomac a cet empire fur les nerfs, que lorfqu'il contient quelque chofe de putride, il agit fur tout le genre nerveux, l'affoupit, l'appefantit, jufqu'à ce que toutes les parties putrides, devenues promptement excrémenteufes par leurs excès, foient forties du corps.

Cette efpece de fatigue du corps ne doit appartenir qu'à l'âge meur & formé; fi telle eft la deftinée d'un enfant, qu'il foit obligé de s'y livrer avant le tems, il doit alors manger, à proportion, davantage qu'un homme adulte qui feroit dans le même cas. Sa nourriture doit être la fource de fon accroiffement. Ses alimens feront choifis plus tendres & moins condenfés, relativement à fa conftitution; mais la quantité doit en être plus grande. Le fommeil fur-tout doit en faciliter la diftribution, & procurer aux fibres d'autant plus de relâchement, qu'elles ont été plus ferrées & plus tendues dans la journée. Les Capitaines qui ont des Soldats jeunes, dont le corps n'a point encore atteint fa jufte proportion, s'ils veulent que leur taille augmente & fe façonne bien, doivent avoir foin de ne les point trop fatiguer; il ne faut pas les laiffer oififs, mais leur

permettre plus de repos qu'aux gens formés, fur-tout ne point les laiffer cour-
ber fous les fardeaux : on en tirera un
jour un profit plus réel, qu'on ne le
feroit par des efforts prématurés, qui
les rendroient incapables d'augmenter
leurs forces.

L'efpece d'hommes auxquels ces préceptes s'appliquent, ignorant les chofes
les plus ordinaires, confultent peu les
régles de la Médecine : c'eft à ceux
qui les conduifent à avoir pour eux de
la prudence. Ils doivent ménager leur
âge, leur tempérament, & ne leur
faire courir que les dangers néceffaires.
Après de longues courfes, & lorfque
les folides font énervés, il ne faut point
leur laiffer fe furcharger l'eftomac. Epuifé
comme toutes les autres parties du corps,
ce vifcere ne peut point alors prêter fon
miniftere à la digeftion. L'accident le
plus ordinaire qui fuit ces repas précipités, eft de revomir ce qu'on a mangé ;
finon les alimens croupiffans fe corrompent, & préparent le corps à la putréfaction, d'ailleurs fi ordinaire dans les
Armées.

C'eft un foin effentiel qui doit les
occuper, que de faire fuccéder des repos longs aux travaux forcés ; fans cette

précaution, la diftenfion des fibres les menera bientôt à la rupture, ou à la foibleffe.

Il faut encore retrancher du volume de la nourriture aux Artifans & aux Soldats, lorfqu'ils ont fouffert des fueurs exceffives : alors on doit donner à la nourriture un caractere & des qualités humectantes & rafraîchiffantes.

Lorfqu'on eft obligé de leur faire changer de climat & d'alimens, on peut les fevrer d'une partie de leurs alimens, pour les y accoutumer petit à petit. Le caractere même de la nourriture, qui eft nouvelle pour l'eftomac, lui tient lieu d'obftacle & de difficulté. Il eft vrai qu'il faut auffi en moins exiger de travaux, car ils font moins nourris. Nos Marchands d'efclaves Négres, & les habitans des Colonies d'Amérique, qui veulent tirer un long profit d'hommes qui leur coûtent cher, ne font pas travailler leurs efclaves auffitôt qu'ils les ont achetés ; ils les préparent au nouveau genre de vie qu'ils leur deftinent, par la diéte, par les bains, ne les forcent pas de travailler, ou ne le font que peu-à-peu. On peut confulter le Pere Labat fur ces précautions.

L'eau eſt la boiſſon naturelle de tous les hommes, cependant elle ne peut pas leur ſuffire ; & ſi on lit l'Hiſtoire générale des Peuples, on verra qu'il n'en eſt preſque point dans tous les âges, qui n'ait cherché à la rendre plus agréable & plus utile. On comprendra la raiſon de la néceſſité qui a forcé l'eſpece humaine à chercher des ſecours hors de la nature, ſi l'on fait réflexion que l'obſervation démontre que dans les chaleurs de l'été, lorſque l'on eſt obligé de faire des travaux forcés, l'eau ne ſuffit pas. A peine ſe mêle-t-elle avec les liqueurs, elle eſt forcée & chaſſée hors du corps, par l'action des muſcles qui augmentent le mouvement du ſang dans les arteres; elle eſt rapidement préſentée à la ſurface du corps, & ſert de véhicule à ce qu'il y a de plus fin & de plus volatil dans les liqueurs. Il faut tâcher de choiſir alors pour boiſſon des liqueurs qui ayent la qualité de reſſerrer un peu les extrémités des vaiſſeaux, qui, ſans condenſer les liqueurs, s'y uniſſent, leur fourniſſent une partie aqueuſe qu'elles leur attachent & qu'elles fixent avec elles. Telles ſont, ſuivant la théorie de Boerhaave, les liqueurs

K iiij

acidules, légérement favonneufes, qui
ont la propriété d'étancher la foif, en
adhérant plus aux parties que l'eau commune, en combattant davantage & la
chaleur, & l'efpece d'acrimonie que la
foif excite dans le pharynx & dans la
bouche.

Les Romains donnoient pour boiffon
à leurs Soldats, dans les longues marches qu'ils leur faifoient faire, & pendant lefquelles ils étoient énormément
chargés, deux tiers d'eau & un tiers de
vinaigre; les citrons, les limons multipliés dans les Pays chauds, s'offrent,
pour ainfi dire, aux voyageurs fur leur
paffage.

Les plantes aigrelettes fe trouvent
dans tous les pays de l'Univers où l'on
peut porter la guerre, & peuvent aifément fuppléer à la petite biere, au
petit cidre, au vin léger & peu fpiritueux, dont nous faifons ufage dans nos
climats plus feptentrionaux.

Une des chofes auxquelles Hippocrate fait la plus grande attention dans
un climat, celle pour laquelle on doit
auffi avoir une très-grande confidération
dans la guerre & dans les voyages,
c'eft la falubrité, ou l'infalubrité des
eaux.

L'eau eſt ſimple par elle-même. C'eſt un élement qui eſt le véhicule de tous les changemens intérieurs qu'éprouvent tous les corps ſublunaires, à l'exception peut-être des métaux. Mais on la trouve ſi rarement ſimple, qu'à peine les efforts de l'art peuvent-ils parvenir à lui donner ſon exacte ſimplicité (*a*). Celle que les hommes emploient pour leur uſage, eſt mêlée d'une infinité de minéraux particuliers, ſoit pierreux, ſoit ſalins, ſoit métalliques; pourvu que ces ſubſtances ne frappent point le goût, ou que leurs effets ne ſoient point évidens, on trouve des gens qui s'en accommodent. La peſanteur ſpécifique, la légéreté des eaux, les croûtes qu'elles laiſſent dans les tuyaux par leſquels elles paſſent, tout cela eſt indifférent à la plûpart des hommes : cependant ces qualités ſont ſi peu indifférentes, qu'Hippocrate leur a attribué, à juſte titre, le privilége d'être la cauſe, ou de la ſanté, ou de pluſieurs maladies (*b*); & il a été ſuivi dans ſes obſervations par plu-

____

(*a*) Voyez *Nieuventyt*, *liv. 2. chap. 4.*
(*b*) *De aëre, loçis & aquis.*

K. v.

fieurs Médecins habiles (*a*) ; mais dans le fujet que nous traitons, ce travail feroit déplacé ; & nous fommes d'autant plus difpenfés d'en parler, que plufieurs autres Médecins l'ont fait avec fuccès (*b*).

Une claffe de Citoyens auffi nécef-faires que ceux dont avons parlé, font ceux qui, ne menant pas une vie plus oifive, font cependant plus fédentaires ; les uns, comme nous l'avons dit, ont l'efprit occupé, les autres exercent des arts plus vils ; & fans prendre d'exer-cice, ils vaquent paifiblement à leur miniftere.

Elevés à ces travaux dès l'enfance, ils n'ont pas la force, ni la vigueur des foldats ou des laboureurs : la partie feule dont ils travaillent eft plus forte, ou les doigts dont ils fe fervent ont plus d'adreffe ; leurs propriétés particulieres confiftent dans ces deux points princi-paux, plus d'adreffe & de force dans les parties qui agiffent dans leur métier,

---

(a) *Claromontius, de aëre, locis & aquis Angliæ.*

Klein, de aëre, aquis & locis Agri Erba-cenfis.

(b) *Vid. Boerhaav, Elementa Chemiæ, tom. 1, de aquâ.*

plus de délicateſſe & de foibleſſe dans les parties qui ſont paſſives, courbées, ou comprimées. La poſture courbée qui leur eſt propre à preſque tous, les vapeurs des métaux qu'ils manient, les particules des corps ſur leſquels ils travaillent, contribuent encore à leur donner des maux particuliers, ou des délicateſſes qui n'appartiennent qu'à eux. On reconnoît ces Artiſans à leur air foible. Leurs jambes ſont ſouvent cagneuſes, leur taille mal proportionnée ; ils affectent dans leur contenance la poſture qui eſt familiere à leurs travaux ; ils ſont ſouvent malades, & ſont ſur-tout fort à plaindre, quand ils ſont obligés d'exercer leur art paiſible dans des climats mal-ſains. Malgré tous les inconvéniens qui ſont attachés à la vie trop exercée, les travaux forcés éloignent du moins les cauſes humorales des maladies. Si ces travaux font approcher la vieilleſſe à pas précipités, du moins la vie exercée donne-t-elle une ſanté actuelle ; ici, au contraire, les forces ſont peu de choſe ; les vaiſſeaux ont peu d'action : les corps étrangers admis dans la maſſe des humeurs, n'en ſont point chaſſés avec force. Ajoutez-y la malpropreté ordinaire à la miſere de ces

fortes d'états, l'on verra aifément pourquoi les maladies épidémiques commencent toujours par cette efpece de peuple.

Quand le repos du Dimanche ne feroit pas un jufte tribut que nous payons
à Dieu qui l'a commandé, l'utilité de
notre corps devroit nous engager à l'obferver ; le repos après les travaux, eft
néceffaire dans l'agriculture, il faut accorder quelque chofe à la foibieffe de
nos organes. Les ouvriers des Villes doivent partager ce jour entre la priere &
l'exercice ; l'une éleve leur efprit, leur
apprend à porter leur penfée fur des
chofes fublimes, & au-deffus de la portée ordinaire de leur imagination, elle
lui donne un aiguillon falutaire & un
motif de réflexions ; l'autre exerce leur
corps, donne un ton à leurs folides, &
à leurs liqueurs une atténuation qui leur
manque.

On remarque entre ces Artifans beaucoup plus de gens gras, qu'entre les
foldats & les laboureurs ; mais on y
trouve moins de denfité & de pefanteur
fpécifique.

On peut fe convaincre de cette vérité, en plongeant dans l'eau un corps
gras, & un corps robufte & denfe de
pareil volume, le corps denfe s'enfon-

cera bien plus vîte que celui qui eſt plus
gras ; la graiſſe, les humeurs, les parties ſolides même, ſont moins denſes
dans l'un que dans l'autre.

C'eſt ſur-tout à cette eſpece d'hommes
que la ſobriété eſt néceſſaire. Leurs alimens doivent être le contraire de ceux
qui conviennent aux premiers ; le ſuc
des viandes, le pain bien cuit & bien
fermenté, peu de mucilages difficiles à
briſer, & ſolides, en tout peu d'alimens,
parce qu'ils font peu de dépenſe. Les
fruits d'été, les ſubſtances ſujettes à
s'aigrir & à fermenter dans l'eſtomac,
doivent être preſque bannies de leur
régime. S'ils peuvent y tenir place comme ſavonneux, ils ſont fort à craindre, ſi
l'eſtomac ne les embraſſe pas bien, alors
la quantité conſidérable d'air qu'ils contiennent, ſe développe, gonfle leur
eſtomac, produit des vents, des coli-
ques & des aigreurs. Si ce viſcere, premier organe de la digeſtion, eſt bon,
il ne peut ſe conſerver que par la ſobriété ; ſi les ſucs & les ſolides n'ont
aucun défaut, il ne faut pas laiſſer les
uns ſe relâcher, les autres croupir, de
peur qu'ils n'en acquierent ; la choſe eſt
plus aiſée aux Artiſans ſédentaires, qu'à
ceux dont l'eſprit travaille. Ceux-là ſont

gais & contens, charment leurs travaux
par des chants, & leur digeſtion dans
les premieres voies peut ſe bien faire.
Auſſi doivent-ils être attentifs à bannir de leur régime tout ce que le plaiſir a inventé de contraire à la modération dont ils doivent compoſer leur vie. Ils
faut qu'ils évitent ſoigneuſement l'yvro-
gnerie, ils peuvent tout au plus faire
uſage d'une quantité médiocre de vin ;
& ce vin, ils doivent le choiſir, ou rouge
& généreux, ou blanc & léger ; le premier doit être trempé d'eau, le ſecond
doit être pris modérément. Ils ne doivent pas non plus multiplier les boiſſons aqueuſes, qui, ſous prétexte de
laver le ſang, affoibliſſent les ſolides,
& n'emportent de ce liquide que les
parties les plus fines, les plus utiles &
les plus atténuées. Ils ne peuvent avoir
d'excuſes légitimes dans l'uſage que pluſieurs d'entr'eux font des liqueurs ardentes ; elles ne ſervent qu'à racornir
leur eſtomac, & à retarder leur digeſtion. Leur eſtomac ne doit point être
expoſé à la fatigue, ainſi il ne doit point
être aiguillonné. Leurs humeurs ſont
diſpoſées à croupir, elles n'ont pas beſoin d'être encore coagulées par un
agent étranger. Les apéritifs, les légers

amers qui divifent les liqueurs qui af-
fermiffent les folides, font prefque les
feuls préfervatifs qu'ils doivent fe per-
metrre contre des maux, dont la fobriété
feule fuffiroit pour les garantir, s'ils
fçavoient l'obferver.

L'ufage des plantes légérement anti-
fcorbutiques, qui donnent un peu d'action aux folides & aux fluides, font
pour eux d'un ufage falutaire.

Les régles que nous prefcrivons à nos
Artifans, font auffi celles qui appartiennent à la plûpart des femmes oifives
de corps & d'efprit, auxquelles les amu-
femens les plus vains fervent d'occupation. Les fibres chez elles font plus
minces encore, & plus irritables que
chez cette efpece d'hommes. Il faut agir
prudemment dans les affaifonnemens
qu'on leur confeille. Toute efpece d'â-
cre développé fait un effet très-violent
fur leur eftomac qui, prefque toujours
dans les femmes de nos pays, eft languiffant, & cependant irritable par la
moindre chofe. Trois caufes concourent
à le rendre miférable, la premiere eft
la fympathie extraordinaire qu'a ce vifcere avec la matrice, en fecond lieu,
l'oifiveté qui régne même dans la plus
belle éducation des femmes ; plufieurs

femmes ont l'efprit fort orné, capable
de s'occuper de grandes chofes ; mais on
n'en trouvera pas une, dans celles qui
vivent avec opulence, qui fçache ce que
c'eft que l'exercice. La matrice fouffre
de cette oifiveté, & a beaucoup de peine
à fe développer ; elle prépare ainfi des
tourmens à l'eftomac, rendu d'ailleurs
foible & délicat, par l'inaction qui nuit
aux digeftions.

La troifieme eft leur habillement
qui, dans nos Pays eft propre à empêcher l'action du bas-ventre, la circulation & la fécrétion des liqueurs dans
cette partie, & à produire dans la poitrine des étouffemens ; mais il eft inutile
de nous arrêter fur cet inconvénient que
nous ne corrigerons pas, puifque de
grands hommes, & qui avoient le droit
de parler, l'ont effayé inutilement (a).

Une femme, quand elle n'a pas fes
régles, doit fe conduire comme un
homme fage, en raifon de fes forces &
de fon exercice ; quand elle les a, il faut
qu'elle mange moins, le fang joue un
rolle dans tous les vifceres abdominaux

(a) Voyez M. Vinflow. Mém. de l'Acad.
ann. 1740.

pendant ce tems , & il eſt rare que l’eſtomac ne donne pas alors des marques
évidentes de ſa ſouffrance.

L’étude & la méditation auxquelles
nous devons ce qui fait l’ornement le
plus brillant de l’humanité , & la diſtinc-
tion la plus réelle des hommes entr’eux ,
a ſouvent , ſelon la remarque de Celſe ,
été auſſi nuiſible au corps , qu’utile à l’eſprit : on pourroit compter un grand nombre de belles ames que cette louable intempérance a précipités vers une mort prématurée , & qui ont mérité de nous des
regrets anticipés. Beaucoup de vrais Phi-
loſophes ont ſacrifié à l’étude les plaiſirs , les honneurs & les richeſſes , & n’en
ont remporté pour fruit que des infirmités.
A Dieu ne plaiſe que le ſoin de la ſanté
nous porte jamais à conſeiller à quelqu’un de s’écarter du ſanctuaire des
Sciences ; mais ſi nous voulons conſerver
un homme de Lettres , & appliqué à
l’étude , il faut beaucoup plus de ſoin
que pour un homme placé dans toute
autre circonſtance.

Dans l’étude & dans la méditation ,
on trouve deux ſortes de vices ; le premier eſt une vie toujours ſédentaire ,
le ſecond eſt l’attention continuelle de
l’eſprit. Nous ſçavons déja ce que nous

devons penſer des effets de la vie ſédentaire ; mais quel eſt l'effet d'un travail d'eſprit, combiné avec cette vie
ſédentaire ?

Le travail d'eſprit, & l'attention profondément fixée ſur un objet, occupe
l'ame, & laiſſe toutes les fonctions du
corps en ſuſpens ; tout eſt interrompu,
ou du moins ſe fait d'une maniere bien
plus languiſſante. Si vous conſidérez l'extérieur d'un homme entiérement appliqué à ſon objet, vous le verrez dans
une eſpece d'extaſe. Il ne voit, n'entend, ne reſpire qu'à peine. Si vous pre-
nez ſon pouls, vous le trouverez égal,
développé, mais lent. Les évacuations
ſe ſuſpendent ; il ne tranſpire, n'urine
point. Les évacuations reparoiſſent, quand
le travail eſt fini. Cette diſtraction des
ſens eſt auſſi la ſuſpenſion des fonctions ;
on oublie la néceſſité de la réparation de
la machine, elle eſt auſſi moins néceſſaire. Tout le mouvement eſt dans l'ame ;
il y en a moins dans le corps. On rapporte que l'Algébriſte Viette fut trois
jours ſans manger, trois nuits de ſuite
ſans dormir, pendant qu'il cherchoit à
reconnoître un chiffre que le Cardinal de
Richelieu vouloit découvrir. On ne peut
comparer l'état produit dans la machine

par le travail & l'application , qu'aux effets du chagrin & de la crainte , dans lefquels l'efprit de même occupé d'un objet , ne peut fe diftraire par aucun autre.

Nous avons déja dit , & c'eft une remarque qu'il ne faut point oublier dans l'œconomie animale , que les folides acquierent une habitude par la répétition de l'action. Ainfi les gens qui ne fe diftrayent point fur les juftes fujets de chagrin qu'ils ont , en acquierent l'habitude de juger de tout mélancoliquement ; & les hommes qui font accoutumés à méditer , acquierent la promptitude & la facilité de fixer leur efprit , de concevoir & de réfoudre les problêmes. Mais ils font une perte bien réelle , du côté des digeftions , & de l'exercice des autres fonctions.

Il faut donc regarder l'étude & la méditation comme une efpece de vie intérieure , qui fe fait aux dépens de l'extérieure , & qui nuit à la végétation de la machine. Il n'eft pas étonnant que les corps humains , nés pour labourer la terre , ne foient infiniment dérangés dans leurs fonctions , quand ils font tranfportés fi loin de leur inftitution. L'eftomac des Gens de Lettres fait moins de

fonctions ; leurs fécrétions font plus lentes, leurs humeurs moins travaillées, la
poſture même qu'ils prennent naturellement en étudiant, nuit à l'action des
muſcles du bas-ventre & du diaphragme, par conféquent à l'expulſion des
alimens hors de l'eſtomac, des excrémens hors des inteſtins, à la fécrétion
de la bile : auſſi les gens de Lettres font-ils
aſſez généralement conſtipés ; leur ſommeil devient mauvais, & par des raiſons
empruntées du corps, & par l'habitude
où ſont les fibres d'être tendues. La
veille produit de nouvelles veilles ; c'eſt
un vieux axiome de Médecine démontré par l'expérience. Ils deſſéchent, mai-
griſſent, accumulent de mauvais ſucs,
deviennent ſujets aux infirmités ; & l'on
remarque que leur tête dans leurs maux
s'affecte toujours, plutôt que chez les
autres hommes.

La Philoſophie & la vie qu'elle entraîne avec elle, eſt donc de tous les
inſtituts de vie le plus contraire à la nature, ſi l'exercice, la ſobriété & la régularité de la conduite n'en réparent les
défauts. Nos gens de Lettres, juſtement
curieux de toutes les pratiques de l'An-
tiquité, devroient imiter les anciens Phi-
loſophes qui à la méditation ont toujours joint l'exercice.

Il eſt fort ſingulier que dans des âges où les excès étoient moins ordinaires, où les maladies étoient moins fréquenres, on ait eu plus de ſoin de la conſervation de la ſanté, que dans les ſiécles poſtérieurs, où la nature humaine a certainement beaucoup perdu de ſon ancienne vigueur.

Des Lieux publics conſtruits pour l'exercice, épargnoient aux Gens de Lettres la perte irréparable du tems ; le bain même étoit un exercice ſalutaire pour eux, dans lequel ils ſubiſſoient par dégrés les plus grandes alternatives de l'atmoſphére, & où ils excitoient des oſcillations très-vives dans les fibres, par leſquelles ils leur donnoient de l'aptitude au mouvement, & empêchoient les ſucs de croupir. Ces bains étoient toujours accompagnés de frictions ſur les membres qui ſont un exercice ſalutaire, & que nos Gens de Lettres devroient ſur-tout rappeller pour leur ſanté. Au défaut de ces précautions, les promenades à pied doivent être forcées chez eux, de façon à ſuppléer en quelque ſorte à cette eſpece de ſuſpenſion de fonctions, dans laquelle les jette leur extaſe philoſophique.

La premiere attention d'un Philoſo

phe doit être de ne point travailler ni
méditer, pendant que son estomac digere. Plusieurs d'entr'eux dorment un
peu pendant ce tems ; s'il résulte quelque inconvénient du sommeil, c'est sur-
tout de prolonger l'intervalle qui doit
être entre le repas & le travail, & de
les obliger à être plus long-tems sans
rien faire. Car les sucs étant repompés
par des vaisseaux relâchés, pendant qu'ils
sont encore dans un état de crudité;
ils sont portés dans le sang avant leur ma-
turité, & la bouche se trouve pâteuse,
& même la tête est pesante après le
sommeil. Le tems qui suit les repas peut
être plus avantageusement employé à
des entretiens philosophiques, qui ne
fatiguent pas, qui aident l'action de
l'estomac, par l'état tranquille qu'ils
procurent à toute la machine.

Il y a tout autant d'inconvéniens à
s'exercer après le repas, qu'à se livrer
au sommeil (*a*), Sanctorius même croit
que l'exercice est plus dangereux. Ses
inconvéniens sont opposés à ceux du
sommeil ; il pousse à la transpiration,
quand toutes les forces du corps doivent

(*a*) *Vid. sect. 5. passim.*

se concentrer sur l'estomac. Quand une fonction de cette importance se fait, il faut que le corps & l'esprit soient oisifs.

Le tems de l'exercice ne peut guéres être fixé que sept heures après le repas, puisque Sanctorius exige que la premiere & que la seconde coction soit faites (*a*) ; alors l'exercice fait autant l'application des matieres cuites & utiles, que l'expulsion de celles qui sont devenues excrémentielles. Dans cet intervalle, à peine a-t-on eu deux heures à donner au travail ; mais quand une fois on a fini l'exercice, qui peut n'être que d'une heure, mais vif & forcé, on peut reprendre le travail, s'y livrer tout entier, &, pour ainsi dire, s'y ensevelir. Beaucoup de Médecins croient cependant que l'exercice ne peut être que très-utile, pendant la seconde coction. Le mouvement augmenté, disent-ils, forme une assimilation plus prompte ; mais il ne faut qu'avoir un peu réfléchi sur la nature de la coction & de ses effets, pour sentir que la précipitation du mouvement doit nuire à sa perfection. Il est un tems donné dans lequel la nature

-----

(a) *Sect. 5. Aph. 23.*

opere avec la plus grande perfection.
Ce tems ne doit être ni trop accéléré,
ni trop retardé. Quand la coction eſt
faite, les excrémens ne demandent plus
qu'à ſe ſéparer des matieres utiles ; c'eſt
alors que l'exercice produit les plus grands
effets.

Dans cet arrangement, il reſte encore aux Gens de Lettres la plus grande
partie de leur vie pour le travail. Même
en leur ſuppoſant deux repas, les heures
précieuſes de l'aurore, celles qui précédent leur premier repas, ſont celles qu'ils
doivent ſe ménager avec le plus d'attention ; il leur reſtera bien plus de tems,
s'ils ne font qu'un repas. Ils peuvent ſuppléer à l'autre par deux heures différentes de la journée, où ils prennent
aſſez peu de nourriture, pour que l'eſtomac l'embraſſe ſans peine, & le digere
ſans fatigue ; mais alors il faut augmenter
la doſe de l'exercice, de peur que deux
de ces repas ſans conſéquence, ne ſoient
une ſource de crudités dans les humeurs.

Le choix des alimens eſt eſſentiel aux
Gens de Lettres. Des ſubſtances qui con-
tiendroient beaucoup de mucilages ſous
un petit volume, ſeroient trop condenſées, & trop difficiles à digérer pour des
organes peu actifs, A la place de ces
                    ſubſtances,

ſubſtances, on doit employer les plus
légeres, celles qui, briſées aiſément, donnent un mucilage qui ne préſente point
à la digeſtion des difficultés qu'un eſtomac fort & vigoureux peut ſeul réſou-
dre. Il eſt fort à ſouhaiter de trouver
même dans ces ſubſtances un aiguillon
qui aide la digeſtion de l'eſtomac, tels
ſont tous ceux qui portent un caractere
aromatique. Le ſel marin a la facilité
d'aider la digeſtion plus que toute autre
ſubſtance : ſa qualité laxative eſt d'autant plus à rechercher, que preſque tous
les Gens de Lettres ſont ſujets à être
conſtipés. On trouve encore cette propriété dans la jeune laitue, & c'eſt
pour cela que Pline prononce qu'elle
eſt *ſapientium ventribus amica*. La qualité ſavonneuſe des herbes potageres &
des fruits, eſt pour les Gens de Lettres
un préſervatif contre la mélancolie,
à laquelle la vie ſédentaire & la difficulté des digeſtions les rendent ſi ſujets.

La bile par leur moyen coule aiſément, jouit de tous ſes aiguillons ; &
même la mélancolie commençante peut
ſe guérir ſans autre ſecours, que le ſuc
conſervé de ces fruits, la diſtraction, la
diſſipation & l'exercice.

Il faut cependant remarquer que les

herbes potageres sont beaucoup plus avantageuses pour les Gens de Lettres, que
les fruits, sur-tout que les fruits cruds.
Le suc de ces dernieres substances est
tout prêt à fermenter & à gonfler l'estomac. Il s'en développe une quantité
d'air prodigieuse qui, dans les intestins
paresseux, peut produire beaucoup de
maux. Galien ne se permettoit, entre les
fruits, que les figues & les raisins secs.
Ces fruits contiennent peu d'air, & fermentent peu. Un autre inconvénient des
fruits, est de s'aigrir dans un estomac
foible, & l'aigre développé est l'ennemi
mortel des Gens de Lettres, comme
étant une source de mélancolie. C'est
un levain qui se multiplie dans des estomacs sans action, qui détruit l'activité
de la bile.

Il vaut mieux que les Gens de Lettres ne fassent point usage d'assaison-
nemens, que d'en prendre de putrides ou d'acides. Les uns & les autres
ont des inconvéniens opposés ; mais leurs
estomacs sont susceptibles de tous les inconvéniens Après tout, ces ames divines,
détachées des choses terrestres, peuvent
s'en tenir à du pain bien cuit & bien
léger, aux volailles jeunes & tendres,
avec peu de viande de boucherie & les

fruits cuits, & confervés dans le fucre.
Il faut qu'ils évitent les vins terreux &
groffiers, qui fixent & arrêtent la digeftion. Il peuvent fe permettre ceux
qui contiennent des principes apéritifs,
qui donnent un léger aiguillon aux digeftions; les vins blancs, ceux qui ne
font point foncés en couleur, & qui ne
contiennent pas beaucoup d'efprits.

Mais c'eft une douce erreur pour les
Gens de Lettres, que l'ufage prefque
univerfel qu'il font du caffé après leurs
repas. Cette décoction d'une femence
brûlée, contient une huile âcre, mêlée
avec l'eau dans une longue décoction,
par l'intermede d'une partie faline; il en
réfulte une efpece de favon mal lié,
amer, aromatique, qui fait les délices de
ceux qui veulent digérer promptement.
La décoction de caffé eft échauffante;
elle augmente l'action des folides, des
nerfs, & la qualité active du fang. L'expérience apprend qu'elle aide la digeftion
dans l'eftomac & dans les inteftins,
qu'elle augmente & précipite la tranfpiration infenfible. Elle peut être permife
à ceux qui font gras, dont l'eftomac
languit, qui ont beaucoup de glaires,
ou les principes du fang peu & mal liés;
mais elle doit être interdite à ceux qui

ont les fibres trop tendues & trop seches.
Elle peut habituer au travail, car elle
donne aux fibres une tension contre nature ; mais les gens que l'exercice de
l'esprit a desséchés, doivent la regarder
comme un poison. Cette semence devroit être rangée plutôt au nombre des
remédes que des alimens, & je puis
assurer avec sincérité, que j'en ai vu une
application très-heureuse dans une affection somnolente, le corps du malade
ayant été vuidé suffisamment.

Après avoir parlé de ces hommes que
la passion seule de l'étude affecte, il est
naturel d'examiner quelle espece de régime convient aux différens états de
l'esprit troublé & agité par les autres
passions. On doit distinguer deux sortes
de passions.

Les unes sont vives, frappent l'ame
avec fureur, l'emplissent toute entiere,
& peu après font place à la raison. Telle
est, par exemple, la colere. On a vu des
hommes transportés de fureur, après
avoir mangé, vomir tout à coup. Une
pareille émotion de l'esprit trouble le
corps de fond en comble, & détruit ses
fonctions. Il est inutile dans un état aussi
violent de boire ou de manger ; si l'on
boit, ce doit être de l'eau froide, de l'eau

de fleurs d'orange, celle de tilleul faite
pour calmer, pour rappeller à eux-mêmes les sens égarés. On doit penser la
même chose de la douleur subite & violente, le plus souvent mêlée de colere,
comme l'est celle des enfans. Les passions
qui méritent particuliérement notre attention, sont les passions lentes & habituelles, où l'ame souffre constamment.
Telles sont la tristesse, la crainte, le
chagrin. Quel est l'état des gens plon-
gés dans ces affections de l'ame ? c'est
une attention fixe & permanente à des
objets désagréables, dont l'esprit entiérement occupé procure dans les organes
une espece de suspension & de langueur,
d'autant plus capable de détruire la digestion, que de quelque côté que l'esprit se tourne, il ne peut trouver aucun
repos. Dans l'étude du moins, si l'ame
quitte l'objet dont elle est affectée, elle
se retrouve toute entiere à elle-même,
& avec la joie d'avoir bien fait. Cette
joie ranime le corps abîmé par la réflexion, & lui redonne une force nouvelle. Cette ressource ne se trouve pas
dans la tristesse. Aussi est-il impossible de
supposer une tristesse soutenue pendant
long-tems, sans qu'elle dégénere en
maladie. Dans les plus courts accès de

triftefle, la nature tâche de fe défaire du fardeau qui lui eft impofé par des foupirs réitérés.

Dans ces paffions lentes, le fufpens général où font toutes les fonctions, eft extrême, & produit une langueur univerfelle; la digeftion n'eft poffible que des chofes, pour ainfi dire, toutes digérées, comme dans la foibleffe & dans l'épuifement. Un fpafme particulier s'eft emparé du cœur, la diéte qui convient aux maladies aiguës eft celle qui convient à ces paffions. On doit feulement faire entrer dans leur régime des fubftances capables de donner aux folides un aiguillon, aux fluides plus de mobilité ; le vin, non pas auftere, mais léger, pétillant, fpiritueux, mêlé avec de l'eau, eft une reffource pour eux. Les fels volatils, les gommes aromatiques font les remedes des fuites de cet état.

La joie immoderée produit de même le fpafme & la fufpenfion des fonctions; mais elle eft rarement longue, à moins que la folie n'en foit la compagne. Quand elle eft modérée, c'eft l'état le plus heureux du corps humain, où tout eft dans l'ordre le plus naturel, où la tranfpiration fe fait bien, & où la feule régle applicable foit de fuir l'excès. Pour une triſteſſe médiocre, comme elle ſe diſſipe aiſément, elle prévient les régles de la médecine, & ne les écoute pas.

CHAPITRE III.

Sur les différens Régimes qu'exi-gent & les climats, & les ſaiſons.

IL eſt peu d'animaux qui ſoient éga-lement répandus dans tous les cli-mats ; chaque eſpece paroît confinée dans un eſpace de terrein que la nature lui a accordée, elle n'a jamais paſſé les bornes qui lui ont été preſcrites. Si quel-ques oiſeaux ſemblent changer de ſéjour & fuir pendant une partie de l'année les climats qu'ils habitent dans l'autre, la crainte de la diſette, les rigueurs d'une ſaiſon qu'ils ſentent approcher, ſont les cauſes de leur fuite ; ils cherchent à ſe procurer une température toujours égale, une nourriture toujours abondante.

Le corps des animaux brutes n'a pas apparemment la propriété de s'endurcir tantôt aux rigueurs du froid, tantôt à l'ardeur brûlante du Soleil ; ou du moins ils n'ont pas l'art de se nourrir de plantes & de substances vers lesquelles leur instinct ne les porte pas.

L'homme seul a le droit de s'accoutumer dans tous les climats de la terre; elle est toute entiere à lui : il y trouve de quoi suffire à ses besoins, il s'y multiplie, il n'y éprouve que des différences qui ne font pas varier son espece, & qui ne lui ôtent aucune de ses propriétés essentielles.

Il en coûte cependant aux hommes pour se transplanter; & avant qu'ils ayent acquis dans leurs fibres & dans leurs humeurs le ton & les qualités proportionnées au pays qu'ils viennent habiter, ils ont plusieurs révolutions à éprouver, que l'expérience a appris à connoître : elles font si marquées & si palpables dans les Colonies que les Européens ont établies en Amérique, qu'il n'est aucun voyageur qui n'en soit instruit : elles font d'autant plus évidentes, que les climats dont on éprouve les variations, font plus différens entr'eux.

Il est rare que ces révolutions se passent sans fiévre & sans une maladie décidée, qui change, pour ainsi dire, l'homme, & qui forme son tempérament sur un nouveau modele.

Les Voyageurs même qui paſſent le tropique pour la premiere fois, au rapport de Purchas, ſont avertis par les Navigateurs les plus expérimentés, de ſe ſoumettre à quelques remedes, & ſurtout de ſe faire ſaigner ; ſans cela, l'impreſſion des nouveaux climats qu'ils vont parcourir, pourroit produire dans leur ſanté une violente altération, capable peut-être de les conduire à la mort.

M. Stubbes (*a*) nous a rapporté l'exemple d'une maladie appellée *Calentura* en Eſpagnol, qui n'eſt autre choſe qu'un délire violent & convulſif ; ſans être accompagné de fiévre évidente, il entraîne vers le plus grand danger. Cette maladie régnoit dans l'équipage du vaiſſeau ſur lequel il étoit, lorſqu'il approcha du tropique, & diſparut enſuite.

Il eſt bien moins étonnant que ces révolutions ſe faſſent ſentir dans la machine humaine, qu'il ne l'eſt au contraire que les Mortels, d'une ſtructure ſi frêle & ſi délicate, s'accoutument à des excès ſi violens.

L'homme eſt un compoſé ſingulier de force & de foibleſſe, il eſt conſtitué de

____

(a) *Philoſoph. Tranſm. ann. 1677. n. 67.*

L v

façon à pouvoir tout souffrir, quand il peut endurcir sa machine & l'apprivoiser aux excès. Quand elle n'a pas acquis cette propriété, quand elle a laissé ses forces dans l'inertie & dans la langueur, le moindre changement est un excès pour elle.

Sydenham remarque qu'une fiévre bénigne, mais qui dure cependant quatorze jours, est très-ordinaire à ceux qui changent de pays, quoique le climat, les mœurs & le régime soient supposés les mêmes ; c'est ce que nous voyons tous les jours à Paris dans les Colléges & dans les Séminaires, où l'on envoie de tous côtés des hommes dans leur premiere jeunesse, & dont la texture est délicate. Il en est peu qui ne tombent légérement malades, en arrivant pour la premiere fois dans une Ville, dont il est après cela si difficile de les arracher. Quand ils en sortent, la même chose leur arrive, quoiqu'ils retournent dans leur patrie, malgré les prérogatives que l'on attribue communément à l'air natal.

Mais il est aisé de concevoir comment il est difficile de s'accommoder à un nouveau climat dont l'air nous est étranger, puisque les révolutions ordinaires des saisons n'épargnent guéres que

les gens robuftes, puifqu'à force d'obfervations, on eft venu à pouvoir pré-
dire de loin quelles maladies nous menacent, lorfque les faifons fe fuccedent
avec précipitation, & fans nuances intermédiaires.

Leur effet eft fi évident, que dès l'enfance même de la Médecine, Hippocrate (*a*) nous a laiffé des préfages in-
faillibles fur les effets que nous devions
attendre de la froideur du vent du
nord, de la chaleur humide du vent du
midi ; prédictions qui, faites dans la
Gréce, ont été depuis vérifiées en Italie
par Varron, par Galien ; en France, par
le grand Baillou, une des colonnes de
l'Ecole de Paris ; en Italie, par Sanctorius, & de nos jours, par MM. Dodart,
Ramazzini, Arbuthnot, Keill, les Médecins de Breflaw, les Académies des
Sciences, de France, d'Ecoffe & d'Angleterre, & fur-tout par l'illuftre M. Huxham. Confultez Profper Alpin & Bontius, l'un fur la Médecine des Indes,
l'autre fur les Obfervations précieufes
qu'il a faites en Egypte ; vous trouverez

(a) *Sect.* 2. *Aph.* 5. 6. 7.
Epid. lib. 1. & 3. *paffim.*

toujours les mêmes obfervations vérifiées.

Les climats & les faifons ont les mêmes fources d'action ; dans les uns &
les autres, l'afpect du Soleil fait la principale différence : c'eft le même aftre
qui produit tantôt la chaleur, tantôt le
froid, tantôt la féchereffe & l'humidité,
qui forme les combinaifons de ces qualités. C'eft au feul cours du Soleil qu'on
doit rapporter toute la variété des faifons.

Pour les climats, quoique l'on ne puiffe
pas reconnoître d'autres fources générales
de leurs différences que l'action puiffante du Soleil, il en eft cependant quel-
ques-unes de moins évidentes ; elles font
enfantées par la difpofition de la terre
même & de l'atmofphere qui l'environne, foit qu'il faille admettre le concours du Soleil, foit que cet aftre ne joue
que le fecond rolle ; telles font les différentes qualités de l'air, fa pefanteur,
fa légéreté, fon plus ou moins de reffort, les différentes exhalaifons qui le
rempliffent, & qui le rendent ou impur
ou falutaire. Les montagnes enfantent
plufieurs efpeces de climats ; les uns font
plus profonds, les autres plus élevés ;
la croupe d'une montagne, fa cime,

font dans des pofitions qui font varier l'atmofphere à une très-petite diftance. On voit d'un côté, les fleurs du printems, de l'autre, les fruits de l'automne; plus loin l'ardeur d'un été violent brûle & deffeche tout : la neige & un froid rigoureux occupent le nord de la montagne & fon fommet ; mais après tout, ces variétés font des différences fecondaires fur lefquelles nous porterons nos vues, quand nous aurons examiné les grandes différences de la chaleur, du froid, de la féchereffe & de l'humidité.

Ces qualités fi évidentes des climats & des faifons ont encore, indépendamment de leurs dégrés, une infinité d'actions différentes, fuivant le fujet fur lequel ils tombent. Il eft bien différent d'être né dans les fables de l'Afrique fous la ligne entre les tropiques, ou d'y avoir été tranfporté; d'éprouver la chaleur d'une faifon brûlante pendant deux mois, ou d'y refter expofé pendant la moitié de l'année.

Mais avant tout, il ne faut pas confondre l'action de la chaleur & du froid fur des corps méchaniques, avec celles que ces qualités peuvent exercer fur les corps vivans des hommes. Notre premiere attention doit fe porter fur deux propriétés particulieres à la nature animale ; l'une eſt d'engendrer de la chaleur, l'autre eſt d'avoir les fibres ſenſibles.

Le corps des hommes a la propriété d'engendrer par lui-même de la chaleur, indépendamment de toute cauſe extérieure ; elle ſort de ſon propre fond, ſoit que l'homme vive dans un climat brûlant, ſoit que ſon deſtin l'ait expoſé aux plus violentes rigueurs de l'hiver ; il ſemble qu'il tire de cette ſource intérieure le même nombre de dégrés de chaleur. Dans un air brûlant, il s'approche davantage du dégré de chaleur de l'atmoſphere ; dans le froid, il s'éloigne plus des qualités de l'air, pour lui il varie peu, & ſi l'on s'en rapporte aux expériences de M. Douglaſſ (a), il ne varie pas.

M. Martine (b) Phyſicien plein de ſagacité, par le calcul de la vîteſſe du ſang & du diametre reſpectif des vaiſſeaux, prétend nous prouver que la chaleur doit être la même dans toutes les parties du corps, ſi nous les ſuppoſons également éloignées des impreſſions

---

(a) *Vid. Douglaſſ. de calore naturali.*
(b) *Vid. Martine de calore animalium, & vol. 3. Eſſays medical of, Edimburgh.*

extérieures de l'air ou des corps froids.
Son calcul emprunté de la proportion
des diametres & du nombre des vaisseaux
capillaires, établi d'après les Anatomistes les plus illustres d'Angleterre,
peut être très-bien fondé, si nous admettons avec lui, que la chaleur est
excitée dans notre corps en raison dou-
blée du mouvement & du frottement
du sang contre les parois des vaisseaux.
Cette cause de chaleur une fois admise,
elle doit être dans tout le corps, en
raison directe des vîtesses, & en raison
inverse des diametres.

Mais comme beaucoup d'Auteurs illustres, entr'autres Messieurs Steven-
son (*a*) & Douglass, ont embrassé d'autres opinions ; nous ne nous attacherons
pas à celle de M. Martine, quoiqu'elle
ait été celle de M. Boerrhaave.

Il nous suffira de sçavoir que réellement l'observation de M. Martine est
vraie, même indépendamment de ses
calculs. Le corps humain engendre à-
peu-près la même chaleur dans toutes
ses parties, quoiqu'il la perde plus aisément dans les endroits exposés aux im-

____

(a) *Edimburgh medical Essays, tom. 4.*

preſſions de l'air , & les plus éloignés du centre de la circulation.

Suppoſez un homme dont les pieds ſoient bien couverts , ainſi que toutes les autres parties de ſon corps, qu'il ſe porte bien , pour que la chaleür ſoit dans l'ordre général de la nature ; & pour qu'aucune partie n'ait des prérogatives d'action ſur l'autre , ſuppoſez encore qu'il ſoit endormi , approchez alors le thermometre de chacun de ſes membres, quand une fois cet inſtrument aura pris le dégré de chaleur animale, il ne variera plus , quelque partie qu'il touche.

Nous n'entreprendrons pas ici de diſcuter la plûpart des opinions des Auteurs. Il eſt cependant eſſentiel en général , de ſçavoir ſi la chaleur dépend du fond des liqueurs même, comme Willis , Lower & Stevenſon entre les Modernes , l'ont penſé ; ou ſi les ſolides y ont quelque part, comme MM. Douglaſſ, Martine & la plûpart des Auteurs modernes l'établiſſent. Nous ne balançons pas un moment à nous décider en faveur de ce dernier ſentiment.

En effet , ſans répéter ici les preuves que M. Martine a accumulé ſur cette matiere, combien de fois ne voyons-nous pas la chaleur augmenter par l'action feule des folides, devenue plus vive & plus violente, fans que les humeurs puiffent y avoir d'autre part, qu'une part fecondaire ? Les irritans extérieurs qui échauffent une partie, fans intéreffer les autres, n'en font-ils pas une preuve complette ? Dira-t-on que le mouvement inteftin des humeurs eft plus violent dans cette partie, fans fe communiquer au refte des liqueurs, qui cependant fe fuccedent mutuellement, & varient continuellement dans le même endroit du corps ? Le pouls n'eft-il pas augmenté dans l'exercice, avant que la chaleur foit plus vive & plus violente ; & celle-ci au contraire ne fuit-elle pas la force de la circulation ?

La feule tenfion augmentée fubitement dans les fibres par la colere, par quelque paffion vive, produit une quantité confidérable de chaleur ; & comme Hippocrate (a) l'avoit remarqué, un froid cuifant qui refferre vivement les fibres, eft fuivi fi-tôt que fa caufe ceffe, de la chaleur la plus brûlante. Le feul refferrement des vaiffeaux a-t-il produit le froid ? la force de la circulation produit à fon tour dans ces vaiffeaux ref-

____

(a) *Lib. de prifcâ Medicinâ.*

ferrés un frottement confidérable dont l'effet eft bientôt une ardeur violente ? Il ne faut pas s'attendre que la chaleur augmente toujours en proportion exacte des efforts du cœur & des vaiffeaux ; la chofe n'eft pas poffible. M. Martine l'a démontré. D'ailleurs il eft rare que l'érétifme des vaiffeaux foit général : une partie eft relâchée , pendant que l'autre eft tendue ; ce qui fait que l'on ne peut avoir une comparaifon exacte de la circulation , même dans les fiévres les plus ardentes.

Nous regarderons donc la chaleur animale comme dépendante des caufes méchaniques , dans lefquelles les folides & les fluides ont une part égale. Du concours de leur action , il réfulte pour l'homme 92 dégrés de chaleur du thermometre de Fareinheit , & deux ou trois dégrés de plus pour les enfans & pour les femmes. Cette conftitution eft à-peu-près la même dans tous les hommes , dont les folides font également tendus , fecs , vibratiles , où les fluides également denfes , parcourent un cercle auffi étendu.

Rien ne peut faire varier cette chaleur , que la variation des caufes qui la produifent. Elles luttent dans un tems

rigoureusement froid contre l'atmosphere : elles semblent lui céder, quand elle
est trop brûlante ; & si l'on en croit
M. Douglass, une atmosphere dont la
chaleur seroit égale à celle de l'humanité, lui épargneroit la peine d'en engendrer de nouvelle.

Le froid de l'atmosphere fronce au
contraire les fibres, & leur donne plus
de force pour engendrer de la chaleur,
quoique son impression actuelle la détruise ; si elle persiste, la chaleur animale
prendra le dessus, ou le froid sera donc
porté à un dégré absolument destructeur.

Au surplus, il ne s'agit point dans
l'examen que nous avons à faire des effets de la chaleur, de celle que peut
engendrer le corps humain. Il faut regarder ici l'homme comme un être qui
partage avec tous les autres êtres les
bienfaits du Soleil. Il faut voir quels
changemens produit cet astre dans la
machine. Dans cet examen, la seconde
propriété dont nous avons déja parlé,
sa sensibilité est peut-être plus importante encore que la chaleur qu'il enfante.
C'est elle qui lui fait sentir les excès,
c'est par elle qu'il s'apprivoise avec eux,
lorsqu'il y est exposé par des nuances,

& des gradations infenfibles. C'eft elle
qui fait la différence d'un homme né
dans un climat, ou d'un homme qui eft
obligé de s'y tranfporter ; & c'eft elle
qui va nous diriger dans l'examen des
effets des climats & des faifons fur notre
machine.

La chaleur fur laquelle nous allons
porter nos premieres recherches, comme étant une qualité plus active que le
froid , & dont les effets font beaucoup
plus univerfels, eft toujours dans l'univers. Elle eft l'agent de la végétation,
& de tous les mouvemens intérieurs
qu'éprouvent les corps fujets , fuivant
les loix de la nature , à être changés &
altérés. Nous ne connoiffons fans elle ,
ni accroiffement , ni nourriture , ni ré-
duction des corps en leurs principes. On
l'a appellée l'ame de l'univers, & c'eft
avec raifon , puifque c'eft par elle que
tout vit, que tout s'augmente & fe re-
nouvelle : quand elle eft diminuée, tout
femble mort , languiffant , engourdi ;
quand elle reparoît, elle donne une grace
nouvelle à l'univers ; fuivant fes différens
dégrés , elle change fes productions,
leur donne plus ou moins de vigueur.
De-là les hommages que tant de peuples
divers ont rendu au Soleil , dont l'appa-

reil brillant & les bienfaits fembloient devoir faire naître la plus pardonnable de toutes les idolâtries, fi l'on n'eût dû bientôt reconnoître dans la régularité même à laquelle il eft affervi, les ordres d'une main plus puiffante qui dirige fon cours.

Au refte, l'action par laquelle la chaleur produit la fécondité de la terre, & combine les élémens, en fe fervant de l'eau, a été pour nous un objet de travail dans notre premiere Partie. Nous n'en parlerons plus. Il faut ici expofer fes effets méchaniques fur le corps humain, en fuivant pour guide M. Boerhaave (*a*), & en divifant le corps humain en deux corps différens l'un de l'autre pour les propriétés. Le premier n'eft qu'un être méchanique, le fecond eft un être organifé & fenfible.

L'effet le plus univoque & le plus univerfel de la chaleur, felon M. Boerhaave, eft la raréfaction & l'expanfion des corps auxquels elle donne un plus grand volume. Cette propriété fuit les dégrés de la chaleur & la denfité des corps. En

---

(*a*) *Vid. Boerhaav. Chem. tom. 1. fect. 2. de igne.*

général, plus un corps est dense, plus il résiste à sortir de l'état dans lequel il est une fois posé : ainsi un corps dense admet moins de raréfaction ; mais quand il l'a une fois admise, il la conserve plus long-tems. Il n'est point de corps connu qui ne suive cette loi, & qui n'obéisse à la raréfaction que la chaleur tend à produire en lui. Les métaux, les diamans, les corps les plus durs, les liquides les plus légers ; tout y obéit, en raison de sa densité. L'air, ce corps si délié, si subtil, perpétuellement exposé au Soleil, troublé par des nuages, agité par mille autres causes, est dans une espece d'oscillation perpétuelle, de raréfaction, de condensation, qui fait varier sa pesanteur spécifique ; c'est cependant cet agent si léger, si continuellement troublé, qui dirige absolument la vie des hommes.

Indépendamment de cet effet général de la chaleur qui existe dans les corps les plus simples, comme dans ceux qui sont plus composés en raison de leurs densités ; il en est encore trois qui appartiennent aux corps mucides, dont les solides de notre corps aussi-bien que nos liqueurs, tirent leur origine, dont ils sont pénétrés & abbreuvés, & auxquels ils se rapportent.

Le premier de ces effets eſt l'évaporation de l'eau, le ſecond eſt la fuſion
des corps huileux ; & le troiſiéme eſt
le mouvement inteſtin des liqueurs.

L'évaporation de l'eau eſt toujours
conſtante dans la nature, parce qu'il y
a toujours aſſez de chaleur dans l'atmoſphere pour élever l'eau en vapeurs. Dans
les plus grands froids, la glace même
s'évapore, ainſi que la neige, ſuivant
les expériences de M. Gauteron (a);
& lorſque l'on rompt les baſſins couverts
de glace, l'eau qu'elle recouvre, ré-
pand beaucoup de fumée, même dans
les climats les plus froids du Nord (b);
malgré le froid relatif qui nous pénetre,
la nature eſt toujours animée par la
chaleur, ſoit qu'elle l'enfante dans ſon
ſein, ſoit qu'elle la reçoive du ſoleil.
L'homme tranſpire en tout tems ; il eſt
vrai que la cauſe de ſa chaleur eſt en lui.

L'évaporation, toujours d'autant plus
grande que la chaleur eſt plus conſidérable, eſt un effet de la dilatation des
liqueurs & du mouvement que la chaleur
y produit.

(a) *Mém. de l'Acad. ann. 1709.*
(b) *Vid. Hamberger, de frigore.*

La fusion des huiles est de même un produit de la dilatation de leurs parties pénétrées de chaleur. On peut dire avec M. Boerhaave, que l'eau même n'est rendue fusible, que par un dégré de chaleur très-médiocre, & qu'il fixe au 33e dégré du thermometre de Fareinheit : il en faut un bien grand, pour fondre absolument les huiles animales ; mais du moins on peut, sans craindre de se tromper, prononcer qu'elles font d'autant plus dures que le froid est plus grand, & d'autant plus fusibles , qu'elles font exposées à une chaleur plus considérable. Il en est de même des huiles concretes , & des résines des végétaux.

Enfin la derniere action de la chaleur fur les corps dont nous parlons, est le mouvement intestin qu'elle excite dans les liqueurs & dans les corps solides, dont les parties ne font unies que par une glu humide , capable encore d'être mise en mouvement ; ce mouvement dépend de la raréfaction, il est la source de la végétation & de la vie de l'univers. Il se trouve dans le corps animal , où toutes les liqueurs ne font pas emportées par un mouvement prompt & rapide. Le mouvement, dans une chaleur douce, est lent & insensible ; il ne

donne

donne aucun mouvement à une fubftance
légere qui flotteroit fur une eau qui n'auroit que cette chaleur ; plus vif, il fait
tourner légérement les corps pofés fur
l'eau ; plus violent, il agit avec force,
il fe tourne en ébullition, & devient
tout-à-fait 'deftructeur.

Ces effets appartiennent à la chaleur
confidérée dans tous fes dégrés, mais
ils ne lui appartiennent pas avec la même
force. La chaleur qui paroîtra fubitement, produira une raréfaction fubite,
qui feule peut avoir des effets évidens ;
ce n'eft que dans fa continuation que
l'on doit rechercher les effets des trois
autres propriétés.

Si le corps humain compofé de folides
& de liqueurs qui circulent dans les vaiffeaux, mais confidéré comme un corps
abfolument méchanique, eft expofé à un
dégré de chaleur, quel qu'il foit, pourvu
qu'il foit fenfible & fubit, toutes les parties de fon corps fe raréfient ; mais en
fuivant la loi des denfités, les fluides
éprouvent une bien plus grande raréfaction que les folides, ils doivent donc
occuper un efpace proportionnellement
beaucoup plus grand. Qu'en arrive-t-il ?
Ils forcent le diametre de leurs vaiffeaux,
& fi ceux - ci ne cédent pas , le fang

s'ouvrira un paſſage. De-là tant d'hémorragies ou de pléthores au printems,
où les phénomenes de la chaleur naiſſante ſont d'autant plus violens, qu'ils
ſont ſubits & inattendus. Tel eſt le premier effet d'une chaleur trop ſubite,
néceſſairement deſtructive, ſi elle paroît
avec violence, & ſans aucuns dégrés
intermédiaires.

Si c'eſt de l'atmoſphere que dépend
cette chaleur, l'effet deſtructif eſt encore
plus grand, parce que l'air raréfié n'a
plus le même poids ſpécifique ; il ne comprime & ne borne pas ſi bien l'expanſion
des vaiſſeaux de la ſuperficie du corps,
mais ſur-tout de la poitrine. Le ſang n'eſt
pas ſi bien foulé, il n'acquiert pas tant
de condenſation.

Cette pléthore apparente peut ceſſer
auſſi-tôt que la chaleur ceſſe, & alors
les vaiſſeaux gardent un diametre plus
grand que le volume des liqueurs qui ſe
condenſent, ne paroîtroit l'exiger.

Si la chaleur continue, ſi elle augmente, ſoit qu'on ſuppoſe cette augmentation ſenſible, ſoit qu'elle ſoit graduée,
ſes effets ne ſont plus ceux d'une chaleur
ſubite, la raréfaction s'accroît par dégrés ; mais les autres effets de la chaleur ſe
font mieux ſentir, la tranſpiration inſen-

sible est plus grande ; l'évaporation plus forte, rend la masse des liqueurs plus seche ; les parties huileuses se mêlent davantage au sang, & quoique dans l'état naturel la graisse soit fluide, suivant les observations de Ruysch, elle se résorbe davantage, parce qu'elle s'affine & s'atténue. La transpiration sera plus huileuse, les urines plus chargées d'huile, la bile plus abondante, c'est ce que l'expérience journaliere démontre, & dont l'homme le moins instruit peut se convaincre lui-même.

Dans les saisons chaudes, le mouvement intestin augmentant, toutes les parties seront plus atténuées & plus affinées ; elles seront encore rendues telles par la résorption des matieres qui, n'ayant qu'un mouvement lent, sont plus exposées à l'uniformité du mouvement intestin.

D'un autre côté, si l'évaporation produit la sécheresse, la sécheresse des fibres augmente leur tension & leur vibratilité ; la sécheresse des fluides rend le frottement plus grand ; de-là la facilité à se condenser. Ainsi l'atténuation & la condensation dans les liqueurs seront plus fortes, l'action des solides plus grande, ou, ce qui revient au même, la vie prife en elle-même, aura une plus grande intenfité dans la chaleur.

Tels font les effets méchaniques de la chaleur continuée, fi on la compare aux corps humains dans un dégré fupportable; l'expérience démontre ce que la raifon feule indiquoit.

En effet, dans nos climats tempérés, fi-tôt que la chaleur eft une fois établie, les linges dont nous nous couvrons fe faliffent plus vîte, notre urine eft plus chargée, la tranfpiration eft plus abondante, nous maigriffons, nous fommes fujets aux dévoimens bilieux, nous avons plus de foif, moins d'appétit pour les animaux, fur-tout pour le gibier; nous ne refpirons qu'après les fruits; les défirs vifs de l'amour fe font fentir, il femble que nous foyons rajeunis.

Les habitans des pays chauds font plus bruns que nous; & à mefure que nous avançons vers des climats plus méridionaux, les teints bruniffent, la maigreur devient plus grande, la féchereffe paroît dans tout le corps, les cheveux font noirs & crépus, les odeurs des parties génitales font plus fortes & plus puantes; les appétits vénériens plus violens; le fang eft plus noir, au rapport des Médecins qui ont exercé leur art

dans ces contrées ; il eſt plus denſe, &
les os même de chevaux Africains ſont
plus denſes que les os de chevaux de nos
pays, au rapport d'Arbuthnot : il en eſt
ſans doute de même des os des hommes ; & pourquoi la choſe ne ſeroit-elle
pas, puiſque les arbres même de ces
contrées nous fourniſſent des huiles plus
peſantes. Tels ſont les effets de l'évaporation & de la condenſation chez les
hommes.

Les effets de l'atténuation n'y ſont pas
moins évidens. Toutes leurs maladies
ſont produites par des humeurs âcres &
bilieuſes, les évacuations y ſont promptes & conſidérables, le ſang ſe fait jour
par-tout, leurs ſueurs ſont immodérées ;
de-là tant de maladies, dont nous ne
voyons que des diminutifs en Europe.

Ces flux hépatiques, ces dyſſenteries,
ces teneſmes dont Boutius nous a laiſſé
la deſcription (a), ces fiévres peſtilen-
tielles qui, au rapport de Proſper Alpin,
régnent à Alexandrie & au Caire, fe-
roient-elles tant de progrès, ſi elles ne
tomboient ſur des corps qui y ſont ſi
diſpoſés par la chaleur de leur climat (b) ?

____

(a) *Vid. Bontius de Medicinâ indor.*
(b) *Vid. Proſp. Alpin. de Med. Ægypt.*
lib. 1. cap. 14. & 15.

Le mal de Siam qui eſt devenu épidémique à nos Colonies, trouve-t-il de
même entrée en Europe? La mélancolie, eſpece de putréfaction particuliere,
n'eſt-elle pas plus commune en Syrie,
à cauſe de l'ardeur du climat; & feroit-
elle devenue ſi familiere à nos Etats, ſi
les alimens aromatiques & huileux que
le luxe a introduits dans nos cuiſines,
n'avoit enfanté dans nos humeurs une
chaleur étrangere, une atténuation artificielle? De-là mille maux qui nous ſont
étrangers, & que nos Peres ne connoiſ-
ſoient pas.

Ces effets généraux de la chaleur ſont,
pour ainſi dire, dirigés par ſes dégrés &
par ſa conſtance; ils exiſteroient, quand
même l'homme feroit dénué de nerfs,
& l'on peut remarquer qu'ils ont les mêmes effets ſur les plantes. Les ſaiſons
& les pays chauds produiſent plus d'aromates, de graines plus feches & plus
huileuſes, des tiges plus arides : les ſels
ſont plus volatils, les huiles plus peſantes ; mais tous ces objets ont été traités
dans notre premiere Partie, nous ne
parlons ici que de la chaleur ſupportable.
Nous ſçavons que ſes bornes ſont étroi-
tes, & que peu de dégrés de plus que
ceux que l'on éprouve dans les climats

les plus chauds, feroient périr les habitans de la terre.

Ces effets mécaniques & généraux
étant une fois posés, ils nous serviront
de boussole pour étudier les effets de la
chaleur sur l'homme sensible & animé.
Ces effets varient suivant ses dégrés.
Ainsi pour pouvoir les mieux concevoir,
nous diviserons les dégrés de chaleur que
peut éprouver un corps vivant, en trois
différens.

Nous fixerons le premier à la cessation
du froid, telle qu'est, par exemple, la
douce chaleur que nous sentons, lorsqu'il
se fait un dégel; ce dégré peut appartenir à différens états de l'air. Dans un
froid modéré, un peu plus de chaleur
produira le même effet. Il suffit que le
changement de sensation se fasse du
froid au chaud, car les augmentations
de chaleur ne suivent plus les mêmes
loix. De ce dégré jusqu'aux plus grandes
chaleurs de nos étés, dans un climat
tempéré, nous n'en compterons qu'un,
& le dernier renfermera tous ceux qui
peuvent s'accroître jusqu'à ce que la chaleur soit insupportable & destructive.

On sent bien que ces dégrés sont absolument arbitraires, qu'ils en contiennent une infinité d'autres; il suffit que

leurs nuances se trouvent renfermées dans ceux dont nous parlerons ici.

On voit encore que la chaleur est une sensation relative à l'état dans lequel l'homme se trouve ; ce n'est pas absolument par le thermometre qu'on peut mesurer les effets de la chaleur par rapport aux hommes, c'est plutôt par la différence qui est entre l'état duquel ils sortent, & celui dans lequel ils entrent. L'expérience la plus ordinaire & la Physique la moins relevée en donnent des preuves sur lesquelles nous n'insisterons pas. Il suffit que d'après ce peu de remarques, on sente de combien de variations doivent être susceptibles les dégrés de chaleur, dont nous allons examiner les effets.

Tous les effets du premier dégré de chaleur sur les fibres sensibles, se terminent à l'agrément & au plaisir. Après avoir souffert les rigueurs de l'hiver, le corps harassé, tendu, resserré, semble avoir reçu un développement nouveau, il paroît dans toutes les fibres un relâchement qui les porte à l'inertie, mais qui semble la cessation d'un érétisme. Le pouls est moins serré & plus plein, parce que les liqueurs sont plus raréfiées, & les solides moins serrés & moins tendus. La même raison fait qu'on a souvent mal à la tête dans les tems de dégel, ou que les anciennes cicatrices souffrent : on se trouve comme transporté dans un printems subit, quoiqu'il y ait encore un froid réel dans l'atmosphere ; on n'a pas la vivacité & l'activité qui accompagnent ordinairement les grands froids, mais à sa place, on jouit dans tout le corps d'une espece de paix & de tranquillité, qui semble le reméde des maux qu'on a soufferts par le froid.

Dans cette espece de chaleur relative, les sensations jouent le premier rolle. L'air moins condensé agit moins sur les poumons, une ombre de raréfaction se fait sentir ; mais le relâchement des fibres sensibles en est le plus grand effet, aussi s'en faut-il de beaucoup que la transpiration augmente, & que les excrémens sensibles diminuent en même proportion. Toute sensation devient habitude, aussi dans les dégels, lorsque la premiere sensation s'est fait sentir, si l'air ne garde que ce premier dégré de chaleur, le froid reprend bientôt ses droits. Le lendemain du dégel, on recommence à s'en plaindre, on a perdu cette aménité procurée dans les fibres par la diminution de la rigueur de la saifon trop froide.

Dans le fecond dégré de chaleur, nous enfermons tous les dégrés par lefquels nous paffons communément dans nos climats tempérés. Leur effet fur le corps fenfible & animé, eft plus ou moins vif, felon les nuances qui font plus ou moins marquées entre ces dégrés. La chaleur eft un fentiment relatif à nos fens. Ainfi pendant que le printems parcourt fes périodes, avant que de fe changer dans la faifon brûlante de l'été, tous les jours nos folides acquierent plus de relâchement, nos fluides plus d'expanfion. La tranfpiration & l'évaporation fe font de plus en plus, les excrémens fenfibles diminuent ; mais il eft rare que ces nuances fe faffent fi imperceptiblement, qu'il n'y ait aucune variation entr'elles. Tantôt l'atmofphere eft plus chaude, tantôt elle eft plus froide. L'air eft de tous les corps, celui qui éprouve le plus d'ofcillations fucceffives ; il eft dans un mouvement continuel, il nous preffe, comprime nos organes avec une pefanteur & une élafticité qui varie de momens en momens. La chaleur eft fujette à des alternatives continuelles, furtout au printems dans les climats tempérés, aussi les fibres sont-elles dans des oscillations perpétuelles qui répondent à celles de l'atmosphere. Au bout de huit jours, le dégré du thermométre qui marquoit la chaleur, est celui qui nous marque une sensation évidente de froid. Ces alternatives sont salutaires, quoique quelques Particuliers en ressentent des effets pernicieux : elles donnent l'entrée à la matiere nutritive dans les fibres, elles l'y logent & l'y resserrent ; mais de plus elles endurcissent & fortifient les fibres sensibles de telle sorte qu'elles sont en état de résister aux excès de la chaleur qui bientôt prend le dessus.

Cette remarque nous apprend d'où vient au printems la nouvelle vigueur que notre corps semble avoir acquise, pourquoi nous croissons davantage dans cette saison, & pourquoi le développement qui s'est fait dans notre machine, semble avoir donné à nos fibres plus d'activité.

On ne peut pas rapporter ces changemens à la seule chaleur : la chaleur par elle-même relâche, produit la raréfaction, comme on l'a dit plus haut ; elle rend plutôt paresseux & engourdis, qu'actifs & vigilans. Les premieres chaleurs du printems semblent nous inviter

au sommeil, & nous rendre plus lourds
que nous ne l'étions ; double effet dépendant également & du relâchement
des fibres, & de la raréfaction des liqueurs. Mais les alternatives de froid
modéré & de chaleur que l'on ressent
dans cette saison, & qui, suivant les expériences de M. Hales, servent beaucoup
à la végétation des plantes, rendent nos
corps plus fermes & plus agiles ; deux
qualités qu'Hippocrate a fait dépendre
des variations de l'atmosphere (a).

L'été au contraire par sa chaleur nous
abbat ; quelque peu de nuances que cette
qualité ait dans ses progrès, jamais elle
n'affecte les nerfs avec vivacité, à moins
qu'elle ne soit brûlante, & par conséquent poussée à un dégré destructeur.
La chaleur est l'amie des nerfs, dit Hippocrate avec raison, cependant suppo-
sons-la continuée pendant quelque tems ;
l'évaporation, la transpiration trop grandes séchent les solides, & produisent des
humeurs approchantes de la solidité. Les
nerfs eux-mêmes participent à la sécheresse, ils sont relâchés ; mais si quelque
cause que ce soit leur donne trop de
tension, alors la langueur & l'amour de

(a) De aëre, locis & aquis.

l'oisiveté se tournent en activité violente, incapable de modération ; il semble que les fibres ne soient pas capables d'avoir des oscillations douces.

Mais c'est sur-tout dans le dernier dégré de chaleur, telle qu'on l'éprouve dans les jours les plus chauds, & dans les contrées les plus brûlantes, qu'il faut suivre ses effets. Nous les verrons à leur plus haut point, & de-là, en les diminuant, nous les distribuerons mieux dans leurs classes.

L'abbatement est excessif, il dégénere, dans le tems de la journée le plus chaud, en une nécessité insurmontable de dormir. Tous les peuples qui habitent ces contrées, ont été forcés de partager leurs travaux en deux, de chercher les asyles les plus profonds contre le soleil, de se livrer au sommeil pendant une partie de la journée, ils aiment mieux prolonger leurs occupations jusqu'au milieu des ténebres. La chaleur ne fait aucun effet sensible sur chaque fibre en particulier. On éprouve une fatigue générale, une anxiété, une impuissance au travail, ce qui a fait donner à la chaleur le nom d'ami incommode.

Les sources générales de cette anxiété se rapportent à deux points principaux, le premier eſt la foibleſſe & le relâchement des nerfs & des vaiſſeaux. M. Boerhaave, & les Auteurs qui regardent les eſprits animaux comme une émanation de nos liqueurs, nous donnent auſſi, comme une cauſe de cette foibleſſe, l'évacuation que fait la chaleur exceſſive de la partie la plus ſubtile de nos humeurs, & par conſéquent de nos eſprits. Mais ſi cette partie eſt capable de s'évaporer, les conduits de la peau ne doivent-ils pas être toujours aſſez ouverts pour leur laiſſer une fuite libre, même en hyver. Il nous ſuffira de ſentir combien la chaleur relâche les nerfs, ſans nous embarraſſer des cauſes inconnues qui dirigent leurs mouvemens.

Une ſeconde ſource auſſi puiſſante de cette incommodité, eſt le peu d'effet que peut avoir l'air raréfié ſur' le ſang dans la poitrine. En effet l'action d'une chaleur conſidérable produit une oppreſſion marquée, c'eſt elle qui nous fatigue d'abord, qui fait que nos vêtemens nous importunent, & que nous cherchons l'air frais, à quelque prix que ce ſoit. Le ſang ne trouve pas dans l'air qui lui eſt appliqué immédiatement, le rafraîchiſſement qu'il a coutume d'y trouver, comme M. Boerhaave l'a démontré par une expérience irréfragable. Le diaphragme ne peut pas se fixer avec force, ni servir d'appui dans les exercices.

Les vaisseaux qui sont à la surface du corps ne sont point rafraîchis, & ne communiquent point à l'intérieur du corps le froid qu'ils ont coutume d'emprunter de l'atmosphere. Nous cherchons tous un élément plus dense & plus froid ; l'eau qui absorbée humecte, qui rafraîchit & qui comprime d'avantage la surface du corps, semble nous donner une force nouvelle, & réparer ce que la chaleur détruit. M. Boerhaave nous dit que dans l'isle d'Ormus, il est des heures dans la journée où l'on ne peut vivre que dans le bain, ce qui ne dépend pas seulement de la chaleur du soleil, mais de la répercussion & de la réflexion de ses rayons, par des montagnes extrêmement blanches & brillantes.

L'inertie & le relâchement actuel des nerfs n'empêche cependant pas qu'ils ne soient très-aisés à irriter. La chaleur ne les tient que dans une espece de suspens ; si quelque cause irritante les entire, ils font alors des mouvemens violens, prompts, précipités. La sensation relâchante de la chaleur n'existe plus

pour eux; ils font entraînés par une autre caufe, & jouiffent du privilége de
la féchereffe qui eft d'être beaucoup plus
fufceptibles de tenfion, & d'avoir par
conféquent des ofcillations plus vives
& plus promptes. Les occafions de ces
irritations fe rencontrent fréquemment,
parce que les humeurs elles-mêmes font
plus actives, plus animées, plus capables de fournir des aiguillons. Les efprits animaux, fi cette matiere fi fub-
tile & fi indéfinie exifte réellement,
doivent moins participer d'un caractere
aqueux & rapide, & avoir reçu plus
de puiffance par l'élaboration générale
des humeurs.

Cette inertie, d'un côté, cette facilité à s'en tirer & à monter à l'excès
oppofé, de l'autre, produit un contrafte
bizarre entre l'inaction, l'amour de l'oifiveté & les paffions les plus violentes.
C'eft en cela que confifte le caractere
des hommes qui habitent les pays chauds,
& nous nous fentons nous-mêmes dans
cette difpofition pendant les ardeurs de
la canicule.

On eft languiffant pour les actions,
pour les plaifirs même; on eft fans appétit, & la fobriété n'eft plus une vertu; on ne défire que le repos & les li-

queurs fraîches. On invente mille précautions pour se soustraire aux ardeurs
de la chaleur, on semble ne faire autre
chose que végéter. On nous rapporte
l'exemple d'un grand Poëte Anglois qui
ne pouvoit point faire de vers dans les
ardeurs de l'été (a) : M. de la Hire a
connu un enfant qui perdoit sa mémoire
pendant l'été, pour ne la retrouver qu'à
l'équinoxe d'automne. Cependant cet
homme si dégradé a une espece de fureur insurmontable pour les plaisirs de
Venus ; plaisirs qui exigent de la force,
& qui supposent de la vivacité dans les
sensations ; il s'en épuise : il ne peut y
résister.

Cette sensation doit être dans les pays
chauds plus vive que toutes les autres.
Non-seulement elle dépend des nerfs,
mais elle est excitée encore par la pré-
sence d'une humeur qui, dans les Pays
chauds plus dégagée des principes aqueux,
a plus de force, plus de parties utiles
ramassées sous un même volume & dont
les principes sont plus affinés. Les corps
des hommes & des animaux sont plus
odorans, plus aromatiques, & l'on re-

––––––––––––––––––––––––––––––––––––

(a) *Hist. de l'Acad. ann. 1707.*

marque que les aromates tirés des animaux font de tous, les plus fubtils, &
ceux qui portent la fphere d'activité la
plus étendue. La femence eft de toutes
les humeurs du corps, celle qui a le plus
d'odeur & le plus d'atténuation ; combien doit-elle en avoir davantage dans
des pays où une ardeur continuelle exalte
& brûle les principes, où le mouvement inteftin que la femence fouffre dans
les véficules féminales doit être fi fort
& fi actif ? De-là l'origine de ces ferrails
dont toute l'Afie eft pleine ; de-là le li-
bertinage fi commun dans les Colonies
Européennes. Les hommes, dans cette
difpofition, fe mettent peu en colere ;
mais lorfqu'ils croient en avoir un jufte
fujet, leur colere eft une fureur qui ne
peut s'éteindre que par la mort (a).
Quoique lâches & craignant les dangers, ils font les plus forts des hommes,
& capables des plus grands efforts. Leurs
maladies font très-aiguës & très-vives,
prefque toujours accompagnées de convulfions. Ils en ont que nous ne connoiffons pas, terribles par leur vivacité
& par leurs fymptomes ; & fans citer

(a) *Vid. Hippocrat. de aëre, locis & aquis.*

encore Profper Alpin , & Bontius , fi l'on confronte les obfervations de Baglivi & de Ramazzini avec celles de Baillou & d'Huxham, on verra que l'Italie reçoit & admet plus de convulfions dans fes maladies, que la France ou l'Angleterre.

Les jours chauds de l'été produifent en petit, fur-tout s'ils font continués pendant un long efpace de tems, le même effet que les climats ; ceux-ci caufent une bien plus grande altération à ceux qu'on y tranfplante, qu'à ceux qui y font nés, & qui ne connoiffent point d'autre patrie. Les Hiftoriens remarquent que les conquêtes & les incurfions des peuples, fe font toujours faites du Nord vers les pays plus chauds ; mais bientôt les vainqueurs héritant du luxe des vaincus & de l'énervation que produit chez eux la chaleur, enfantent des races d'hommes auffi molles que ceux qu'ils ont dépouillés de leurs états. Ces peuples devenus riches, & ayant retiré l'oifiveté pour prix de leurs richeffes, ne peuvent pas concevoir la vivacité des Européens ; elle paroit auprès d'eux avoir quelque chofe de ridicule, quoique les Européens qu'ils voient ainfi tranfplantés, ayent beaucoup perdu de leur vivacité, & que de retour dans notre patrie, ils nous paroiffent à leur tour, ridicules par leur gravité orientale.

Tels font les effets de la chaleur fim-ple & fans complication avec des qualités étrangères, foit qu'on la regarde comme caufe méchanique, foit qu'on la confidere comme caufe de fenfation ; elle peut appartenir à trois circonftances différentes.

La premiere, & la plus importante pour ceux qui vivent dans des climats tempérés, eft une chaleur de faifon, telle que nous l'éprouvons dans les jours de l'été.

La feconde eft celle où nous fommes tranfplantés dans un climat brûlant. La derniere appartient aux habitans de ces climats. Les effets généraux dont nous avons parlé appartiennent également à ces trois cas, mais ils ont cependant leurs différences.

La chaleur de l'été peut être graduée, nuancée ou fubite ; fi elle eft fubite, agiffant encore plus par la fenfation que méchaniquement, elle produit d'abord l'abbatement le plus grand, & ce n'eft que fa continuation qui fait naître les autres effets ; au contraire fi elle eft nuancée, les effets méchaniques prennent le deffus. Mais fi cette chaleur eft infolite, qu'elle foit parvenue à un dégré que nous n'avons pas coutume d'éprouver, alors notre climat transformé en un climat brûlant, nous affecte beaucoup plus qu'il n'affecteroit en même proportion les habitans des Zones-torrides. Les gens gras fouffrent beaucoup plus que les gens maigres, parce que l'huile de leur graiffe échauffée relâche encore les folides, & conferve plus long-tems la chaleur de l'atmofphere. Les enfans feuls dont les fucs font plus aqueux, confervent plus de liberté dans leurs actions. Le fommeil eft inquiet, agité, parce que la tranfpiration pouffée à la peau dans le tems qu'elle n'eft pas mûre encore, irrite les nerfs de la peau, & parce qu'on ne peut pas fe prémunir dans un lit contre la chaleur, comme on le fait contre le froid.

Si nous nous trouvons tranfplantés dans un climat brûlant, le corps éprouve toutes les incommodités & de la fenfation de la chaleur, & de fes effets méchaniques; mais la continuité de la chaleur changeant & le caractere des humeurs & le ton des folides, il eft rare qu'après plufieurs mois de fuite d'habitation dans ces climats, les changemens évidens ne produifent enfin quelque maladie qui familiarife, pour ainfi dire, avec le climat, fi l'on peut en foutenir les impreffions. On peut confulter fur cet article tous les Voyageurs des Nations de l'Europe qui ont fixé leur féjour ou dans des Comptoirs de l'Afrique, ou dans les Ifles de l'Amérique. Le Pere Labat, entr'autres, en fournit plufieurs exemples frappans.

Pour les habitans naturels de ces climats, la fenfation de la chaleur ne les frappe plus, à moins qu'il n'y ait une augmentation dans la chaleur habituelle; mais les effets méchaniques exiftent tous entiers.

Ces habitans font entr'eux divifés comme les autres hommes; mais ils ont de plus qu'eux des dégrés de féchereffe, de tenfion, d'atténuation & de condenfation. Ils ont des pituiteux, des bilieux, des fanguins; mais leurs pituiteux ne font pas comparables aux nôtres, leur pituite eft toujours accompagnée d'une âcreté qui la fait dégénérer promptement, leurs bilieux fupportent des excès qui ne feroient pas tolérables pour les nôtres. En un mot, tout n'eft que par comparaifon, mais ils font tous bilieux par rapport à nous.

Cette expofition des effets de la chaleur fuffit pour nous faire fentir quelles font les indications du régime que nous devons fuivre. Les effets de la chaleur fe rapprochent infiniment, foit qu'elle foit ardente dans nos climats, foit que nous la fentions dans une terre étrangere. Les corps des gens qui ne font point habitués à la chaleur, ont befoin de beaucoup plus de précautions dans leurs régimes, que ceux qui, nés pour vivre dans les climats chauds, ont contracté avec cette qualité de l'air une efpece d'habitude ; cependant dans quelque cas que ce foit, la chaleur indique toujours de fonger à prévenir l'aridité des fibres, la condenfation des fucs, l'atténuation des principes.

Hippocrate prononce (*a*) que la boiffon abondante & légere appartient principalement à la chaleur, & qu'exceffive dans tout autre tems, elle ne peut trouver fa place que dans l'été.

Les alimens liquides font donc par la même raifon préférables dans cette faifon : plus les alimens portent de l'eau dans leurs fubftances, plus leur ufage appartient à l'été, parce qu'ils font un remede contre l'aridité que procure la

____

(a) *De victûs ratione falub.*

chaleur par elle-même , qu'ils suppléent à ce qui leur est enlevé par la transpiration & par l'évaporation. Ils divisent les humeurs trop âcres, humectent les solides trop desséchés, de sorte qu'à cette liquidité il suffit de joindre des principes éloignés de l'atténuation, ou qui corrigent celle qui est faite naturellement, & nous aurons rempli tous les points qu'exige le régime préservatif de la chaleur.

Les premiers antidotes de la chaleur, ceux qui sont les plus naturels, sont les acides. Ces sels ont sur-tout une qualité anti-putride dans l'ordre de la nature. Les sels acides sont les substances qui s'éloignent le moins du principe de leur formation ; ils empêchent par-tout le développement des sels âcres & l'expansion des huiles : ils ont d'ailleurs dans le corps la propriété de donner aux solides une espece de froncement qui retient dans la masse du sang les principes les plus subtils, toujours prêts à s'évaporer par des vaisseaux trop relâchés.

Après les acides, les savonneux acidules tirés des plantes dont nous avons déja parlé, font un second secours que la nature a multiplié dans l'été ; leur combinaison formée par la main de la

nature

nature même, de l'huile la plus douce & d'un sel acide, outre les qualités des acides, a encore celle de diminuer la condensation des parties du sang, d'en empêcher l'imméabilité, & de diviser les parties les plus disposées à croupir, soit dans les vaisseaux sanguins même, soit dans les couloirs de la bile.

Ils agissent si puissamment sur cette derniere humeur, qu'ils la fondent & la font paroître évidemment liquide par les selles. Cette propriété relâchante appartient à tous les fruits d'été, qui portent le nom de la saison pour laquelle le Créateur les a destinés. Ils sont distribués abondamment dans tous les Pays où ils peuvent être de quelque usage. Si-tôt que la chaleur paroît, ils paroissent & s'évanouissent avec elle. Les climats chauds semblent être encore plus fertiles que les nôtresde ces sortes de substances.On y en trouve de toute espece, dont nous ne connoissons que le nom, aussi leur sont-elles plus nécessaires qu'à nous.

Un privilége qui appartient également aux acides & aux savonneux, est de rendre l'eau qu'ils portent toujours abondamment dans leur substance plus mixible aux principes du sang. C'est encore une réflexion de Monsieur Boerhaave, que dans les grandes chaleurs de l'été, les principes du sang sont si condensés & si privés d'eau, que l'eau pure résorbée avidement par les vaisseaux lactés, ne se mêle que très-difficilement avec la masse des humeurs ; mais emportée avec rapidité dans les voies de la circulation, elle est présentée, offerte à la peau & aux conduits des urines avec la même promptitude, & elle est enlevée hors du corps, sans avoir souffert presque aucune altération ; elle est seulement chargée de quelques parties salines, qu'elle a entraînées, & qui laissent la masse du sang encore plus huileuse. La même imméabilité des liqueurs paroît tout aussi évidemment, mais a des suites plus funestes, si l'eau est retenue à l'intérieur du corps.

J'ai vu des hommes imprudens en été faire une espece de débauche d'eau, s'il est permis de se servir de ce terme ; elle ne pouvoit agir chez eux, ni par son poids, ni par sa fraicheur. Cependant après en avoir bu une quantité assez considérable, on les voyoit étouffer comme si on leur avoit injecté de l'eau dans les veines. Une anxiété violente, les vertiges s'emparoient de toute leur machine, jusqu'à ce que la sueur ou les urines euſſent emporté cette eau ſurabondante.

La nourriture doit être en général moins ſolide en été : *molliores cibi*, dit Hippocrate ; on doit rechercher pour alimens les ſubſtances qui tendent le moins à la putridité , ayant toujours devant les yeux la langueur & le peu de force de l'eſtomac. Heureuſement par un ordre bienfaiſant de la Providence , la terre eſt couverte de légumes, & de ſemences fraîches & tendres en été. On pourra choiſir entre ces alimens ceux qui ſont plus denſes, dont les parties ſont plus liées entr'elles, pour en faire la nourriture des gens qui ſont livrés à l'exercice. Les plus tendres & les plus légeres ſeront la nourriture des gens oiſifs & plus ſédentaires. S'il eſt néceſſaire de faire uſage de la viande, au moins choiſiſſons celle qui, ſortie d'animaux ou granivores, ou herbivores , n'a pas encore ſouffert une grande atténuation. L'uſage des jeunes animaux peut être permis ; mais le gibier, les viandes des animaux exercés doivent être rejettées loin de l'été. Hippocrate recommande de faire uſage plutôt de bouilli que de rôti, les Anciens regardoient les choſes rôties comme ſéches ; mais dans le fond, quoique les fibres des viandes bouilliés

foient plus féparées que celles des viandes rôties, les dernieres ont plus de fuc
nutritif, & doivent être préférées en
tout tems.

Il eft effentiel en été de ne point furcharger fon eftomac. On n'a point d'appétit, & cependant on fupporte le
jeûne très-difficilement. La raifon en eft
aifée à fentir : les fibres nerveufes & les
organes des fenfations font dans l'abbatement ; cependant les humeurs ont
plus d'atténuation & d'âcreté, elles perdent continuellement davantage, elles
ont un befoin continuel de réparation.

Il faut donc divifer fes repas, les faire
légers, ne point furcharger fes forces,
mais ne pas laiffer les humeurs fe corrompre par le défaut de nouveaux fucs. Le
jeûne feroit infupportable dans les Pays
chauds, fi on n'y trouvoit des adouciffe-
mens. Les Ordres Monaftiques les plus
réguliers, que les Efpagnols ont tranfportés au Pérou, jeûnent exactement dans
la privation des viandes, des huiles,
des laitages : l'abftinence eft portée jufqu'à ne faire aucun ufage des chofes chaudes & apprêtées ; c'eft pour eux une légere pénitence ; mais ils ne peuvent fe
paffer de tempérer le jeûne avec des liqueurs fraîches, & fur-tout avec le chocolat.

Cette boisson est une invention des Pays chauds : elle est en elle - même une espece d'émulsion faite avec la partie huileuse du cacao, rendu mixible à l'eau par le broyement, & avec les entraves du sucre ; elle est animée avec la cannelle & la vanille, aromates qui donnent de la force à l'estomac, & qui aident à la digestion du mucilage doux & de l'huile légere que contient le cacao.

L'avantage qu'a le chocolat dans les Pays chauds, est de nourrir sans fatiguer l'estomac ; sans produire de pesanteur. Aussi en Europe, l'Italie, l'Espagne, la Provence, sont les Pays où l'on en fait le plus d'usage. Il y est si universellement répandu, qu'il semble que l'expérience ait appris aux habitans qu'il leur étoit salutaire. Il l'est en effet, si l'on consulte les lumieres de la Physique, avec quelque restriction cependant ; car beaucoup d'estomacs ont de la peine à le digérer. On doit se consulter soi-même sur cette peine, & n'en pas prendre, quand il excite quelque pesanteur dans ce viscere.

On doit bannir du régime de l'été les huiles sujettes à se rancir, les beurres, le jus & les coulis, tous les aromatiques qui enflamment, qui irritent, qui augmen-

tent le mouvement du cœur & des arteres.

Il faut, pour ainſi dire, rentrer dans le
régime du ſiécle d'or. Vivre des productions de la nature ; le laitage, les fruits,
le miel & les légumes ſuffiroient pour
nourrir les hommes ſainement pendant
la chaleur ; mais que faire, & comment
ſe conduire pour la boiſſon ?

Hippocrate ſemble défendre abſolument l'uſage du vin en été ; & à ſuivre
exactement les loix de la raiſon, il eſt
certain qu'il ſeroit très-à-propos de le
bannir dans les ſaiſons chaudes & dans
les climats brûlans. Cependant une trop
grande quantité d'eau énerve l'eſtomac,
forme un chyle crud, en troublant la proportion des principes qui doivent le
compoſer, en diviſant les parties de la
lymphe qui doit continuellement ſe mêler avec lui dans les vaiſſeaux lactés.
Il eſt donc permis de mettre dans l'eau
dont on fait uſage en été, un léger ſtimulant, qui donne de l'action aux membranes de l'eſtomac, qui facilite la diſtri-
bution de l'eau, & qui la faſſe même ad-
hérer aux principes du ſang.

Ce ſtimulant peut être tiré des vins
légers, aigrelets, qui contiennent peu
d'eſprits, peu d'huile, beaucoup de par-

ties salines ; de la petite biere, qui est
une boisson si recherchée en été dans
nos Pays : du cidre & du poiré ; mais en
mêlant ces liqueurs avec l'eau, & en en
faisant sa boisson, il faut bien songer que
l'on boit une liqueur spiritueuse, & que
malgré le froid apparent qu'on lui procure,
elle contient toujours une partie échauffante.

C'est une douce erreur en été, que
de faire usage de trop de boisson, sur-
tout pendant les repas. Trop de boisson
dans ce tems a tous les inconvéniens
que nous reprochions à l'eau. On peut
boire davantage, quand on est plus éloigné des repas ; mais la boisson doit toujours être aiguisée.

Mais est-il aussi salutaire de procurer à
sa boisson une fraîcheur artificielle ? C'est
une question qui est assurément aisée à
décider, puisque nous cherchons à combattre les inconvéniens de la chaleur.

Oui sans doute, plus l'eau & les
boissons sont fraîches, plus elles sont
salutaires ; il faut néanmoins que le corps
soit disposé à les recevoir, qu'il ne vienne
point d'admettre des principes trop
chauds, que le sang raréfié par l'exercice
ne rende point l'action de cette fraîcheur
& son impression sur les nerfs trop vive ;

trop fubite ; il en réfulteroit des inconvéniens confidérables, des engorgemens
fubits, inflammatoires ; des ofcillations
vives des nerfs, capables d'interrom-
pre tout-à-coup le cours des fonctions.
Il ne faut faire ufage de ces liqueurs, que
lorfque le corps eft raffis. Ces boiffons
font moins utiles en mangeant, que feules & ifolées. L'ufage où l'on eft en
France de prendre des glaces à la fin du
repas, eft mauvais. L'action du froid fe
rapporte toujours à une efpece d'engourdiffement & d'inaction. Par conféquent,
quelque paffager que foit le froid que procurent les glaces, il fufpend toujours la
digeftion. Mais la coutume où l'on eft
en Italie de les prendre à différentes
heures de la journée loin des repas, eft
un ufage falutaire qui donne de la force
aux folides, au fang un principe de condenfation, & qui retarde fur le corps les
effets de la chaleur.

L'exercice dans les grandes chaleurs
doit être fort modéré ; il faut même
avoir un foin tout particulier de n'en
faire aucun dans le tems de la journée,
où la chaleur eft la plus violente. Ce
repos du midi eft une pratique reçue
dans les Pays chauds, dans lefquels on
s'abandonne à la fenfation du relâche-

ment que produit la chaleur, & au sommeil qui en est la suite. Dans nos climats
plus tempérés, tous les ouvriers qui travaillent en plein air, cessent pendant ce
tems, la plûpart dorment ; & si la nécessité de dormir n'est pas si grande que
dans des Contrées plus brûlantes, du
moins ne peut-on vaquer à aucun exercice qui exige beaucoup de force. Les
animaux semblent suivre en cela l'esprit
de la nature : car jamais les forêts &
les bois ne font plus tranquilles que dans
l'ardeur de ce tems du jour. Tous les animaux terrestres font au gîte ; ils aiment la
terre, disent les chasseurs, les oiseaux ne
font point entendre leur ramage. Le silence du midi est comparable au silence
de la nuit.

La nécessité de l'exercice est fondée
sur ce qu'il sert à établir la proportion
qui doit exister entre les alimens & les
évacuations, qui font le signe & le fruit
de la coction ; cette nécessité est donc
moins grande, ou du moins la quantité
doit en être moins considérable. Les
anciens Guerriers entroient en quartier
d'été, comme les nôtres entrent en
quartier d'hiver. Si l'exercice donne de
la force aux fibres, il fait une trop
grande dépense d'humeurs ; & le choix

étant permis, l'exercice à cheval doit être préféré à l'exercice à pied.

Mais ces fortes de choix n'appartiennent qu'à la moindre partie des hommes; beaucoup font obligés par état, & pour vivre, de fe livrer à des travaux forcés, de porter des fardeaux, de traîner des pierres & du bois, de marcher, de faire la moiffon. Ces travaux, au milieu de l'été, font inconcevables aux gens nourris dans le luxe & dans la molleffe. Ils n'imaginent pas que leur nature foit dégénérée ; ils fe perfuadent que celle des payfans & des ouvriers eft autre que la leur. Tout le myftere dépend de la force qu'ont acquis les folides de ces gens endurcis par les travaux, que les anciens Poëtes appelloient avec raifon : *ferrea progenies*. Les ofcillations de leurs fibres font lentes, tardives, la raréfaction des liquides moindre. Ces liqueurs font un corps plus denfe, la fenfation moins vive. Ces priviléges n'empêchent pas que fouvent dans l'été les porte-faix, tous dégouttans de fueurs, ne foient prêts à tomber en défaillance ; c'eft feulement dans ces cas, que M. Boerhaave permettoit de faire ufage d'efprits ardens : la fueur eft devenue colliquative, l'atténuation des humeurs eft extrême, le relâchement

des folides peut faire naître des symptomes à craindre : l'efprit de vin & l'eau-
de-vie peuvent remédier par leur action
méchanique à tous ces inconvéniens. Mais
ces efprits ne perdent jamais leur qualité
endurciffante fur l'eftomac ; ainfi les cas
où l'on les permet doivent être rares.
La chaleur ne produit jamais des effets
fi violens fur les habitans des Pays chauds,
à moins qu'ils ne fe livrent à des travaux
extraordinaires ; mais cet état eft très-
commun à ceux qui, quittant des Pays
tempérés, font tranfplantés dans des
climats plus chauds & n'y font pas encore accoutumés. De-là l'efpece de langueur que les voyageurs nous décrivent
avec tant d'énergie, & l'ufage immodéré des liqueurs fortes qu'ils emploient
pour fe ranimer ; ils difent que ces liqueurs les rafraîchiffent. Les Médecins
Anglois & François ont tous parlé avec
force contre l'abus exceffif que l'on fait
de ces liqueurs dans leurs Colonnies ;
mais vraifemblablement ils ne perfua-
deront jamais ces hommes qui écoutent
peu la voix d'une théorie qu'ils n'enten-
dent pas, qui ne font aucune attention
à une expérience qu'ils rejettent. Ils aiment mieux accufer l'intempérie de l'air,

N vj

de la plûpart des morts prématurées de leurs climats. Ils ne conçoivent pas que leur intempérance pour les liqueurs, pour les femmes, puiſſe en être la cauſe.

Dans ces cas de chaleur même exceſ-ſive, on pourroit préférer aux acides ſa-vonneux les acides terreux ; ceux qui portent avec eux une qualité aſtrin-gente , comme les verjus, les grena-des, &c. Ils ont les propriétés de l'eſ-prit de vin ſur les ſolides & ſur les flui-des , ſans en avoir les inconveniens ; le reſſerrement paſſager qu'ils procurent aux fibres, les principes groſſiers qu'ils four-niſſent aux liqueurs, dépendent d'une qualité racorniſſante , telle que l'eſprit de vin. Pourquoi a-t-on abandonné la pratique des Romains, qui faiſoient boire à leurs ſoldats de l'eau & du vinaigre dans leurs marches.

Le ſommeil eſt en général , nous l'a-vons déja dit, plus inquiet, plus troublé en été, plus long, plus tranquille en hiver (a). Hippocrate l'avoit obſervé ; la qualité que cet Auteur donne au ſom-meil de rafraîchir, d'humecter ; les ob-ſervations que l'illuſtre Gorter a faites ſur

____

(a) *Vid. Hippocrat. de victûs ratione ,* & *paſſim.*

la qualité du fommeil, par laquelle il
diminue la tranfpiration, le relâchement
& la fraîcheur qu'il produit, tout prouve
que la réparation du fommeil eft auffi
néceffaire pour le moins en été qu'en
hiver. Hippocrate recommande de dormir dans un endroit frais, & de fe bien
couvrir (*a*). Je crois que la pratique
qu'Homere fait tenir à Neftor, eft encore plus favorable pour appeller le fommeil dans l'été & dans les Pays chauds ;
le bain, après le bain ; un léger repas ;
après ce léger repas, le fommeil.

Tels font les préceptes de régime auxquels on doit s'aftreindre dans la chaleur
& dans les Pays chauds. Il faut cependant toujours obferver la régle d'Hippocrate, qu'il répete expreffément, en parlant du régime qui convient à chaque
faifon : il faut que les changemens fe
faffent petit-à-petit, que la façon de vivre ne foit point portée tout à coup d'un
excès à l'autre ; les inconvéniens de la
chaleur, ceux de ce changement fubit
concourroient à produire dans le corps
une trop grande altération, qui peut-être
ne pourroit exifter, fans produire une
maladie.

––––––––––––––––

(a) *Epid. lib. 2.*

Nous avons confidéré la chaleur dont nous venons de parler, comme fimple & ifolée, fans aucun autre accident que celui qu'elle porte naturellement avec elle, qui eft la féchereffe de l'atmofphere ; c'eft cette conftitution fimple qui appartient à la plûpart des climats chauds, dans lefquels les pluies font fort rares. Elle doit auffi naturellement appartenir à l'été ; cette faifon a toujours été regardée comme chaude & feche, quoique fouvent la conftitution naturelle ait été dérangée, & qu'elle ait au contraire été très-humide. La conftitution de l'air dont nous venons de traiter, étoit appellée par les Grecs αυχμοι, *fquallores*, par les Latins ; mais la combinaifon de la chaleur de l'air avec fon humidité, eft une combinaifon très-effentielle à examiner, & dont les inconvéniens, différens de ceux de la chaleur même, doivent influer beaucoup fur les loix du régime.

Un été chaud, humide, fi l'air n'eft pas balayé par les vents, eft peut-être un des préfens les plus funeftes que la colere du Ciel puiffe faire aux hommes (*a*).

(a) *Vid. Lucret, de rerum naturâ ; lib.* 6.

Un climat dont l'atmofphere eft toujours prête à prendre cette qualité , foit
dans une partie de l'année , foit pendant
toute l'année , eft un climat qui eft pernicieux par lui-même , & qui ne peut
être falutaire que par accident , & pour
des fantés délabrées d'ailleurs par la féchereffe. Auffi Varron (*a*) confeille-
t-il aux poffeffeurs d'héritages fitués dans
des vallées brûlantes où les vents n'abor-
dent point , & où les marais font naître
beaucoup d'exhalaifons , de les vendre
autant qu'ils pourront , s'ils ne peuvent
pas les vendre , de les abandonner.

Beaucoup de Villes cependant ont été
bâties dans cette fituation. M. Chirac fait
dépendre de l'affiette de la Ville & du Port
de Rochefort les maladies putrides &
même peftilentielles qui y régnent fouvent. Varron accufe auffi la Ville principale de l'ifle de Corfou , d'avoir été
bâtie dans une fituation mal-faine ; prefque toute l'Italie eft inondée d'eau , &
cependant elle eft très - chaude. Pline
nous apprend dans fes Lettres, que l'on
regardoit par cette raifon , toute la Tof-
cane comme mal-faine. Le vent du

____

(*a*) *De re ruflicâ , lib. 1. cap. 12.*

Midi, *chaud & humide*, depuis les tems d'Horace jusqu'aux nôtres, est regardé comme le profit de Libitine.

Dans les Indes, beaucoup d'Isles & de Pays ne sont funestes aux voyageurs & aux habitans, que par ces deux qualités ; telle est entr'autres l'Isle de Saint-Domingue, sur-tout dans la partie habitée par les François.

Hippocrate a regardé cette constitution comme celle qui enfante la peste & les maladies pestilentielles ; cette maladie cruelle, qui a fait de tems en tems des incursions dans l'Europe, & qui elle seule a mérité le nom de peste, que l'on donnoit jadis à un genre de maladies, y est apportée par le Commerce des régions chaudes & humides de l'Ethiopie ; & l'on connoît dans l'Asie plusieurs especes de maladies qu'on appelle *pestes*, qui toutes sont accompagnées d'un vent humide & brûlant. La constitution chaude & humide dans nos climats, donne des forces à la contagion, qu'un air plus brûlant & plus humide encore a fait naître. Elle va continuellement en se dégradant vers les climats Septentrionaux, où elle rencontre des corps plus fermes, plus difficiles à vaincre, & prémunis par le froid contre ses attaques. Des nuées

d’infectes précedent ordinairement l’é-
ruption des maladies contagieufes ; jamais cette efpece d’animaux n’eft plus
abondante que dans les faifons chaudes
& pluvieufes. Les Anciens attribuoient
leur génération à la pourriture ; ils s’y
plaifent en effet, & font les plus exaltés
de tous les animaux dans leurs principes.

Pour faire voir comment cette conftitution de l’air peut produire tous ces
malheurs, & comment on peut y remédier par le régime, parcourons fes effets
fur le corps. L’air nébuleux eft plus léger que l’air fec ; la refpiration eft donc
moins profonde, le mouvement de la
circulation moins rapide ; les vaiffeaux
étant relâchés, les humeurs s’arrêtent,
& croupiffent dans les derniers canaux
des vifceres, & fur-tout dans ceux de
la peau. L’évaporation & la tranfpiration font peu abondantes, & au contraire le corps réforbe beaucoup de l’humidité dans laquelle il nage, & qui, réduite en vapeurs, l’environne entiérement & s’applique continuellement à la
peau & aux vêtemens. De toutes ces
caufes combinées, dépend l’atonie générale des folides, la lenteur de la
circulation, & l’arrêt prefque total des

liquides dans les vaisseaux capillaires. Le séjour des parties âcres qui croupissent, & qui, en croupissant, se pourrissent, énervent encore l'activité de tous les organes, & servent de levain pour produire une nouvelle putréfaction. L'air est dans la situation où on peut le désirer pour avancer la fermentation ; les viandes les plus fraîches, dans l'espace de quatre heures, sont pourries par cette constitution de l'air, à la Jamaïque, suivant l'observation du Docteur Hans-Sloane (a).

Quoique les corps vivans, animés par un mouvement intérieur, rejettent loin de leur centre toutes les parties étrangeres, & résistent plus long-tems à la pourriture, malgré toutes les causes qui concourent à la former ; cependant l'homme le plus sain, placé dans un air qui a ces deux qualités de chaleur & d'humidité, tombe dans la langueur, & perd sa vigueur : ce tems est celui où il y a plus de maladies dans les Armées, suivant les observations du Docteur Pringle ; & l'Italie n'a jamais été funeste aux François, que par ces qualités de l'air qu'elle a éminemment.

(a) *Hist. nat. of Jamaïc*, Introd. 15.

Le premier précepte qu'on ait à donner aux hommes qui s'y trouvent, c'est
de fuir, s'il est possible ; si la fuite n'est
pas permise, il faut suivre un régime
absolument médicamenteux.

La chaleur exige toujours les antiputrides dont nous avons déja parlé plusieurs fois ; mais il faut que ces antiputrides soient joints à des toniques qui,
sans enfanter une nouvelle chaleur ,
donnent cependant des forces passage-
res à l'estomac. On trouve cette combinaison dans la nature ; & l'écorce amere
& aromatique des fruits rafraîchissans
que le Créateur a fait naître dans les
Pays chauds, est en même tems un stimulant léger & un antiputride. Les inflammations sont moins fréquentes dans
cette constitution de l'air, que dans la
précédente, mais la putridité & la colli-
quation en font l'apanage. Les solides doivent être aiguillonnés & ne doivent point
être surchargés de nourriture ; la sobriété est nécessaire dans ces climats, les
alimens doivent y être aisés à digérer,
& toujours assaisonnés d'aromates légers
qui en facilitent la digestion. Les habitans des pays plus Septentrionaux conçoivent à peine le goût décidé des Asia-
tiques pour les odeurs les plus fortes &

les aromates les plus violens que le Créateur a prodigués dans leurs Pays ; ils ne
remarquent pas que les odeurs excitent
le mouvement & l'ofcillation des nerfs
languiffans dans la chaleur ; que les aromates font eux-mêmes des remédes anti-
putrides. Les Arabes, & les Médecins
qui ont le plus vu de maladies peftilentielles, ces maladies ne font autre
chofe que la putridité développée autant qu'elle peut l'être dans un corps
vivant, chargent toujours les formules
de leurs ordonnances de ces aromates.
Ils ont obfervé qu'en relevant le principe
des forces, ils donnent plus de jeu à la
nature, arrêtent la pourriture „rendent
l'ennemi moins fort, & par conféquent
préparent à la guérifon, quand elle eft
poffible. Les acides minéraux mêlés avec
les aromates, font à jufte titre, regardés
par tous les Médecins modernes, comme
les antidotes de la pefte.

L'exercice doit être plus confidérable
que dans la chaleur feche & brûlante,
modéré cependant, & toujours affai-
fonné de l'ufage des antiputrides. Les feuls
bains froids peuvent convenir ; le fommeil doit être court, & dans les chambres
les mieux expofées, qu'il eft poffible de
les conftruire, toujours fort élévées au-

deſſus de la ſurface de la terre ; & l'on doit ſe défendre avec ſoin de l'impulſion que l'âcreté des humeurs nous donne aux plaiſirs de Venus , plaiſirs qui épuiſent & qui détruiſent de plus en plus les forces de l'eſtomac. Au reſte , l'obſervation nous démontre encore que les hommes ſont moins féconds dans ces climats , que dans ceux qui ſont plus ſecs & plus froids (a).

Le froid eſt préciſément le contraire de la chaleur ; ſes effets méchaniques lui ſont directement oppoſés ; plus de froid , moins de chaleur , ſont des termes ſynonimes. Ainſi , ſans nous embarquer dans cette grande queſtion agitée par les Phyſiciens , ſi le froid eſt quelque choſe de poſitif , ou ſi l'on doit le regarder comme l'abſence de la chaleur , nous le traiterons comme un état des corps abſolument oppoſé à la chaleur.

Le froid condenſe les corps & tous les êtres matériels connus , quels qu'ils

____

(a) *Hippocrat. de aëre, locis & aquis.*
Il faut lire avec la plus grande attention les deux Livres d'Hippocrate, l'un, *de ſalubri victûs ratione* , l'autre, *de aëre, locis & aquis* ; les vérités qui y ſont contenues, ſe rapportent à cet endroit de notre Traité. Nous nous diſpenſerons de les citer ; il faudroit les copier.

foient, font fujets à cette loi, en raifon inverfe de leur denfité : ils confervent la condenfation, en raifon directe de cette même denfité.

Le froid arrête le mouvement inteftin des liqueurs, & diminue leur action ; il tend à diminuer leur fluidité, & à en faire un corps folide ; le mercure eft peut-être feul exempt de cette fixation.

Il diminue l'évaporation des corps ; & quoiqu'il y ait toujours quelque évaporation dans la nature, on ne peut pas refufer cette propriété au froid, parce qu'on ne connoît point de froid abfolu, & que la chaleur a toujours quelque effet évident.

Son action fur le corps humain, eft ou méchanique ou relative à la fenfibilité. Nous nous fommes affez étendus, en parlant de la chaleur, fur les différences que l'on doit mettre entre l'action méchanique de ces agens, & leur action fur un corps fenfible. Mais les effets même méchaniques du froid fur nos corps, variant fuivant leurs dégrés, nous diviferons ces effets, en partageant le froid en trois dégrés, entre lefquels on en peut diftinguer beaucoup d'intermédiaires, mais qui peuvent fe rapporter plus ou moins à ces trois principaux.

Le premier dégré de froid fera celui qu'on peut regarder comme abfolument relatif, tel eſt le froid d'une nuit fraîche en été, d'un lieu ombragé, & qui ne reçoit jamais les rayons du ſoleil ; tel eſt celui qui, dans l'hiver, eſt au-deſſus du point de congellation au thermometre.

Le ſecond ſera celui d'une forte congellation, telle que celles de nos hivers rigoureux.

Dans le troiſieme enfin, nous examinerons les rigueurs du froid le plus vif, & nous étudierons ſon action, ſoit dans une impreſſion paſſagere, ſoit dans une impreſſion continuée.

Les cauſes générales du froid extérieur qui affecte les hommes dans leur état de ſanté, ſe réduiſent à l'obliquité du ſoleil, par rapport à eux ; les vents froids, les nuages qui interceptent les rayons de cet aſtre, les montagnes qui les empêchent de parvenir juſqu'aux habitations ſituées à leur nord, ſont des cauſes ſecondaires qui augmentent ou qui diminuent le froid, qui le font plus ou moins cuiſant, & qui ſur-tout cauſent ſes complications.

Le premier dégré de froid commence à quelques dégrés au-deſſus de la congélation légere ; ainsi c'est dans ce dégré que sont compris les froids légers que nous ressentons en Octobre, & dont le printems n'est pas exempt. Ces gelées légeres qu'on appelle blanches, parce qu'elles ne congelent que l'eau extrêmement divisée qui sort des gazons, que la rosée qui tombe sur les lieux les plus élévés, les ponts, les clochers, les collines ; c'est dans ce même dégré que sont comprises les nuits fraîches de l'été commençant ou avancé.

Les effets subits & sensibles de ce premier dégré de froid, sont une espece de tremblement & de frissonnement qui s'excite dans tout le corps, & qui semble pénétrer de l'extérieur à l'intérieur. Il cesse promptement, quand on est exposé long-tems à l'air. Le sentiment qu'il excite, est vif & piquant, mêlé de froid & de chaleur. La chaleur est bientôt décidée, si l'on quitte les approches de l'air extérieur. Si le froid est sec, & la pesanteur de l'air aussi grande qu'elle l'est dans un beau tems, à l'exception de la sensation qui est vive & douloureuse, tout le reste de l'œcomie animale paroît être augmenté en vigueur, il semble qu'il y ait une force & une action tonique plus grande, plus

de

de vibratilité & d'activité dans tous les nerfs ; le visage a un air de gaieté, les membres une activité plus grande : l'esprit même paroît plus prompt & plus délié ; le froid a agi sur les nerfs précisément comme un stimulant : aussi les gens délicats, ceux qui ont de vieilles cicatrices ou quelque humeur étrangere dans la masse du sang, ressentent-ils des douleurs nouvelles. Les goutteux, les gens à rhumatisme souffrent davantage, mais souffrent plus gaiement ; on urine davantage, on dort mieux, on a plus d'appétit.

Tout froid subit produit ces phénomenes ; mais sa continuation, si elle est sans augmentation, perd ses effets agréables, & ne conserve que son action méchanique.

L'action physique du froid sur le corps, est le resserrement : ce resserrement appartient aux solides & aux fluides. Les fluides, comme moins denses, se condensent plus promptement & plus fortement ; mais le rétrécissement général du diametre d'une infinité de vaisseaux capillaires ferme au sang une partie de la route qu'il trouve plus libre dans la chaleur : aussi la résistance que trouvent les liquides à parcourir leurs vaisseaux capillaires, est-elle plus grande, le frottement plus considérable, & la génération de la chaleur effective, produite par le corps, est-elle plus vive? Au resserrement méchanique, joignez celui que produit l'action tonique augmentée, & l'on trouve dans l'action du froid sur la peau les élémens de l'inflammation. Le visage des gens qui ont été exposés au froid, brûle & ne peut soutenir l'action du feu. Ces deux excès opposés font parcourir aux fibres l'espace le plus grand de la contraction au relâchement, qu'elles puissent supporter. Aussi cette premiere impression du feu sur un visage & sur des mains refroidies, est-elle accompagnée d'une vive douleur. Le tremblement & le frissonnement dépendent de l'interception de la circulation dans les fibres sur lesquelles le froid agit vivement. Diminuez la cause de ce resserrement, le sang reprend ses droits avec vivacité, le resserrement n'est plus qu'une raison pour que la chaleur soit plus forte, parce que le frottement est plus grand. Telle est la théorie du froid & de la chaleur qu'excite dans les fibres une atmosphere fraîche & seche. La transpiration diminue par le resserrement de ses conduits, le poids réel du corps augmente ; mais les forces des fibres augmentant aussi , la pesanteur spécifique diminue : on est moins léger , & on se sent cependant plus léger ; l'urine emporte le résidu de la transpiration : les secrétions qui se font au centre du corps , semblent être augmentées aux dépens de celles qui se font à l'extérieur ; l'appétit est plus fort, la premiere digestion se fait mieux. Les Anciens qui regardoient la chaleur comme une des ouvrieres principales de nos fonctions, croyoient la santé plus ferme dans le froid , parce que la chaleur se concentroit davantage à l'intérieur : *Ventres sunt calidiores* , disoit Hippocrate.

Quoique la théorie moderne nous démontre que la chose ne peut être vraie que dans un sens allégorique, il n'en est pas moins démontré par l'expérience, que les fonctions intérieures sont plus fortes, & s'exécutent avec plus de vigueur.

La respiration elle-même est plus développée ; la pesanteur & la densité de l'atmosphere en font la cause : le pouls plus dur & plus serré, la résistance suivant les parois de l'artere & les obstacles suivant l'axe , sont aussi plus grands.

. Cependant le corps a moins befoin de réparation ; les évacuations & les pertes font moins grandes, la pléthore fe montre quelquefois dans ces froids légers ; les hémorragies par le nez & par les hémorrhoïdes, y font affez fréquentes.

L'altération des principes des liqueurs y eft beaucoup moins forte & moins prompte : le fang tout chargé d'un nouveau chyle, eft offert plus d'une fois aux parties froides du corps dans les veines cutanées ; il fe l'affimile moins également, malgré l'action d'un frottement plus vif dans les capillaires, & l'on a plus befoin du fommeil & de la nuit, pour faire une nutrition falutaire.

Le tems le plus fain de l'année eft peut-être celui de ce froid léger. Les pays qui y font le plus expofés, font ceux qui nous fourniffent les corps les plus fermes, les plus robuftes. Ils font même de plus longue durée, car la répercuffion de la tranfpiration, fans leur rien ôter de leur fermeté, empêche leur rigidité ; mais il a auffi fes inconvéniens, il nuit aux gens fecs qui ont une grande vibratilité & une grande contractilité dans les fibres ; il procure l'inflammation autant qu'il nuit à la fuppuration. La réunion des plaies fe fait bien mieux dans un climat chaud que dans un climat même légérement froid.

Jamais on ne peut compter dans cet état de l'air sur une dépuration aussi parfaite & aussi réguliere des maladies, que dans l'été ; les sucs s'accumulent bien davantage dans les vaisseaux capillaires.

Ce peu de principes peut nous guider dans nos préceptes diététiques. La premiere coction se fait bien, la seconde se fait plus lentement ; au surplus on peut & on doit l'accélérer par l'exercice. Mais l'estomac est fort, les nerfs prompts à l'exciter à l'action, ou appete ; aussi est-ce l'état de l'atmosphere ou le tems de l'année, où l'on peut jouir de la plus grande liberté dans le régime. On peut s'y permettre l'usage des liqueurs fermentées. Le vin, la viande, les farineux un peu plus grossiers, trouvent aussi leur place dans cette saison, sur-tout pour ceux qui menent une vie exercée, & qui ne se tiennent pas dans l'oisiveté. Les gens oisifs & les femmes participent peu aux bienfaits de cette saison. La transpiration est diminuée pour eux, le poids réel du corps est augmenté, le poids relatif n'est point diminué. C'est d'eux que Sanctorius (*a*) a dit que dans un corps foible le froid léger diminue encore la chaleur. On sent bien que les aqueux, les délayans, les émulsions, les acidules même sont contraires dans cette constitution de l'air. Telle est la doctrine d'Hippocrate, telle est celle de la nature.

Ce dégré de froid est susceptible d'une complication, qui ne peut appartenir à aucune autre, c'est la légereté de l'air & son humidité; si-tôt que la gelée forte est établie, bientôt elle fait disparoître les brouillards & les pluies d'hyver. Le ciel n'est jamais plus pur & plus serein que dans ce tems. Le barometre se soutient toujours très-haut dans de fortes gelées. La complication du froid avec l'humidité est très-ordinaire; les anciens Grecs & Romains qui connoissoient peu les hyvers des pays Septentrionaux, avoient donné à l'hyver les deux caracteres de froid & d'humidité. Hippocrate a décrit cette constitution comme habituelle aux habitans des bords du Phase. Nous nous trouvons souvent dans nos pays même destitués d'autres constitutions pendant l'hyver.

____

(a) *Sect. 2. Aph. 1.*

Sanctorius (*a*) a décrit en peu de
mots tous les inconvéniens de cette conftitution, & l'on ne peut ajouter à fa
defcription, qu'un langage plus moderne.
Le froid de cet état de l'atmofphere fe
fait fentir moins vivement, parce que
les fibres font relâchées, mais plus défa-
gréablement, parce qu'il y a moins de
vigueur. A la condenfation des liqueurs,
au peu d'activité des folides fe trouve
jointe & combinée la diminution de la
tranfpiration & de toutes les autres fécrétions, l'engorgement des vaiffeaux.
Non feulement il n'y a pas d'exhalation,
mais le corps même nage dans une atmofphere humide ; il repompe & réforbe
une grande partie de l'eau qui l'environne de tout côté. Les excrémens s'accumulent, le poids réel augmente, le
poids relatif augmente auffi. Tout fe fait
avec langueur, peu de force & d'activité ; ces excrémens accumulés produifent une quantité confidérable de pituite, de glaires à demi-cuits, de catharres, de fluxions, de rhumes. Sanctorius appelle cet air humide *aër cœnofus*.
A la vérité, ces excrémens accumulés ne
fe putréfient pas fi promptement que dans

(a) *Sect. 2. Aph. 8.*

la combinaison de la chaleur avec l'humidité. Les fibres ne font pas fi deftituées
d'action, les liqueurs n'y tendent pas
fi fort à la putréfaction ; mais ce tems
femble conduire par lui-même à la cachexie, aux maladies décrites par M.
Boerhaave, fous le titre de *Glutinofo
fpontaneo*. Il n'y a pas d'irritation, ou
s'il y en a, elle eft irréguliere & ne
tend jamais à la coction. Le régime que
l'on trouve dans Hippocrate comme appartenant à l'hyver, eft le régime propre de cette conftitution ; le befoin de
réparation n'eft pas confidérable, l'exercice au contraire doit être prefque ou-
tré, s'il eft permis d'outrer jamais rien.
Il doit toujours tendre à vaincre l'inaction que le froid humide donne à nos
fibres.

Il faut le faire à pied, autant que la
faifon le permet. Des frictions longues
répétées, faites avec la vapeur du fuc-
cin ou d'autres aromates, peuvent en
tenir lieu. On pourroit les joindre à l'exercice, comme le faifoient les Anciens.
Le fommeil doit être court, les appartemens fecs, les fenêtres tournées vers
les vents les plus deffléchans, défendues
au contraire du côté des vents humides ;
es chambres & les appartemens feront

échauffés de feux clairs & brillans ; la
diéte doit être féche, les vins généreux
& forts, les farineux bien fermentés,
bien cuits ; les aigres, les oléagineux,
les laitages, les amples boiffons doivent
être interdits ; les épices, les aromates
deviennent dans cette conftitution des
affaifonnemens falutaires.

Cet état de l'atmofphere eft une conftitution habituelle dans des Pays maré-
cageux, feptentrionaux, voifins & plus
bas que la mer. Auffi pour peu que l'on
confulte les Médecins qui ont écrit dans
ces contrées, voit-on qu'ils fe plaignent
de cachexies & de fcorbuts, d'obftructions, & fur-tout de fiévres intermittentes, rebelles ; ces accidens font auffi
ceux dont fe plaignent les Médecins de
nos Armées qui vont faire la guerre dans
ces Pays. Si tout cet amas d'excrémens
eft mis en mouvement par une faifon
ardente, bientôt les dévoimens rebelles, les dyffenteries accompagnées des
évacuations les plus abondantes, délivrent le corps de cet amas putride.

Dans ces climats, les enfans font foibles & délicats, leur méfentere s'ob-
ftrue & s'empâte aifément ; les cheveux
des jeunes gens font blonds, le vifage

pâle, la taille petite, le bas-ventre pefant & plein de graiffe.

Les Médecins leur défendent les boiffons abondantes, les laitages, le beurre ;
mais la beauté de leurs pâturages les
porte à en faire beaucoup d'ufage, &
la foibleffe de leur eftomac les perfuade
mal-à-propos que le thé leur eft falutaire. Il n'y a point d'autre loi de régime à leur prefcrire, que celle qui appartient à cette même conftitution de
l'air, quand elle eft paffagere ; il faut
fouhaiter pour eux des vents qui balayent leur atmofphere, qui n'y laiffent
point croupir de vapeurs : ces exhalaifons des eaux font dangereufes, fi dé-
pendantes d'eaux croupiffantes, elles infectent l'atmofphere des miafmes em-
peftés des végétaux & des animaux qui
y pourriffent, & qui rendent néceffaire
l'ufage des anti-putrides joints aux corroborans les plus forts.

Le fecond dégré de froid qui va être
l'objet de nos travaux, eft celui d'une
forte congelation, tel que nous l'éprouvons dans un hiver rigoureux, quelquefois pendant un mois de fuite, quoiqu'ordinairement il y ait plus de variations ;
mais cet hiver rigoureux, eft l'hiver or-

dinaire des Pays plus ſeptentrionaux que le nôtre, & il augmente toujours de rigueur, à meſure que l'on s'approche du Pole. Ce froid eſt toujours néceſſairement ſec, puiſqu'il congele & fait des corps ſolides de tout ce qui eſt aqueux, & qu'on voit même quelquefois l'eau en paillettes claires & argentines, voltiger dans l'air. Il eſt toujours compliqué avec la peſanteur de l'air qu'il condenſe, & qui preſſe au moins d'un dixieme de plus toute la circonférence du corps, & la vaſte étendue de la poitrine & des bronches.

Le premier effet de ce froid, eſt de froncer & d'irriter les fibres nerveuſes. Tous ces phénomenes ſont contraires à ceux de la chaleur. Si celle-ci les relâche, le froid les irrite & les agace violemment. Si, ſuivant Hippocrate, le chaud eſt l'ami des nerfs, le froid en eſt l'ennemi mortel. Lorſque ſon invaſion eſt ſubite, il excite un ſentiment douloureux, vif & ſi cuiſant, qu'on auroit peine à perſuader à ceux qui le reſſentent, que le froid n'eſt qu'une privation. Il excite un ſentiment de brûlure, mêlé d'engourdiſſement & d'inaction ; mais cette inaction dépend d'une tenſion trop grande, & ſi l'on donne.

le moindre coup fur des mains ou fur
un vifage glacé de froid, le fentiment
qu'il excite eft des plus violens, & fouvent fuivi de rupture ou de contufion dans
la partie touchée ; en un mot, le froid
agit fur les fibres fenfibles du corps,
comme un violent irritant : il femble
pénétrer dans l'inftant jufques dans l'intérieur du corps, morfondre & glacer
tous les fens, mais toujours avec douleur. Cette premiere action une fois
paffée, & le corps aguerri à ce fentiment, il ne refte qu'une fenfibilité plus
grande, qu'une vibration plus confidérable dans les vaiffeaux, plus de chaleur apparente à l'intérieur ; ce qui produit une allégreffe plus grande, une
force plus confidérable : le corps femble
concentré en lui-même, & tourner tous
fes élémens à fon profit. M. Huxham (*a*)
remarque que le pefant caractere des
Hollandois s'égaye fi fort dans les gelées rigoureufes, qu'ils pourroient dif-
puter aux François les plus légers en
activité & en gaieté.

Cette vibratilité eft réguliere & conftante, fi le froid agit généralement fur

____

(*a*) *Prolegom. de aëre & morb. Epid.*
pag. 12.

toutes les parties du corps, à un dégré
à-peu-près égal; & si toute la masse des
solides & des humeurs supportent à la
fois son activité; s'il agissoit sur une seule
partie, & que son action vive fût déterminée uniquement sur quelques nerfs,
l'impression de ce froid seroit violente
& douloureuse sur cette partie; mais
elle ne produiroit sur toutes les autres
qu'une inaction, un engourdissement
dangereux, & la suppression totale des
évacuations. Aristote proposoit pour problême, pourquoi on ne pouvoit pas
s'endormir, quand les pieds étoient
froids. Sanctorius a prouvé par sa balance, que le froid agissant sur une
seule partie, avoit plus de pouvoir pour
supprimer la transpiration, que celui qui
agit uniformément sur tout le corps (a).

L'action méchanique du froid considéré
dans ce dégré, sur les solides & les fluides, est la même que celle du froid
médiocre dont nous avons parlé. Cependant la condensation est plus forte, la
constriction des vaisseaux plus grande,
& l'espace que le sang parcourt, plus
retréci. Le frottement dans les vaisseaux
capillaires devient plus grand, si-tôt que

____

(a) *Sect. 2. Aph. 16.*

la réfiftance diminue, & que le corps n'eft plus expofé à la rigueur du froid ; alors le fang pénétrant dans un efpace qui lui étoit interdit, il y fait une irruption violente, & comme ayant accumulé les efforts impulfifs du cœur dont il n'a pas pu jouir, il s'y jette avec force, fait parcourir aux fibres les excès les plus oppofés. C'eft ce qui arrive aux gens qui, ayant extrêmement froid, s'approchent du feu trop promptement, ils brûlent bientôt, & éprouvent la douleur de l'inflammation la plus violente, les fibres même fe rompent, & on leur fait courir le rifque de la gangrene.

Non-feulement le fang a plus de peine à pénétrer dans les extrémités des arteres, mais il a auffi plus de peine à rentrer dans les vaiffeaux veineux ; quand il y eft une fois, il femble y croupir, s'y condenfer, y féjourner. Les veines font encore plus cutanées que les arteres ; le vifage expofé au froid eft violet du fang veineux qui le gonfle ; fi - tôt que l'on eft à l'abri, cette couleur ceffe.

La tranfpiration, comme il eft aifé de le fentir, eft fort diminuée (*a*); mais, fuivant les dogmes de Sanctorius,

---

(a) *Sect. 2, Aph.* 7.

les forces intérieures augmentant, on ne sent point les effets de cette suppression, à moins que le corps ne soit foible (*a*), elle se tourne toute entiere en urine (*b*); cependant en général, les corps des hommes sains sont plus pesans dans le froid que dans la chaleur ; ils sont chargés d'un fardeau plus pesant, aussi ils ont plus de force (*c*); en un mot, la pesanteur réelle est plus grande, la pesanteur spécifique l'est moins, ce qui suppose toujours beaucoup plus de force dans les solides.

Pour avoir une idée complette des effets violens du froid sur le corps, il faut se représenter la surface considérable des bronches & l'intérieur des poumons sur lesquels le froid agit avec toutes ses qualités. Nous renvoyons à M. Hales pour les calculs de cette superficie, de leur transpiration. Nous ferons seulement remarquer que le froid peut augmenter d'un dixieme l'élasticité, la densité & la pesanteur de l'air ; que par conséquent l'action des poumons sur le sang doit être augmentée de cette

(*a*) *Aph.* 10.
(*b*) *Aph.* 19.
(*c*) *Aph.* 23. *sect.* 24.

quantité, que le broyement doit être plus fort, plus grand, plus confidérable. Le fang doit y acquérir plus de vivacité, plus de rapidité que dans tout autre état de l'atmofphere; mais il faut diftinguer ici foigneufement le tems auquel le froid a une impreffion continuë, de celui auquel il l'a fait fentir vivement & fubitement : car alors il refferre tout, & peut arrêter tout-à-coup la circulation, dont il augmente la force, quand il eft habituel. Ainfi il eft arrivé plus d'une fois, & j'en ai été le témoin fur un homme fort robufte, que des gens fortant imprudemment d'appartemens fort échauffés, & s'expofant à un air rigoureux, font tombés morts par le retréciffement fubit des bronches & les obftacles qui fe font oppofés dans le moment à la circulation du fang. Il arrive très-fouvent auffi, qu'en fortant d'un air chaud pour entrer dans un air froid, on éprouve plufieurs palpitations de cœur, & un étouffement. En général, on dit que le froid faifit, engourdit, empêche l'action. Il eft donc aifé de fentir par quelle raifon, quand il eft pouffé à un certain dégré, il peut caufer plufieurs efpeces de morts fubites.

Dans tout ce qui eft fenfation, il

faut avoir la plus grande attention à distinguer l'effet relatif, de l'effet abso-lu ; l'habitude, de l'action subite & im-prévue.

Les Nations du Nord les plus habi-tuées au froid, sont les plus grandes & les plus fortes de l'Univers, pourvu que nous ne pénétrions pas jusqu'aux glaces de l'Ourse, & que les gens dont nous parlons vivent dans des climats où le froid prédomine à la vérité, mais où il y ait des alternatives de chaud & de froid. Ces Nations supportent les excès beaucoup mieux que les autres hom-mes, se fatiguent moins & font plus d'exercice ; le suc nourricier se porte moins au dehors : leurs nerfs, par l'ha-bitude de l'excès du froid, ne sont ni si tumultueux, ni si susceptibles de tant d'agitations que les nôtres ; leurs pas-sions ne sont point vives, quoique leur corps soit fort actif. On leur reproche de la pesanteur dans l'esprit ; mais ce reproche est peu fondé, & ils ont fourni autant de grands hommes, que les cli-mats plus tempérés.

En général, ces hommes sont moins malades que les Nations qui habitent des climats plus brûlans ; ils vivent plus vieux, mais leurs maladies se guérissent moins promptement ; la coction dans les maladies est moins réguliere.

En effet, quel est l'état de l'assimilation dans le corps humain, pendant cet excès de froid ? Si l'impression vive du froid est insolite, qu'elle soit nouvelle, il est dangereux de s'y exposer, après avoir mangé, lorsque le nouveau chyle est encore étranger à la masse des humeurs, moins dense, moins attenué que le reste des liqueurs. Si on ne se tient pas à l'abri du froid, on le fixe, pour ainsi dire, dans cet état ; & le mouvement intestin des liquides qui lui servent de véhicule, diminuant, ses parties ont une pente prochaine à se défunir : les excrémens les plus liquides qui devroient s'évaporer, ne le font pas ; la coction doit être troublée, & les crudités se doivent-accumuler. En général, dans le froid, l'atténuation des principes est diminuée, par conséquent la réparation est moins nécessaire, & l'assimilation retardée. Si l'estomac est plus fort & plus vigoureux, si les vaisseaux mêmes paroissent avoir plus d'action, la seule différence des milieux auxquels le chyle est nécessairement exposé, trouble la régularité de leur action, qui suppose toujours un mouvement uniforme, & la paix & la tranquilité de la machine. Toute coction des liqueurs étrangeres est moins réguliere & moins constante en hiver qu'en été, comme Ballonius l'a fait observer dans les maladies. Il en est de même de la coction des alimens dans les secondes voies, qui, paisible & relative à l'état de santé, a cependant en petit les mêmes phénomenes & les mêmes symptomes que la coction morbifique.

Cependant, suivant la doctrine de Sanctorius, tous ces inconvéniens ne font sensibles que pour les gens foibles, infirmes & qui ne font pas accoutumés aux impressions du froid.

En général, le froid est l'ennemi de la foiblesse; elle ne trouve pas en elle-même les ressources qui lui conviennent pour combattre les effets violens de cet irritant, qui agace les nerfs, & qui suspend les évacuations. La réaction de la nature n'est pas égale à l'action de son ennemi. Il faut que les gens infirmes se ménagent principalement dans l'hiver; ils sentent tout le poids de la transpiration retenue. Une fonction ne supplée pas parfaitement à l'autre. C'est à juste titre que nos Anciens ont prononcé que les gens robustes se trouvent encore plus forts en hiver, & que les gens foibles, au contraire, font en meilleur état dans l'été : l'hiver jouit des priviléges qu'Hippocrate a donné à la force. On eft en général moins malade en hiver qu'en été, mais les convalefcences font plus longues & plus difficiles.

Au refte, il faut toujours fe fouvenir que le fentiment joue un grand rolle dans la machine, & que l'habitude eft une feconde nature ; ainfi les préceptes du régime que nous allons tracer pour cette faifon, ne doivent point être auffi exactement obfervés par les habitans du Nord, que par les Nations méridionales, quand elles fe trouvent expofées aux rigueurs d'un hiver froid.

Il faut commencer dans les climats & les faifons froides, à faire enforte que la proportion du fommeil à la veille foit plus grande. Le fommeil, dans une chambre bien fermée, bien à l'abri des rigueurs de la faifon, procure le relâchement des fibres, augmente la coction des fucs étrangers, & les prépare à l'expulfion. Il faut, après le réveil, procurer l'évacuation des matieres excrémenteufes par l'exercice, & faire enforte, par l'ufage des délayans légers, d'assouplir les fibres trop tendues.; mais il faut non-seulement que l'usage en soit modéré, mais l'eau doit porter avec elle quelques parties aromatiques, ou salines, quelques esprits recteurs qui l'empêchent de séjourner dans le sang, mais qui soient, au contraire, un véhicule qui la fasse promptement sortir par la transpiration, ou par les urines. Il faut défendre d'abord la poitrine de l'impression d'un air froid & vif, lorsque l'on sort d'auprès du feu ; petit à petit on s'y apprivoise, & de l'impression mordante du froid, il ne reste plus qu'un sentiment vif & agréable. Ces conseils sont ceux de M. de Gorter.

On doit, dans cette constitution de l'air, diviser les repas, sans les rendre plus considérables, & éviter sur-tout les crudités.

La trop grande quantité de sucs qui passeroient dans la masse du sang, & qui seroient offerts indifféremment aux poumons, pourroient regorger dans les bronches, comme le font les injections d'eau arrêtées par des vaisseaux resserrés. La résistance pourroit être invincible ; ils produiroient des catharres suffoquans, des morts subites, fruits terribles de l'intempérance assez ordinaire

en hiver. La fobriété doit donc être
une loi effentielle à cette faifon, quoique l'appétit femble la diffuader.

La diéte doit être plus approchante
de la feche que de l'humide, le vin
peut être moins trempé (a), les viandes les plus atténuées dans leurs principes y font permifes. Les alimens de
haut goût ont moins d'inconvéniens,
les farineux non fermentés ne peuvent
convenir qu'aux gens très-robuftes &
très-exercés.

L'exercice doit être confidérablement
augmenté; mais on doit avoir la plus
grande attention à ne le pas faire après
le repas. Rien ne nuit plus à l'affimilation que de s'expofer au froid pendant la coction.

On demande ordinairement s'il eft
utile ou nuifible de faire chauffer fa
boiffon? Queftion peu importante en
elle-même, puifque les boiffons aqueufes ne doivent point entrer dans le régime de l'hiver. Il eft certain cependant,
& évident par nos principes, qu'une
boiffon trop froide, en refferrant par
fon action, momentanée à la vérité,
mais fubite, les fibres de l'eftomac,

____

(a) *Vid. Hipp. de falubri victûs ratione.*

peut nuire à la digestion. La même chose est vraie d'une boisson trop chaude, en relâchant. Un juste milieu est presque toujours la régle de la santé.

Le dernier dégré du froid est le froid extrême, tel que les Hollandois l'ont éprouvé dans leur navigation à la nouvelle Zemble, en 1556, ou même comme on l'a éprouvé quelquefois dans les Pays septentrionaux de l'Europe, dans les hivers à jamais mémorables par leur rigueur. Ce froid si violent peut se subdiviser lui-même en différens dégrés au thermometre ; mais ses effets sont toujours violens & destructeurs.

La condensation des fluides, la constriction des solides poussés à un point aussi considérable, produisent une incapacité à agir, dont nous sentons souvent les prémices pour les bras & pour les jambes, même dans des dégrés de froid moins rigoureux, puisque rien n'est si ordinaire que de les voir assez engourdis, pour que nous ne puissions ni écrire, ni tenir des armes. Cet engourdissement, cette inaction peut être portée jusqu'à la gangrene ; ce qui arrive souvent dans les Pays, & dans les hivers malheureux dont nous parlons. Les pieds, les mains, le nez, les

endroits les plus éloignés de la circulation, en font les premiers faifis. Une
ardeur brûlante accompagne l'action de
ce froid deftructeur. Bientôt après, tout
fentiment eft détruit. Il fuccede à ces
fymptomes un engourdiffement général
qui porte au fommeil, & ce fommeil
devient apopleétique. Cet accident penfa
nous enlever en 1709 le grand Boerhaave, comme il nous l'a rapporté lui-
même. Alors cet hiver eût été vraiment
terrible pour la Médecine ; il eût emporté avec ce grand homme les richeffes
immenfes qu'il a répandues à pleines mains
fur l'Art falutaire.

Il n'eft pas étonnant que ce froid fi
violent, pouffé avec force par un vent
impétueux dans les montagnes du Chili,
ait pétrifié fubitement des hommes &
des chevaux ; mais il eft inutile de nous
arrêter plus long-tems fur les effets de
ce froid, que M. Vanfwieten a fi bien
traité dans fon article de la gangrene.

Tout ceffe dans la nature pendant ces
froids exceffifs : elle eft comme engourdie ; ce mouvement général qui produit
& qui détruit les corps, n'exifte point,
ou exifte fi lentement, qu'on ne retrouve
aucun figne de végétation extérieure.
Les Hollandois ne trouverent aucune
plante

plante dans le voyage qu'ils firent à la nouvelle Zemble. Il n'y a ni végétation, ni putréfaction, ni fermentation dans ces Contrées inhabitées. Les cadavres, après nombre d'années écoulées, ont conservé leur fraîcheur & leur figure. Dans ces Pays malheureux, ils ne trouverent que des renards, & des ours d'une grandeur & d'une force prodigieuse, qui, à l'abri d'une fourrure épaisse, & de la chaleur qu'engendre leur corps, pouvoient supporter la vie, & ne pouvoient vivre que de renards. Sans doute il étoit encore d'autres animaux qu'ils ne virent pas, tels que ceux qui peuvent passer leur vie dans un engourdissement presque continuel, pour peu qu'ils revivent un petit espace de tems pour se nourrir.

Sans être porté à cette extrême rigueur, le froid violent fait l'état habituel de beaucoup de Peuples qui habitent vers le Nord : ces Pays sont peu fertiles, les hommes y sont petits, quoiqu'extrêmement forts, les animaux maigres & légers. Leur nourriture la plus ordinaire est du poisson·desseché, de la viande boucanée. Ils n'usent point de végétaux, qui sont fort rares dans leur Pays, si le commerce ne les y apporte. Tous ces désagrémens sont cependant

compenſés par quelques avantages. **Les**
maladies contagieuſes y ſont abſolument
ignorées. On y voit des vieillards qui
conſervent leur activité dans un âge
où nous ne parvenons point ; ce qui
étoit encore plus ordinaire chez eux,
avant que l'on leur eût porté nos eaux-
de-vie ; remede dangereux contre le
froid, qui endurcit & qui condenſe encore des corps qui n'avoient pas beſoin
de l'être.

Quelles ſont les loix diététiques qu'on
doit ſe propoſer dans ce froid ? L'exercice forcé & continuel, le corps étant
bien couvert de vêtemens, le ſommeil
dans les lieux chauds, & bien à l'abri
du froid, long & tranquille, peu de
boiſſon, & ces boiſſons tirées du vin, de
la biere la plus forte & la plus pure, ſont
les ſecours qu'on peut employer contre la
rigueur du froid. Le reſte de la nourriture
eſt à-peu-près au choix de celui qui ſe
trouve tranſporté dans ces climats. Peu
de nos alimens peuvent être portés dans
ces Pays, ſans être glacés, puiſque le vin
d'Eſpagne le plus fort s'y gele dans le
moment qu'on le porte à la bouche ;
le poiſſon, la viande ſalée, boucanée,
peuvent ſervir de nourriture. Je conſeil-
lerois d'y fuir l'uſage trop fréquent de

l'eau-de-vie, & les secours trompeurs qu'on en tire ; ce qui est essentiel, surtout pour ceux qui sont nés dans ces climats, & destinés à les habiter.

M. Boerhaave, du moins M. Haller, digne disciple d'un si grand maître, nous rapporte dans ses leçons un ancien Aphorisme, tiré d'une Lettre du fameux Médecin Athenien Dioclès, écrite à Antigonus : « Plus le froid est grand, plus » vous pouvez donner de nourriture ; » plus vous devez retrancher de la boisson, plus vous pouvez boire votre vin » pur ; en été au contraire, augmentez » la quantité de la boisson, diminuez-en » la force, & retranchez de la nourri- » ture solide. » Le dogme pour la boisson appartient à Hippocrate ; mais pour la quantité de nourriture, il n'est pas exactement vrai. Dans l'hiver, on peut donner des nourritures plus difficiles à digérer, mais non pas plus nourrissantes ; la crudité est plus familiere à l'hiver qu'à l'été, ce que je me flatte d'avoir assez prouvé plus haut.

Ces régles générales qui appartiennent aux deux qualités les plus importantes de l'atmosphere, suffisent pour nous tracer la route que nous devons suivre dans les dégradations des saisons. La Providence, dont la bonté & la magnificence, éclatent à chaque inſtant dans le ſpectacle admirable de la nature, n'a pas voulu qu'un excès ſuccédât rapidement à un autre. (*a*). Le corps des hommes facile à apprivoiſer, a ſon tems de repos dans lequel il s'accoutume à tout ſupporter.

Le printems & l'automne, les deux plus douces & les plus agréables des ſaiſons, ſont celles où il ſe fait le plus de changemens dans notre corps. D'un côté, elles appartiennent à l'été, de l'autre, à l'hiver, dans un ordre exactement inverſe ; auſſi ont-elles des effets tout oppoſés. Ces ſaiſons ſont les deux tems de l'année où nous obſervions le plus de maladies. Dans le printems, les ſolides ſe relâchent ; il ſe fait une expanſion dans les liqueurs du corps, le mouvement augmente, les glandes moins reſſerrées donnent iſſue aux humeurs qui y ont croupi pendant l'hiver. Tout ſemble s'ouvrir, ſe dilater. De-là toutes les maladies dont Hippocrate fait mention dans

______

(a) *Nec res hunc teneræ poſſent perferre laborem ,*
Si non tanta quies iret , friguſque caloremque
Inter , & exciperet cœli indulgentia terras.
GEORG. III.

ſes Aphoriſmes ; expoſition vraie, & d'autant plus remarquable, qu'elle n'eſt fondée ſur aucune théorie ; mais quoique ces maladies ſoient nombreuſes, qu'elles ſoient violentes, elles ne ſont pas dangereuſes ; cette expanſion générale de la nature eſt un ſigne de liberté. Tout tend à la coction, & à une criſe prompte & facile.

L'automne au contraire ſuccede à la chaleur de l'été, à cette ſaiſon qui a épuiſé la ſeve des plantes, les ſucs des animaux, qui a laiſſé pour ſon produit la ſéchereſſe & l'âcreté. Alors un froid nouveau reſſerre les ſolides. L'âcreté des liqueurs ſe concentre au dedans du corps. Les fibres ont perdu la force qu'elles ne retrouvent toute entiere qu'au printems. Les mouvemens des nerfs ſont rendus irréguliers par la variation des tems, qui eſt le propre de cette ſaiſon. Les maladies ſont ſans coction, longues, irrégulieres, juſqu'à ce que la pituite ait eu le tems de s'accumuler & de former le nouveau période de l'hiver.

De-là toutes les maladies de l'automne ont paru porter avec elles un caractere plus terrible que celui des autres ſaiſons. Depuis Hippocrate juſqu'à préſent, les mêmes obſervations ont toujours eu lieu, & ont toujours fixé invariablement les effets des faifons fur les corps. Cette uniformité fi défirée chez les Médecins, n'a jamais fouffert aucune contradiction : c'eft d'après une expérience pure & fans tache, qu'elles ont été tirées ; c'eft d'après elle, que nous allons prononcer fur les régles diététiques que l'on doit fuivre en pratique.

Lorfque le printems commence, tout fe développe, tout fe dilate, tout rajeunit. Les humeurs pituiteufes accumulées doivent fe tourner en fang ; ce qui exige de la nature un nouveau travail ; ce qui diminue pour les premiers jours de cette faifon la néceffité des alimens : on doit être fobre, & aider par cette fobrieté le dégagement de la nature, & la fonte des humeurs. Les herbes fraîches qui commencent à couvrir les campagnes, font pour les animaux un remede affuré pour dégager les glandes, faire couler leurs humeurs, & rendre à la bile l'activité qu'elle avoit perdue par la diéte féche, à laquelle ils avoient été réduits pendant l'hiver, & par les froids qui avoient tout concentré. M. Boerhaave d'après M. Ruyfch & Gliffon, remarque que pendant l'hiver les ani-

maux perdent l'activité de cette humeur,
qu'elle s'endurcit en pierre dans le foie;
mais au printems, le suc du gazon suffit
pour la diffoudre, en procurant une légere diarrhée. Nous devons imiter le
vœu de la nature, & puifque nous ne
pouvons pas faire la bafe de notre nourriture de pareils alimens, du moins
devons-nous en faire notre affaifonnement principal : nous devons commencer à nous méfier des vins & des boiffons
aromatiques ; & fi l'on en fait quelque
ufage dans le tems où l'air incertain &
douteux femble tenir plus de l'hiver que
de l'été, au moins ces liqueurs doivent
être bannies dans les fins de la faifon où
elle eft prête à dégénérer en chaleur.

Le gibier, les fruits, manquent dans
cette faifon ; mais nous n'avons befoin
que des viandes légeres des animaux
herbivores, des farineux bien fermentés,
& des herbes fraîches & légeres qui fe
trouvent par-tout. Alors les corps foibles
& convalefcens reprennent vigueur. Les
gens robuftes le font davantage, jufqu'à
ce que l'été change la fcene ; mais la
nature nous offrira de nouvelles richeffes
pour combatre ces inconvéniens.

L'automne a encore tout à craindre
de la putridité ; ainfi la nature a-t-elle

donné aux fruits qu'elle produit dans cette faifon, la qualité antiputride. Elle a auffi à craindre les effets de la denfité inflammatoire qu'elle tient de l'été. Les favonneux s'y trouvent en grande abondance ; c'eft même à l'automne qu'appartiennent les fruits qui ont la qualité la plus parfaitement favonneufe : les poires, les meures, les raifins, ont éminemment certe propriété ; il faut tâcher d'entretenir la conftance de la tranfpiration, faire au moins, qu'une évacuation puiffe fuppléer l'autre, & fortant petit-à-petit du régime d'été, rentrer par des nuances infenfibles dans celui de l'hiver. Ainfi on fe trouvera à la fin de l'automne tout prêt à fubir les rigueurs de cette faifon, & le corps y ayant été préparé par la nature, s'y maintiendra par les fages loix de l'Art falutaire.

A la vérité, ces nuances font affez difficiles à faifir dans les climats où les faifons ne fuivent pas exactement les loix fondamentales de la nature, où elles empiétent l'une fur l'autre ; mais ces lieux ne doivent pas être comparés pour la falubrité à ceux dans lefquels ces viciffitudes font bien marquées chaque année, & bien féparées les unes des autres. Le corps des hommes y fouffre à la vérité les alternatives qui, suivant Hippocrate, doivent endurcir les fibres ; mais si ces alternatives sont trop promptes & trop subites, elles lui procurent une trop violente tension, qui tend à la rupture, & qui ne cause que la foiblesse. Tels sont ces climats où les jours sont brûlans, & les nuits si froides, qu'elles produisent quelquefois de la glace, comme on le dit de l'Arménie (*a*), de certaines contrées de la Chine ; soit que ce froid dépende de vents nîtreux, comme quelques Auteurs l'assurent, soit qu'il faille avouer que nous ignorons la cause de beaucoup de phénomenes naturels.

Dans ces climats, il faut suivre un régime combiné, & sur-tout prévenir les atteintes de la chaleur, le matin par des anti-putrides, animer le soir le corps, pour que la transpiration se fasse. Ces précautions sont sur-tout nécessaires aux voyageurs, & à ceux qui ne sont pas encore naturalisés dans un climat.

Les corps habitués à un état de l'air, n'en sentent presque pas les impressions. Mais il reste bien long-tems des différences

---

(*a*) *Tournefort, Voyage au Levant, Lettre 18.*

entre les corps transplantés & les corps auxquels le climat a servi de patrie. M. Homberg nous a appris qu'à Batavia, les Indiennes fournissoient le meilleur lait aux enfans ; celui des Européennes est âcre & puant : sans doute c'est par cette raison que chacun aime sa patrie & la regrette.

Plusieurs accidens peuvent changer la régularité des saisons, & tromper l'espérance des moissonneurs. Les vents sont la premiere & la plus fréquente des causes de ce dérangement ; ils n'ont par eux-mêmes aucune qualité de froid ni de chaleur. Le vent simple, & sans aucun corps qu'il entraîne avec lui, ne dérange pas le thermométre. M. Boerhaave l'a prouvé ; mais il emprunte ses qualités des terres sur lesquelles il passe, des fleuves & des mers qu'il traverse. Ce n'est pas un phéno-mene nouveau dans nos Pays, qu'un vent qui, passant sur des terres chargées de neiges, apporte avec lui des particules glaciales qui dans un moment font changer la constitution de l'air, & font naî-tre des excès de froid inévitables & inattendus. Tantôt au contraire soufflans de dessus des sables brûlans, les vents nous apportent une chaleur étouffante ; c'est presque toujours eux dont les ailes sont chargées de pluie, & qui occasionnent les différences importantes du baromé-tre. Vitruve (*a*), en nous parlant de Mytilene, nous dit : Lorsque le vent du midi y souffle, on est dans la langueur ; on tousse, quand le vent d'ouest se fait sentir : la santé paroît revenir, quand le nord domine ; mais alors la violence du froid fait qu'on ne peut marcher dans les carrefours, ni dans les rues. On a vu quelquefois les vents porter avec eux des nuées d'insectes & de miasmes putrides, annoncer les fléaux dont le Créateur nous punit. On connoît des nuées, qui traînent avec elles des puanteurs insupportables : M. Huxham nous en a laissé plusieurs observations (*b*). Si l'on en croit l'Auteur qui nous a transmis la description des différentes pestes qui affligent les Orientaux, on connoît en Perse un vent dont l'haleine pernicieuse renverse morts les gens qui y sont exposés.

Dans tous ces cas, les régles de régime que l'on doit suivre, ou sont prévues, ou dépendent de ce qui nous reste

____

(a) *Lib. 1. cap. 14.*
(b) *Huxham, de aëre, tom. 2. cap. 141.* *170. 181.*

encore à dire. Il fuffira de remarquer
que toutes les fois qu'un froid ou qu'une
chaleur infolite fe font fentir, il faut y
remédier par le régime d'autant plus
promptement, que les impreffions font
plus fortes ; il faut tâcher de ramener
promptement le corps à la médiocrité
qu'il perd fi aifément. A l'égard des violentes fecouffes de l'atmofphere, le mieux
eft, fi l'on eft curieux de fa fanté, de
ne pas manger pendant qu'elles fe font
fentir. Si l'orage eft trop long, pour qu'on
puiffe fe paffer de manger pendant fa
durée, il faut manger peu, & des fubftances de la digeftion la plus facile.
Dans ces tempêtes, les excès auxquels
fe portent les élémens, ne peuvent point
ne pas déranger une machine auffi frêle
que la nôtre. L'air contenu dans les inteftins & dans l'eftomac eft dans une
agitation continuelle.

Si quelques nuées paroiffant fubitement dans l'atmofphere, fuffifent pour
déranger l'ordre de la tranfpiration,
fuivant les Obfervations du Docteur
Lining (a), que devons-nous penfer de
l'influence & de l'action de ces états de
l'air, dans lefquels le barometre décrit

____

(a) *Philof. Tranfaît. n. 470.*

en très-peu de tems des espaces qu'il ne parcourt pas ordinairement ?

On voit tous les jours des gens nerveux qui, dans ces tempêtes, sont aussi agités que l'atmosphere. Aucun homme, dans ces momens, ne digere ; fort peu d'entre les plus robustes, sont capables d'application & de réflexions. Le sommeil n'est pas moins agité que la veille ; s'il existe, les sueurs, les demangeaisons à la peau semblent l'écarter. Une seule de ces raisons suffit pour nous engager à ne pas manger dans ces tems de tourmente, qui d'ailleurs ne sont jamais longs.

Les raisons pour lesquelles le Créateur a institué les vents qui semblent être des instrumens de ravage & d'horreur, sont plus que suffisantes pour nous dédommager de leurs inconvéniens. Ils balayent l'air, & en enlevent toutes les vapeurs qui deviendroient nécessairement pernicieuses. Ils renden. le séjour des grandes Villes, qui sans eux ne seroient pas susceptibles d'habitations, plus salutaire. Ils sont les liens du Commerce, & les seuls mobiles de la Navigation. Au reste ce n'est pas ici le lieu de parler de tout ce qu'ils peuvent produire d'avantage aux hommes : un seul nous occupera ; c'est que s'ils apportent la contagion avec eux, ils en font auſſi le remede.

Non ſeulement l'air eſt froid ou chaud, ſec ou humide, accompagné de peſanteur dans l'un des cas, de légéreté dans l'autre, il peut être encore par lui-même, ſans aucune eſpece d'autre accident, plus léger & moins élaſtique, plus denſe, plus peſant & plus élaſtique. La différence eſt très-grande pour ceux qui vivent dans les mines & dans les vallons enfoncés, & pour ceux qui habitent ſur les montagnes les plus hautes. Plus l'air eſt peſant, plus en général ſon action eſt vive ſur les ſolides & ſur les fluides ; l'œconomie animale en reçoit plus d'avantage : ainſi voit-on que les hommes qui le reſpirent, ſe portent bien, ſont forts & robuſtes. Dans les mines, la fréquence de la reſpiration eſt moins grande, la coction eſt plus forte, & l'on peut uſer de moins de précautions.

Dans un air léger au contraire, les poumons ſouffrent beaucoup davantage, les vaiſſeaux moins comprimés ſe rompent beaucoup plus aiſément; & Janus Acoſta, M. Scheuczer & pluſieurs autres Auteurs nous ont avertis qu'on ne doit pas être étonné ſi, en montant ſur les plus hautes montagnes, l'on éprouve

des hémoptyfies, des faignemens de nez.
La refpiration eft plus fréquente ; la coction a beaucoup moins d'activité, parce
que la compreffion fur les vaiffeaux du
poumon étant moins grande, le fang acquiert moins d'activité dans ce vifcere.
Si les habitans des collines fe trouvent
quelquefois mieux de leur air, que ceux
des vallées, c'eft aux vents qu'ils doivent la falubrité dont ils jouiffent ; les
vapeurs au contraire qui fe concentrent
dans les vallées, en font affez fouvent
des climats infortunés. La différence que
ces deux efpeces d'habitations mettent
entre les hommes, ont été décrites avec
le plus grand foin par Hippocrate ; &
les régles de leur régime fe déduifent
affez des états de l'air que nous avons
examiné précédemment.

Il nous refte à examiner les effets des
corps étrangers que l'air entraîne avec
lui, fur notre machine. Chaque climat a
plus ou moins de ces inconvéniens. Le
Nord en eft plus exempt. Le Midi les
enfante, & les porte avec lui. Les Anciens avoient plus généralifé le nom de
pefte, que nous ne le faifons à préfent ;
& ce qui le prouve évidemment, c'eft
que beaucoup de lieux qui ne font jamais infectés de la pefte, l'étoient fou-

vent, fi l'on en croit leur témoignage.
Les noms ont changé, mais les chofes
ne le font pas. Varron fçut éteindre une
pefte qui détruifoit la Ville de Corcyre,
ou Corfou, en faifant fermer toutes les
fenêtres qui regardoient le Midi. Quoique ce vent dans nos Pays ait des effets
méchaniques dangereux, jamais il n'y
a apporté ce qu'on appelle proprement
pefte. Nous ne connoiffons point en
France & dans toute l'Europe de contagion portée par l'air même ; fes effets
dépendent de fon impreffion méchanique. Commun à tous, il en affecte plufieurs à la fois ; mais les maladies qu'il
produit, fe communiquent peu d'homme
en homme. Les contagions même dont
quelques accidens peuvent l'infecter, ne
s'étendent pas loin. On peut confulter
fur cet article les Obfervations de feu
M. Mead. Souvent dans une armée, la
moitié d'un camp eft affife de façon à
être infectée de maladies, pendant que
l'autre partie en eft abfolument exempte.
Le voifinage d'un marais, des latrines
d'un champ de bataille, fuffit pour faire
cette différence. Ceux qui veulent s'inf-
truire plus à fond de cette matiere, &
fuivre les effets phyfiques des campe-
mens des armées, ne peuvent trop lire

le fçavant Ouvrage du Docteur Pringle. La fiévre d'Hôpital ou de prifon, fi fameufe en Angleterre, ne s'étend guéres au-delà des bornes de leur enceinte.

Au furplus, les régles de régime qui appartiennent à tous ces états de l'air, ne doivent point être différentes de celles que l'on fuit dans la contagion qui fe tranfmet de fujet en fujet, dans la pefte que le Commerce nous amene quelquefois. Diemerbroek nous a tracé pour ces cas un régime prophylactique qui leur appartient à tous. Il eft le premier qui ait fait fentir la vanité des remedes préfervatifs, & même leur danger. On doit avoir devant les yeux ce principe : C'eft que le meilleur préfervatif qu'un homme puiffe avoir contre tous les maux dont nous fommes environnés, eft l'égalité de la fanté & la perfection des fonctions ; c'eft cette égalité qui enleve les miafmes étrangers qui pourroient corrompre nos humeurs. Ainfi les préceptes que nous avons à tracer, font ceux de la plus grande falubrité poffible, toujours relative aux circonftances, à l'état de la vie, à l'âge & à toutes les variétés que nous avons examinés jufqu'à préfent.

Cependant, outre ces précautions générales, on doit encore faire attention
que presque tous les levains qui se multiplient avec une violence funeste dans
le corps, tendent à la putréfaction.

Il faut donc éviter tous les alimens
qui peuvent y tendre par eux-mêmes,
ou la favoriser. Le gibier, le poisson,
les viandes hazardées doivent être pros-
crites, & l'on doit faire un usage très-
léger de toutes les substances qui sont
tirées des animaux, cependant toujours
en raison de l'habitude, qu'on ne doit pas
déranger imprudemment.

La violence de la circulation rend les
principes des humeurs plus âcres, plus
exaltés. Il faut donc éviter tous les aromatiques trop forts, trop violens, les
viandes fumées, salées, les liqueurs âcres
spiritueuses.

Ce seroit un autre inconvénient, que
de les laisser croupir ; elles se dispose-
roient trop promptement à la pourriture. Il faut les animer légérement, sur-
tout par des aiguillons anti-putrides,
comme les acides & les acidules. Les
végétaux doivent faire la base de la nourriture ; les acides doivent y entrer.

L'estomac & les visceres digestifs méritent aussi beaucoup d'attention. Dans

eet état, il ne faut pas les laiſſer languir ;
& s'il faut pécher par quelque excès, il
vaut mieux donner dans les toniques,
que dans des délayans inutiles. Un peu
de vin blanc étoit le tonique favori de
Diemerbroek.

Le jeûne doit être abſolument proſ-
crit du régime préſervatif de la peſte.
Il faut que les Médecins ſe rappellent
les expériences par leſquelles il eſt prouvé
qu'un corps à jeun repompe & abſorbe
davantage qu'un corps dont la nutrition
bien réglée fournit à la tranſpiration. Les
Prélats ne doivent point non plus ordon-
ner de jeûnes dans les tems de peſte ;
ils ſont très-dangereux.

L'eſprit doit être le plus libre & le
plus gai qu'il eſt poſſible. Il faut toujours
détourner ſes yeux du malheur d'autrui,
quand on ne veut pas en faire le ſien
propre, & qui eſt cependant trop ordinaire & trop naturel dans la Médecine.

CHAPITRE IV.

Du Régime qui appartient aux maladies aiguës.

LA carriere que nous allons parcourir, est déja franchie depuis longtems. Hippocrate l'a regardée comme importante & digne de tous ses soins. Les fautes pernicieuses qu'il avoit vu commettre par la plûpart de ses Contemporains, avoient allumé son zéle pour l'humanité. Jamais il n'a parlé avec plus de force, de clarté & d'étendue, que sur la nourriture des malades dans les maladies aiguës.

Commises entiérement aux soins de la nature pour leurs guérisons, ces maladies n'exigent de l'art, qu'une attention exacte à écarter tous les obstacles qui peuvent arrêter ou suspendre les opérations de cet agent salutaire. Cette vérité seule suffit pour nous convaincre de quelle importance est le régime dans ces maladies.

Si la nourriture est donnée à propos, si le corps peut l'embrasser & la digérer , elle eſt une ſource de force & de vigueur pour la nature , ſinon , c'eſt un fardeau penible qui la ſurcharge , quand elle a le plus beſoin d'être ſoulagée. Suivons donc pas à pas le grand maître qui nous a tracé les loix ſalutaires dont nous allons rendre compte , à l'exemple de pluſieurs autres Médecins. Jamais on n'a rien trouvé ni à retrancher , ni à ajouter aux dogmes immortels d'Hippocrate

Une maladie aiguë eſt un combat vif & violent de la nature , avec la cauſe étrangere qui tend à la détruire. C'eſt ſur ce dogme qu'eſt fondée preſque toute la doctrine d'Hippocrate , ſoit qu'il prononce ſur le ſort des malades , ſoit qu'il leur preſcrive les régles ſalutaires du régime.

Lorſqu'un obſtacle , de quelque nature qu'il ſoit , s'oppoſe au cours naturel des fonctions , lorſqu'une cauſe étrangere admiſe dans le torrent des humeurs , fronce & irrite les ſolides , les forces de cet agent puiſſant & ſalutaire entrent en jeu. Les Anciens à qui nous devons tant & de ſi belles obſervations ſur les efforts de la nature & ſur leurs produits, ne concevoient pas en quoi conſiſtoit ſon action. La circulation des humeurs leur étoit inconnue ; ils n'avoient aucune idée fixe de laquelle on pût faire une théorie solide, & d'où l'on pût partir, pour connoître l'action du cœur sur le sang, la réaction des arteres sur ce fluide : s'ils connurent le pouls régulier des arteres, ce ne fut que long-tems après Hippocrate ; cet Auteur ne l'a fait entrer pour rien dans ses présages. Cependant ce jeu organique dans l'état naturel procure la coction du chyle, l'évacuation des matieres superflues & la sécrétion des différentes humeurs ; s'il augmente, il a nécessairement plus de pouvoir & d'activité : alors les parties grossieres, après avoir exigé un travail plus long & plus violent, sont contraintes ou de se naturaliser dans le corps, ou d'enfiler les routes naturelles qui sont ouvertes aux excrémens de toute espece, ou enfin de s'en frayer de nouvelles, d'insolites, qui n'appartiennent qu'à elles, & qui se referment si-tôt que le corps est épuisé de ces matieres.

Cette augmentation du jeu organique des solides est la fiévre, à laquelle on attribue tous les maux, & qui n'est cependant que l'instrument employé par la nature, pour détruire les vices qui l'oppriment ; c'est elle qui sert à fixer nos idées sur la violence & sur la durée de ce combat.

Nous ne nous arrêterons point à donner ici une idée fixe & conſtante de l'action qui produit la fiévre. Il ſuffira de remarquer que ſa violence eſt toujours en raiſon compoſée de la grandeur du mal qui l'occaſionne, & des forces de la nature qui la produit ; le caractere même du mal ſouvent gêne ſon éruption, l'empêche de paroître dans toute ſa force, & c'eſt alors qu'il eſt vraiment dangereux, puiſqu'il s'oppoſe aux ſecours même que fourniroit la nature ; l'art, dans ces cas malheureux, s'occupe à développer la fiévre. Elle eſt d'abord plus légere, elle augmente enſuite, enfin elle décline ou finit tout-à-coup, & nous fournit dans tous les périodes de la maladie, l'idée d'un combat, où tantôt la nature pour laquelle la fiévre combat, ſuccombe, où tantôt au contraire elle eſt victorieuſe.

C'eſt de l'obſervation de ce combat que ſont nés chez les Anciens ces termes de principes d'une maladie, d'augmentation, de criſe & de déclin. Le but de la nature, eſt la coction de l'humeur morbifique, ſon aſſimilation, ſon expulſion ; de-là les termes de crudité, de coction & demi-coction, dont tous les Livres anciens ſont pleins, & dont les fignes font évidens dans les fonctions, les excrétions, & les fymptomes de la maladie.

Si-tôt que la fiévre a paru, la maladie aiguë eft commencée : il faut retrancher toute nourriture folide. Hippocrate recommande dans la fiévre, une diéte humide.

D'autres Médecins ont pouffé la chofe plus loin. Dès le tems même d'Hippocrate, quelques Auteurs confeilloient de ne rien prendre du tout pendant trois jours , dans le commencement de la maladie. Ce dogme a été renouvellé depuis par Chryfippe & par Erafiftrate. Enfin Afclepiade, ce Médecin qui, fans avoir ni la fcience d'un grand Médecin, ni la conduite d'un homme eftimable, a joui à Rome dans un fiécle éclairé, d'une réputation que la nouveauté des dogmes, & l'enthoufiafme du Vulgaire & des Grands, a quelquefois procuré à des fujets auffi peu eftimables que lui, fe faifoit gloire de refufer, au rapport de Celfe, dans le commencement des maladies aiguës, même une goutte de lait pour fe rafraîchir la langue. Le quatrieme jour, il permettoit avec profufion ce qu'Hippocrate avoit refufé depuis long-tems. Après lui, toute la Secte des
Méthodiftes

Méthodistes vanta cette même abstinence de trois jours, jusqu'à ce qu'elle ait eu la fin de toutes les Sectes, & qu'elle soit disparue sans aucun effort de la part de la vérité.

Leur principe, fort éloigné de la nature, étoit[1], que pendant ce tems, les forces du corps occupées à dompter la maladie, emportoient une très-grande quantité de la matiere qui la cause. Comme si dans la supposition qu'ils admettoient avec raison, d'une espece de combat entre les forces vitales & la maladie, celles'-ci n'étoient pas beaucoup plus occupées à la dompter, quand les symptomes sont les plus forts, & le mal dans sa vigueur, que dans les commencemens, où, suivant les principes d'Hippocrate & l'expérience, tout est plus modéré. Ne leur étoit-il pas au contraire aisé de concevoir que la maladie étant encore dans un état de crudité, les principes morbifiques peu altérés, il étoit impossible d'imaginer que ces parties étrangeres pussent tourner au profit d'une machine dont elles travailloient à opprimer les forces, ou qu'elles fussent capables de coction dans le tems où elles se multiplioient au contraire pour détruire la nature ? Il leur étoit arrivé ce qui arrive toujours aux gens qui font dans l'erreur. Petit-à-petit ils avoient diminué de cette exactitude, & différoient tous entr'eux, comme M. le Clerc l'a remarqué, pendant que les disciples d'Hippocrate s'entendoient bien, parce qu'ils avoient la vérité pour eux, & tenoient une conduite simple & uniforme.

Cette conduite étoit fondée sur ce principe si naturel : Les symptomes étant moins violens dans le commencement des maladies, il reste plus de force à la nature ; ainsi l'on peut donner plus de nourriture, que lorsque les symptomes augmentant, la maladie paroît dominer davantage.

En effet, dans quelque maladie que ce soit, les premieres selles & les premieres urines approchent toujours davantage de la nature qu'elles ne le font, quand la maladie est plus avancée. Hippocrate remarque qu'assez communément la premiere selle est moulée, & se rend à l'heure à laquelle la nature a coutume de se délivrer de ce fardeau habituel ; petit-à-petit, tout s'altere de plus en plus.

On doit suivre ce précepte avec d'autant plus d'exactitude, que ne sçachant pas jusqu'à quel tems la maladie doit durer, il faut foutenir les forces qui, faute de nourriture, fuccomberoient fous les efforts redoublés de la maladie, & fous les pertes qu'elle caufe continuellement. A mefure que les fymptomes augmentent, les forces font plus occupées à combattre, la maladie prend plus d'empire, toute fubftance étrangere eft plus à craindre, il faut donc diminuer de la nourriture ; & lorfque la maladie eft dans fa vigueur, on doit la donner dans toute fa ténuité.

La vigueur de la maladie eft le tems des crifes, elle eft le tems de la plus forte occupation de la nature ; on ne doit la diftraire par aucun travail étranger ; de ce tems dépend fa victoire ou fa perte. Bientôt après les fymptomes de la maladie déclinent, la nature reprend le deffus. Il faut alors au même dégré que les fymptomes diminuent, augmenter la nourriture jufqu'à la parfaite convalefcence.

Tel eft le précis des dogmes d'Hippocrate ; on doit toujours y faire attention. Combien de gens les oublient ou les négligent ! On donne de la nourriture prefqu'également dans tous les tems de la maladie ; on n'a aucun égard ni au commencement, ni à la vigueur. Qu'en ar-

rive-t-il ? Beaucoup y succombent, &
ceux qui ont passé la vigueur du mal,
qui sont victorieux des parties étrangeres qui circuloient dans leur sang, sont
si affoiblis du double fardeau qu'ils ont
eu à porter, ont perdu tant de forces,
que leur convalescence est une maladie
nouvelle.

Au reste, presqu'aucune maladie aiguë
ne suit assez exactement ses périodes,
pour qu'elle ne fournisse pas des excep-
tions à la régle générale.

Dans toutes les maladies qui ont des
combats particuliers à soutenir contre la
cause du mal, chacun de ces combats a
son augmentation, sa vigueur, son déclin. Il faut régler la nourriture dans cette
espece de maladie ajoutée à la premiere,
comme on la régloit dans la maladie
même, soustraire la nourriture au commencement de l'accès, s'il est long ; ne
la donner que lorsque la vigueur est
passée, & suivant le précepte de Celse,
lorsque la nature a déja maîtrisé au moins
ce redoublement.

Il s'agit donc, suivant cette doctrine,
de proportionner exactement la nourriture à la longueur de la maladie. C'est à
quoi le Prince de la Médecine veut qu'on
fasse la plus exacte attention ; aussi nous

a-t-il indiqué dans son Ouvrage, & a-t-il insisté avec force sur les circonstances par lesquelles nous pourrions juger si une maladie sera longue ou non. La vigueur & la force des symptomes, quand ils paroissent, la nature des excrémens, le développement ou les divers accidens du pouls qu'on doit ajouter aux autres signes qu'Hippocrate nous a transmis, quoiqu'il n'eût aucune idée des signes que le pouls nous fournit, en un mot, les symptomes de coction ou de crudité suffisent pour indiquer promptement la grandeur d'une maladie & sa vivacité.

En conséquence, Hippocrate a divisé les différens dégrés de longueur de ces maladies, & les a rapportés à trois différences principales, auxquelles il a accommodé trois dégrés de diéte différens.

La premiere, qu'il appelle simplement mince ou tenue, *tenuis*, est générale & appartient à toutes les maladies aiguës dès le commencement. Plusieurs de ces maladies n'en exigent point d'autres dans tout leur période, quand elles sont douces, bénignes, quand elles ne portent qu'une atteinte légere aux forces de la nature.

La seconde, qu'il appelloit très-tenue ou *exquisitè tenuis*, est proposée pour un dégré de violence plus confidérable.

Enfin la vigueur des maladies les plus aiguës, exigeoit la diéte qu'il appelloit pouffée au dernier dégré de ténuité, *fummè tenuis*. Il avertit cependant toujours, que s'il falloit commettre quelque erreur, il valoit mieux le faire, en excédant un peu la nourriture propofée, qu'en faifant une diéte trop confidérable; précepte fondé dans la nature, dont la démonftration fe trouve dans l'œconomie animale, & qui a été renouvellé de nos jours par M. Boerhaave.

L'aliment qui compofoit la diéte tenue ordinaire, & qui convenoit à tous les malades de fiévres aiguës, c'étoit la tifane, nom devenu fameux en Médecine, mais dans une autre fignification. Pour faire cette tifane, les Anciens prenoient de l'orge qu'ils dépouilloient de fon écorce, & quand il en étoit abfolument dépouillé, ils le faifoient cuire dans l'eau à un feu très-lent, jufqu'à ce qu'il fût réduit en bouillie, & mêlé avec l'eau; quelquefois même, avant de l'emp'oyer, ils le faifoient rôtir; de-là réfultoit ce compofé, dont le Pere de la Médecine faifoit tant de cas. Je préfere, dit-il, la tifane à tous les autres alimens tirés des autres efpeces de bled,

& j'applaudis à ceux qui l'ont préférée. Elle a une liaison douce dans ses parties, elle est légere, lubréfiante, agréable, elle humecte sans excès, elle lave ce qui doit être lavé, elle ne resserre point, elle n'excite point de trouble fâcheux dans le ventre, elle ne s'y gonfle point, c'est une nourriture d'une qualité légere qui se digere parfaitement.

Cependant, malgré toutes ces qualités, on ne donnoit pas la tisane entiere à tous les malades de maladies aiguës ; elle composoit la nourriture simplement tenue ; celle que l'on donnoit aux malades dans le commencement des maladies, & lorsque la déclinaison étoit complette, ou enfin lorsque les symptomes même de la vigueur étoient fort doux, que les forces de la nature l'emportoient de beaucoup sur les dangers & la violence de la maladie.

Lorsque les symptomes étoient plus violens, & que la maladie augmentoit, alors on en venoit à la diéte très-tenue, qui consistoit uniquement dans le suc de la tisane, ou dans la crême de tisane, de laquelle on avoit ôté la substance de l'orge même, de sorte qu'il n'en restoit que le suc liquide.

Enfin le troisieme dégré de la diéte

étoit celui où on ne donnoit que de l'eau dans laquelle on avoit fait bouillir du miel, soit qu'on y joignît du vinaigre, soit qu'on n'y en joignît pas, suivant les circonstances. Cette décoction légérement mucilagineuse, est plutôt savonneuse que nourrissante : elle a cependant des parties utiles à la nutrition, en même tems que, suivant la théorie des Modernes, elle est capable de détruire la condensation des principes du sang, & d'y porter un sel acide, très-contraire à la pourriture ; au reste Hippocrate n'étoit pas si attaché à cette eau mielleuse que l'on appelloit *mulsa*, qu'il ne permît l'usage de toute boisson aqueuse à sa place. Une légere eau d'orge, comme il le dit lui-même, coupée avec beaucoup d'eau, pouvoit remplir sa place ; en un mot, une liqueur fortement aqueuse suffisoit pour la nutrition.

Telles sont les régles établies par ce grand homme pour les maladies aiguës, cependant il est encore des remarques qu'Hippocrate a jointes à celles-ci sur certaines especes de ces maladies.

Ainsi il observe que l'on doit avoir plus d'attention pour la nourriture, & qu'on doit tenir un régime plus exact dans les maladies du poumon. L'observation feule lui avoit appris ce que la Phyſiologie la plus exacte démontreroit ſans l'obſervation. On ſçait aſſez quel eſt le méchaniſme de la ſanguification, & combien le poumon y a de part. La différence du ſang qui entre dans la poitrine, avec celui qui en ſort, obſervée par tous les Auteurs modernes, ſuffit ſeule pour faire ſentir combien le broyement & le mouvement que le ſang y reçoit, doivent être conſidérables, & par conſéquent combien les ſubſtances étrangeres doivent s'y aſſimiler ; mais ſi cette fonction eſt léſée, plus elle étoit importante à l'aſſimilation, plus la ſévérité de la diéte eſt néceſſaire à ſon rétabliſſement ; car il lui eſt impoſſible de concourir à une bonne nutrition ; & cette remarque appartient, quoiqu'à un moindre dégré, à toutes les maladies du poumon, même les plus aiguës.

L'eſtomac, les inteſtins bléſſés, enflammés, exigent auſſi la diéte la plus tenue. Les enfans & les vieillards, par les raiſons qui appartiennent à leur âge, & qui ſe trouvent détaillées dans les articles qui les regardent, doivent obſerver un régime moins ſévere que les adultes, que ceux qui n'ont ni un corps à former, ni des forces à ſoutenir continuellement.

Q v

L'hyver permet plus d'indulgence que l'été, & l'habitude de la tempérance ou de la gourmandise ne perd même pas ses droits dans les maladies. Il faut avoir de l'attention pour l'habitude, ne la pas perdre de vue ; ses droits sont substitués à ceux de la nature.

La différence constante qui se trouve entre la façon dont nous nourrissons nos malades de maladies aiguës, & celle qu'employoit Hippocrate, a été l'occasion d'une question proposée par Lommius qui a écrit sçavamment sur la Méthode de nourrir les malades. Selon lui, il est douteux que les alimens employés par Hippocrate, quoique conformes à la saine raison, pussent convenir aux hommes des siécles postérieurs. Cependant, comme le remarque très-bien M. Glass, nous voyons que Sydenham, dans la plûpart des fiévres aiguës, nourrit ses malades avec des décoctions d'avoine, de gruau, leur interdit l'usage de toute espece de bouillons & de sucs de viande. Assurément Sydenham ne peut pas être accusé de donner dans un excès de théorie, & d'ajuster ses principes à une hypothèse. L'envie de réussir, le désir des malades, l'imitation de la nature ont été ses seuls guides,

Mais pour bien fentir fi nous nous écartons fi fort de la méthode ancienne, mettons en parallele avec la conduite d'Hippocrate, celle que nous tenons dans les maladies aiguës.

Qu'un homme tombe malade d'une maladie aiguë, ou il tombe fubitement dans les fymptomes les plus vifs & les plus aigus, ou la maladie augmente par des dégradations journalieres. Dans le premier cas, la terreur faifit tous les Affiftans par la violence des fymptomes avec lefquels il eft attaqué ; alors on lui fait tenir la diéte extrême, & affurément on eft dans la doctrine d'Hippocrate. *Il faut aux maladies extrêmes la diéte extrêmement tenue.* Si au contraire la maladie, quoiqu'aiguë, augmente petit-à-petit, le défir que l'on a de fe diffimuler à foi-même le danger dans lequel on eft précipité, fait que l'on péche plutôt dans l'excès que dans le défaut. Il faut avouer cependant, que fouvent on tient pendant quelques jours une diéte abfolue, & alors les malades font plus foibles penadant le cours de leurs maladies. Il y a plus ; beaucoup de Médecins paroiffent, dans leur pratique, du fentiment d'Afclepiade. Ils croient que dans le commencement d'une maladie, aucune fonction ne se fait bien , que le malade n'a besoin que d'évacuation, que la nourriture est inutile ; mais il est aisé de leur faire sentir que cette conduite qu'ils regardent comme raisonnable , n'est que l'effet de leur terreur , puisque si la maladie ne se termine pas au premier septenaire , ou même au premier quartenaire , ils sont obligés , quoiqu'il y ait même dégré de violence dans les symptomes, de songer à donner une nourriture qui est alors déplacée , puisqu'il n'y a personne qui ne convienne que dans cet état la nature souffre un combat plus considérable de la part de la maladie.

En général, dans la pratique ordinaire , on réduit toute la doctrine d'Hippocrate à ce principe , Que plus la fiévre est forte , moins il faut nourrir. On est d'accord de tout ; on ne s'écarte de cette régularité, que dans le commencement, peut-être même n'est-ce pas un raisonnement bien subtil, des réflexions bien sérieuses qui en font la cause. On n'entrevoit pas la portée d'une maladie ; à peine est-elle commencée, qu'on croit qu'elle va finir , & l'on ne porte pas ses vues sur l'avenir ; on est fâché de s'être trompé ; mais les forces manquent , & il faut les soutenir. Il n'y a donc aucune

différence entre Hippocrate & nos Contemporains fur la diminution de nourriture dans la vigueur de la maladie ; fi
l'on en donne trop, ce n'eft que pour
réparer les dommages qu'une diéte exceffivement tenue a dû produire dans
les commencemens.

Lorfqu'une fois la déclinaifon eft ve-
nue, le danger de la rechute effraie peut-
être trop, & tient trop long-tems cir-
confpect & fur fes gardes ; on donne
peut-être trop de rafraîchiffans & de relâchans. Cependant on augmente petit-
à-petit, & l'on fuit la méthode prefcrite
par Hippocrate ; méthode au refte qui
eft celle de la raifon, & qui, dans la déclinaifon de la maladie, n'a pu être con-
tredite par aucune Secte.

La théorie moderne fur l'état des fibres, après le combat de la nature, nous
indique affez la néceffité de réparer les
forces, & de procurer, par l'ufage d'un
cordial léger, non feulement à l'eftomac
la facilité de digérer, mais même à toutes les fibres plus de forces pour embraffer, s'il eft permis de fe fervir de
ce terme, la nourriture, & même ex-
pulfer les reftes de la matiere morbifique. En effet, fuivant les obfervations des
plus fameux Praticiens, il en refte en-

core dans la maffe du fang, après que le combat évident de la nature eft fini; le fang ne fe dépure que petit-à-petit. Hippocrate paroît n'avoir pas été éloigné de cette méthode de conduite; & quoiqu'il ne l'annonce pas pofitivement, l'énumération qu'il fait des vins en ufage de fon tems & de ceux qu'il préfere, nous autorife du moins à permettre & à confeiller à nos malades, fur la fin des maladies aiguës, l'ufage des vins corroborans qui ne peuvent ni s'aigrir, ni fe décompofer dans l'eftomac, auxquels on peut joindre d'autres fubftances capables d'apporter en même tems & la force & la nourriture.

La feule différence effentielle qui fe trouve entre la diéte, telle qu'elle eft recommandée par Hippocrate, & celle que confeillent dans les maladies aiguës prefque tous les Médecins de l'Europe, confifte dans la qualité de la nourriture. Hippocrate & les Anciens confeilloient des décoctions de végétaux; les Modernes au contraire confeillent des bouillons: dans les commencemens & dans la vigueur de la maladie, on les fait foibles; fur la fin, on les fait plus forts. On appelle un bouillon foible la décoction des jeunes animaux, principalement du

veau, du poulet, de l'agneau, du che-
vreau, dans les Pays où ces animaux
font plus ou moins communs. Quand
le danger eft paffé, l'on fuppofe que le
malade a befoin de force. On y ajoute
des viandes plus faites, du bœuf, du
mouton, de la volaille, du coq même
quelquefois, fi le fujet eft âgé, que la
maladie l'ait épuifé, qu'il ait befoin de
forces.

On les mêle dans le commencement,
avec des végétaux rafraîchiffans, la laitue, le pourpier ; on les émulfionne avec
les femences froides. Sur la fin, quand
la maladie eft jugée, & dans les commencemens des convalefcences, on y
joint le pain bien fermenté, les racines
échauffantes & apéritives de carottes,
de panais, &c. Laquelle des deux mé-
thodes eft-elle préférable ?

En général, il faut d'abord avouer que
les Anciens faifoient beaucoup moins
d'ufage des viandes que nous. Si nous
remontons au tems d'Hippocrate, &
même dans les tems très-poftérieurs,
on ne connoiffoit ni l'ufage des bouillons, ni le fuc rafiné & recuit de ces
mêmes viandes, qui fait les délices de
la cuifine moderne. On mangeoit moins,
on faifoit plus d'exercice. L'ufage de la

viande & de son suc, est encore plus particulier à l'Europe & aux Colonies Européennes, qu'aux autres parties du monde : dans l'Europe, la France & l'Angleterre sont les Pays où l'on mange le plus de viande : dans la France, il appartient plus à la Capitale & aux grandes Villes, qu'aux Provinces & aux Campagnes ; en effet beaucoup de Paysans dans nos Provinces, ignorent l'usage de la viande : du moins n'en ont-ils pas l'usage habituel. Un pain grossier, la boisson la plus simple, jointe aux fruits rafraîchissans, suffisent pour leur nourriture ; aussi prétend-on communément que les habitans de la Capitale & des grandes Villes, sont plus remplis de sang que les autres hommes ; on les exténue davantage par la diéte dans le commencement des maladies aiguës. Mais il s'en faut de beaucoup, que le suc des viandes cuit depuis si long-tems, soit une nourriture aussi succulente que l'on se l'imagine. Poussée au-delà du dégré d'altération nécessaire pour nourrir, cette substance fournit plus d'âcreté, plus de parties excrémenteuses, que de matieres vraiment nutritives ; aussi les fortes évacuations que font faire les Médecins de cette grande Ville, ne doivent pas, je

crois, être attribuées à l'espece de nourriture que prennent les habitans, puisqu'ils vivent si différemment entre eux,
que l'on y trouveroit peut-être plus de
diversité qu'entre des Peuples fort éloignés les uns des autres. S'il faut expliquer pourquoi les Médecins de ce Pays
évacuent beaucoup de sang dans le commencement des maladies, & font garder la diéte la plus rigoureuse, j'en rap-
porterai les raisons aux variations perpétuelles du climat, à l'oisiveté qui y
régne, à la nature même des maladies
aiguës, qui, dans l'instant qu'elles paroissent, sont portées à la vigueur, &
sont du genre de celles que les Anciens
appelloient *Paracmastiques* ; ce qui fait
que c'est conformément aux préceptes
d'Hippocrate, que l'on commence ordinairement les maladies par la diéte la
plus tenue.

L'habitude de manger de la viande
fraîchement tuée, est le prétexte qui nous
a détourné de l'usage des végétaux ;
cette habitude, dit-on, toujours respectable suivant les dogmes d'Hippocrate,
même dans les maladies aiguës, doit
nous empêcher de revenir aux décoctions d'orge. Le bouillon porte une nourriture légere, sur-tout s'il est fait par

une décoction lente ; de sorte que la viande ait elle-même une chaleur peu au deffus de l'eau bouillante, s'il n'eft point trop brûlé, ni chargé des fels de la viande, s'il n'eft point trop gras ; au contraire, on accufe les végétaux, quelque ébullition qu'on leur ait fait fouffrir, de pefer fouvent fur l'eftomac ; ils ont de la peine à fe diftribuer, difent leurs ennemis, & fortent moins promptement par les excrétions ordinaires. Les viandes que l'on emploie, font les chairs très-fraîches d'animaux qui ne vivent que d'herbes ou de graines : on préfere celles qui font tirées des jeunes animaux, dans lefquels l'atténuation n'eft pas fi grande, dans lefquels il n'y a pas tant de pente à la putridité. Souvent même dans les maladies extrêmement aiguës, quand leur vigueur, & quand leur violence eft au plus haut point, toute la nourriture confifte dans une eau légere de veau ou de poulet. Telle eft la conduite la plus ordinaire des Médecins, qui fe dirigent par la raifon : car on ne doit pas faire entrer en ligne de compte la conduite de ces gens qui fe mêlent de traiter les maladies, qui croient tout permis, lorfqu'il eft liquide, fans prendre garde qu'ils font entrer dans le corps de leurs malades quelquefois le fuc de fix ou fept livres de viande par jour, & que non-feulement l'eftomac, mais même les vaiffeaux & les fecondes voies, fe trouvent chargées de plus de matieres ex-crémenteufes, qu'on n'en permettroit à un homme en fanté.

Les Médecins les plus rationnels de nos jours, dont la conduite eft faite pour fervir d'exemple, évitent ces incon-véniens, toujours en refpeétant le pré-jugé qui nous attache à la viande; ils en diminuent l'efficacité. Après ces bouil-lons légers & coupés qui fe trouvent oc-cuper & le commencement & la vi-gueur de la maladie, ils les augmentent de force, jufqu'à ce qu'on y mêle le pain, les œufs, & qu'on permette enfin la chair des jeunes animaux, en y joignant du vin vieux, & des fubftances corro-borantes.

Mais quoique l'on doive avouer que cette méthode adoptée par les Médecins de nos jours, differe beaucoup moins de celle d'Hippocrate, qu'on ne feroit d'abord tenté de le croire; cependant je donnerois encore la préférence à celle que propofe ce Reftaurateur de la Mé-decine. Pour en tomber d'accord, il fuffit de confidérer d'un côté l'état ac-

tuel de l'œconomie animale, accablée
sous le poids du mal, & faisant des efforts violens, pour chasser les parties
étrangeres, qui troublent les fonctions.
De l'autre, la qualité des mucilages dans
les animaux que nous employons à cet
usage, & dans les végétaux auxquels il
bornoit son régime.

Un mucilage tiré de l'orge, & atténué
par une décoction assez longue pour en
briser les principes, & les réduire en une
masse homogene, ne perd point sa qualité nutritive ; mais les parties nourrissantes
sont distribuées dans une si grande quantité d'eau, dans la diéte tenue des Anciens, qu'on peut regarder la tisane
ancienne comme un nutritif très-léger,
imbecillimum : c'est ainsi que le dit
Hippocrate ; mais bien loin que l'orge
soit dans le cas de céder & de se corrompre par la putréfaction, une des
accusations qu'on pourroit intenter contre lui, seroit de tendre trop à l'aces-
cence. Or dans toute maladie aiguë,
ce reproche est toujours mal fondé.
D'ailleurs on ne peut pas objecter qu'il
pese trop sur l'estomac ; car en ce cas,
ce ne seroit pas à lui qu'il faudroit s'en
prendre, ce seroit à l'épaisseur de la
décoction & à la grande quantité de

parties nutritives qu'elle contiendroit. On doit proportionner fon épaiffeur, ou fa ténuité, aux circonftances dans lefquelles le malade fe trouve, & à la force habituelle de l'eftomac, auquel on le donne à digérer ; & rien au monde ne varie tant que la force de ce vifcere.

Mais quel eft l'état de l'œconomie animale, dans un malade attaqué d'une maladie aiguë ? Sans entrer dans le détail des caufes qui produifent les fymptomes de ces maladies, & qui fouvent leur donnent un caractere de putridité, on peut prononcer en général, que la circulation, le frottement, la chaleur, & tous leurs effets, y font beaucoup plus vifs. Par conféquent, l'atténuation des fucs & leur tendance à la putridité font auffi beaucoup plus confidérables. Dans cet état, que peut-on défirer de mieux qu'un aliment qui réfifte long-tems aux forces vitales, qui, portant fans peine & fans fatigue dans la maffe du fang, des parties contraires à la pourriture, ne dégénere pas promptement en excrémens ? inconvénient qu'on peut reprocher avec juftice aux alimens tirés des animaux.

On peut même aller plus loin, & remarquer que dans le tems de la fiévre, où tout eſt porté à dégénerer en excrémens, les bouillons des animaux peuvent à peine être appellés nourriture ; auſſi eſt-on obligé de les prodiguer. Il ne paroît pas que les Anciens fuſſent obligés d'être auſſi prodigues que nous, de matieres nutritives ; car Hippocrate recommande de ne donner de nourriture aux malades, que ſuivant les heures auxquelles ils ſont accoutumés d'en prendre dans leur état de ſanté, c'eſt-à-dire, une ou deux fois le jour ; ce qui doit nous faire penſer que du moins, lorſque les Anciens accordoient une nourriture plus ſolide, ils ne la prodiguoient pas autant que nous.

Certainement ſi l'on offroit aux malades la décoction d'orge à cette quantité, & ſeulement une fois par jour, on ne l'accuſeroit pas, dans les maladies aiguës, de peſer ſur l'eſtomac, & de paſſer difficilement.

Hippocrate préféroit l'orge & la décoction que l'on en faiſoit, à toutes les boiſſons pareilles, tirées des autres eſpeces de bled. L'orge étoit entre les ſemences farineuſes, celle qui avoit plus de cours dans la Gréce. Mais il ne paroît pas que ce fût ce motif qui ait déterminé Hippocrate ni Galien, à ſon exemple ; c'est la qualité rafraîchissante de l'orge, & l'égalité des principes qui le composent, qui lui faisoit donner la préférence. Le bled fermenté comme il l'est dans le pain ordinaire, dont nous faisons usage, me paroît avoir encore des qualités plus avantageuses, parce qu'on lui touve sans contredit éminemment toutes les qualités que l'on trouve dans l'orge ; son mucilage, plus attenué que celui de l'orge même, a la même qualité acescente. Bouilli dans l'eau, il donne une' gelée plus aisée à digérer que la crême d'orge ; ses parties sont moins visqueuses, moins collantes, donnent les mêmes fruits, sans donner les mêmes peines. Je ne prétends point m'élever contre Hippocrate, en croyant les décoctions de pain préférables à celles d'orge ; cette idée même est une suite de ses dogmes, & des principes qu'il a posés sur les alimens. On peut au reste varier ces décoctions farineuses, suivant les usages des Pays dans lesquels on vit, la rareté ou la fréquence des différentes graines, les vertus même qu'elles peuvent avoir. Ainsi Hippocrate, dans les maladies de poitrine, a souvent préféré la pulpe & les décoctions de lentilles aux autres semences farineuses. M. Boerhaave ne differe

pas non plus d'Hippocrate, lorsqu'il confeille les fruits d'été, & leurs fucs dans
la vigueur des maladies aiguës, fur-tout
quand la chaleur de l'atmofphere concourt encore à épuifer les malades brûlans de fiévre. L'ardeur de la fiévre, dans
ces tems de maladies, profcrit même,
fuivant la doctrine d'Hippocrate, les décoctions farineufes les plus légeres : le
fang, dans cet état violent, porté à la condenfation, prêt à s'arrêter par fa foli-
dité, a befoin de délayans légers qui,
s'ils portent de la nourriture, en portent
fort peu, & ne mettent point une nature
occupée d'une coction difficile aux prifes
avec un ennemi nouveau, quelque peu
à craindre qu'il foit dans un autre tems.
L'aliment doit être le remede, & le remede confifte à rendre l'eau mixible avec
le fang. Tous les favonneux végétaux, de
la formation defquels nous avons donné
la théorie dans la premiere Partie de cet
Ouvrage, qui ont les parties compofées
d'un fel très-acide, mais intimement
mêlé & meuri avec une huile légere, ont
cette propriété ; on la trouve éminemment
dans le miel, dont Hipppocrate compofoit fon eau de miel, qui étoit la plus
tenue de toutes les diétes. Le miel cependant a le défaut de fermenter trop
aifément ,

aïfément, comme le fucre, celui de contenir trop de parties huileufes ; mais les fruits d'été ont pour la plûpart une proportion jufte entre ces deux fubftances, de forte que formés par l'Auteur de la nature, pour être un préfervatif contre les chaleurs de l'été, ils peuvent être regardés comme la vraie nourriture de la vigueur des maladies aiguës. Nourriffant très-peu, mêlant intimement l'eau avec le fang defféché, corrigeant la nature de la bile épanchée dans les entrailles, l'empêchant de fe pourrir, de fe corrompre, ils fervent à remplir toutes les vues les plus falutaires, dans ces cas où il ne refte rien à l'art, qu'à né point troubler le méchanifme, par lequel la nature tend à fon rétabliffement. C'eft une remarque de M. Boerhaave, qui nous avertit en même tems du foulevement que cette pratique avoit caufé dans les efprits de plufieurs Médecins, auxquels toutes les chofes extraordinaires paroiffoient mal fondées.

Les dangers que porte avec elle l'ardeur de la fiévre, ceffent auffi-tôt que fon érétifme eft difparu ; mais elle a fait croupir le fang, les humeurs defféchées dans leurs couloirs. Là, elles ont reçu trop d'atténuation, trop de tendance à la putridité. Ces qualités n'ont point été enlevées avec la cause essentielle de la maladie. Les caracteres étrangers que les humeurs ont empruntés de la maladie, subsistent & peuvent nous causer d'autant plus d'embarras, que le corps est plus énervé. Cet état du corps peut rendre la convalescence difficile, odieuse, par le dégoût qu'il occasionne ; il ne faut donc point encore abandonner la diéte tirée des végétaux. Il faut la rendre, suivant la doctrine d'Hippocrate, plus nourrissante, plus forte, & même un peu aromatique. Par son moyen, nous parviendrons à une convalescence plus prompte & plus heureuse.

Il résulte au reste de ces réflexions, que les préceptes d'Hippocrate sur les maladies aiguës sont vrais, démontrés, supérieurs à ceux de tous les autres Auteurs, & que dans quelque cas que l'on se trouve, on doit toujours nourrir davantage dans les commencemens des maladies aiguës, moins dans la vigueur & dans les redoublemens ; finir la maladie, en augmentant petit-à-petit la nourriture, & la joignant à des stomachiques & à des substances qui puissent augmenter la force des fibres fatiguées.

Il faut auſſi avoir toujours préſent devant les yeux le dogme d'Hippocrate,
Que s'il faut pécher, il vaut mieux le
faire par le trop de nourriture, que par
le trop peu. C'eſt un diſcours léger,
imprudent, que celui qui fait l'éloge du
régime abſolu, qui, regardant le corps
malade comme un cloaque immonde,
ſemble ne lui accorder que la vertu de
corrompre, parce que tout ce qu'on y
mêle mal-à-propos ſe corrompt en effet.
Ces réflexions d'Hippocrate, fruits du
bon ſens le plus éclairé, nous feront ſouvent gémir des fautes des Aſſiſtans ſur
leſquels nous ſommes obligés de nous
en repoſer, pour un article auſſi important.

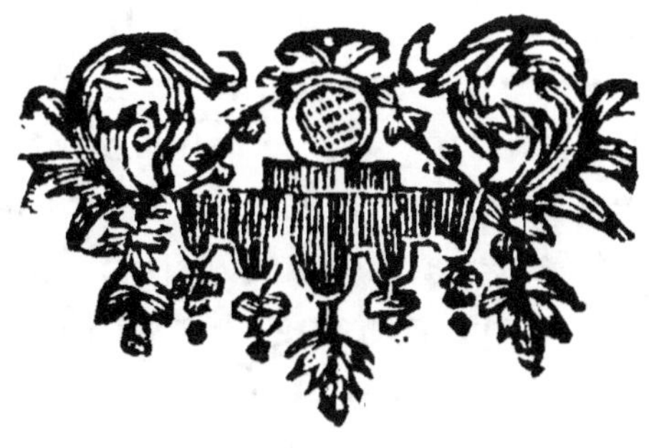

CHAPITRE V.

De la façon de vivre dans les maladies chroniques.

PLUSIEURS Auteurs illustres ont imité à l'envi Hippocrate, & nous ont tracé les régles de la nourriture dans les maladies aiguës. Le même régime de vivre convient dans tous les cas où la fiévre est un instrument vif & violent de la nature, soit qu'elle parvienne au but qu'elle se propose, soit que les obstacles multipliés les uns sur les autres empêchent la réussite, & traversent les desseins pour lesquels elle a institué ce mouvement impétueux. Je ne connois point de Traité où l'on ait détaillé les principes du régime qui convient aux maladies chroniques, à celles qui affligent long-tems l'humanité. Je ne prétends point en faire un reproche à nos Maîtres. Les maladies aiguës ont presque toutes la même théorie. Il n'en est pas de même des maladies chroniques ; chacune appartient à une classe, mais ces classes semblent opposées entr'elles, & ne fe réuniffent que difficilement. Les mêmes préceptes de diéte, bien loin de convenir à toutes, s'excluent mutuellement. Sous des fymptomes oppofés, & qui femblent contraires entr'eux, la même caufe fouvent dérange tout le corps, fouvent les fymptomes font femblables, & la caufe eft toute oppofée.

Quelque difficile qu'il foit de débrouiller ce chaos, je vais tâcher de fixer par des principes la marche chancelante de ce régime, d'autant plus important, que conftant & uniforme, répété plufieurs fois par jour, l'aliment, à l'aide des autres chofes non naturelles, a fouvent feul fuffi pour la curation de ces maladies. Les maladies chroniques peuvent-elles fe rapporter à différentes efpeces de claffes qui les comprennent & qui les embraffent toutes, de forte qu'en prefcrivant les loix de chacune de ces claffes, nous ayons rempli notre objet ? C'eft la premiere queftion qui fe préfente.

On appelle en général maladies chroniques, toutes celles qui paffent le terme de quarante jours. Les Anciens avoient fixé cette époque à la durée des maladies aiguës. Ainfi il arrive fou-

vent que les maladies aiguës dégénerent en chroniques, ce qui conftitue
une premiere claffe de maladies chroniques.

De ce genre font tous les ulceres,
tant intérieurs qu'extérieurs, foit qu'ils
foient occafionnés par des caufes dépen-
dantes du méchanifme même du corps,
foit qu'une plaie, une opération chirur-
gicale les ait produit pour un plus grand
bien.

Une autre efpece de maladies chroniques, ont encore un rapport immédiat avec les maladies aiguës. Ce font
celles où la crife même de la maladie
produit un dépôt, une maladie différente de la premiere ; qui n'a ni les
fymptomes, ni les accidens qui lui
appartenoient, & qui ne font point,
comme dans la premiere claffe, une
fuite néceffaire du méchanifme de la
maladie même. Telles font les dartres,
les éruptions cutanées, les phlyctenes,
les éréfipeles, les douleurs même &
les pefanteurs dans différentes parties
du corps, fur-tout dans les glandes
qui furviennent après les maladies aiguës, & qui, fuivant la doctrine d'Hippocrate, ont été annoncées dès le tems
que la maladie étoit encore aiguë, par la

lenteur de la coction, par l'inconstance des symptomes, par des signes de crise imparfaits, en un mot, par tout ce qui nous annonce d'un côté, que la maladie ne doit pas se terminer par la mort, de l'autre, qu'elle ne peut pas se résoudre parfaitement.

On peut comprendre dans cette classe toutes les maladies chroniques qui ont un accès aigu, & qui, par la douleur qu'elles occasionnent, délivrent le corps de dangers plus grands. C'est à ce genre de maladies que doivent se rapporter la goutte, les rhumatismes aigus, sur-tout la sciatique, les douleurs erratiques, que les Médecins appellent goutte vague, soit qu'elles dépendent d'une humeur étrangere, comme plusieurs l'ont prétendu, soit que ce soit la disposition des solides qui les ait fait naître. Ces especes de maux peuvent se rapporter aux crises salutaires, sous deux points de vue; premierement, elles sont souvent la suite de maladies aiguës dont elles forment la crise; en second lieu, elles délivrent le corps d'une suite de maux peut-être moins cruels, mais plus funestes: elles en sont comme la crise anticipée; & à l'abri de ces maux, la santé se trouve assurée.

Il est de ces especes de crises salutaires, qu'il nous soit permis de nous
servir de ce terme, dans tous les tems
de la vie de l'homme. Je ne sçais si
l'on ne peut pas dire avec vérité, que
ce font même des crises nécessaires pour
maintenir la santé ; ce qu'il y a de très-
certain, c'est qu'elles deviennent indis-
pensables avec l'âge, lorsque l'on doit
parvenir à la longévité, souhait naturel
de tous les hommes. Le nom de crise
sans doute, dans le sens dans lequel il
est pris par les Auteurs, ne s'applique
point à ces changemens ; nous l'employons cependant, en étendant sa si-
gnification, parce que ces maladies chroniques, produites par les efforts de la
nature, font instituées, de même que
les crises, pour délivrer le corps d'un
plus grand mal. S'il nous est permis de
parcourir en deux mots celles d'entr'elles qui font les plus communes, on
verra combien cette classe est étendue.

Les maux de la peau font plus multipliés chez les enfans nouvellement fortis de la mammelle, que dans tout
autre âge, & même dans les enfans
encore à la mammelle ; ce qui avoit
fait croire que ces fortes d'éruptions
dépendoient d'un levain reçu dans la

matrice même de la mere. Mais la conſtitution ſeule des enfans, la ſtructure de leurs corps, toute abbreuvée d'humidité, le caractere acide de leurs ſueurs, la groſſiéreté de leurs excrémens, & la quantité qu'ils en engendrent, ſuffiſent pour démontrer la néceſſité d'une iſſue nouvelle & ſalutaire. Leur peau ſouple, tendre, cede aiſément à l'impulſion de ces excrémens ; leur éruption, dans cet âge, accompagne celle des dents, parce que tout effort de la nature multiplie les excrémens ; elle ſemble nous faire acheter un bien par un mal ; & quand les enfans n'éprouvent aucune de ces éruptions, ils ont ordinairement le dévoiment. Les parties étrangeres n'ont plus leur détermination vers la peau. Peut-être les préceptes de l'art diététique, la gymnaſtique bien conduite, les frictions faites ſuivant l'art, pourroient-elles prévenir ces ſortes d'incommodités. Mais quoi qu'il en ſoit, malgré ces maux renaiſſans, maux qui, quand ils ſont une fois établis, ne cedent qu'à peine à toute la ſollicitude de l'art, au détriment même de la machine, les éruptions, les dévoimens habituels ſont entiérement diſparus avant l'âge de puberté.

La nature qui tend à decider les ſexe

vers cet âge, & qui produit une nouvelle fcene de vie, ne le fait pas ordinairement fans fymptomes. Les nerfs commencent à s'agacer, à s'irriter ; les vaiffeaux fortifiés font des vibrations plus
violentes, les glandes de tout le corps
deviennent le fiége des maladies, parce
que les humeurs plus actives développent leurs replis tortueux, leur donnent
une force & une activité inconnue : ce
n'eft qu'à cet âge que les fécrétions
commencent à fe faire dans leurs juftes
proportions, & dans l'état qu'elles doivent conferver pendant un long efpace
de tems. Si les organes font bien conf-
titués, s'ils ont la force qu'ils doivent
avoir, tout ce période de vie peut fe
paffer fans aucuns fymptomes ; mais fi
le combat fe fait à forces inégales, &
que les tentatives de la nature foient
combattues par une ftructure frêle &
délicate, les vifceres font en danger de
ne pas pouvoir fe développer, ils s'engorgent, s'enflamment. C'eft de-là qu'on
peut dater pour la force & pour les
intempéries de l'individu ; c'eft à cet efpace de la vie, confié encore aux foins
des mains étrangeres, qu'on doit porter la plus grande attention. On peut
alors prévenir la phtifie qu'on regarde

comme héréditaire. Ce tems une fois
paſſé, elle n'eſt plus en notre pouvoir :
c'eſt dans ce tems que les tumeurs ſcro-
phuleuſes commencent à ſe guérir par
les forces de la nature, ou à la faire
ſuccomber. Alors l'épilepſie commence
à devenir dangereuſe, ou à ſe guérir.
Les obſtructions qui doivent fatiguer
un âge plus avancé, prennent leur ger-
me dans ce tems. Le ſang & les humeurs, les fibres & tous les ſolides acquierent leur caractere dans ce période
de la vie, ou le perdent tout-à-fait.
On le voit évidemment dans la cachexie & les pâles couleurs des filles,
les unes les ſurmontent, & leur ſanté
devient robuſte ; les autres, au contraire,
cedent au mal, & devenues languiſſan-
tes, elles traînent une vie malheureuſe.
On doit regarder la puberté & la premiere jeuneſſe, comme le tems du développement de tous les organes, celui
où leur activité ſe met en jeu, où les
nerfs acquierent une action réguliere &
conſtante. La force du cœur & des
vaiſſeaux qui eſt augmentée, l'accroiſſement de la machine preſqu'entiérement parvenue à ſon point de perfection, l'abondance des ſucs plus finis,
plus travaillés & plus exaltés, font les

cauſes de ces révolutions. Elles ne peuvent ſe faire ſans que les organes glanduleux ne ſouffrent des dilatations, &. qu'ils ne rendent des contractions plus fortes par la vigueur même qu'ils acquierent.

Un âge plus robuſte a moins de ces criſes ; il ſe ſoutient de lui-même, & repouſſe les attaques qui lui ſont portées, avec plus de vigueur. S'il arrive dans ſon commencement des ſaignemens de nez & d'autres ſymptomes de cette eſpece, c'eſt ſans aucun mal précédent, ſans aucune ſuite fâcheuſe. Mais bientôt ces richeſſes diminuent, la vieilleſſe fait ſentir ſon fardeau, la tranſpiration & les excrémens deviennent moins proportionnés à la quantité & à la groſſiéreté des parties du chyle ; les organes digeſtifs travaillent moins les liquides, parce qu'ils ont perdu leur force & leur vigueur. Auſſi eſt-il rare que le période de la vie humaine parvienne à la derniere longévité, s'il n'arrive une eſpece de révolution, qui rende le corps proportionné non plus aux fonctions qu'il a faites, mais à celles qu'il doit faire. Heureux ceux qui par leur ſobriété préviennent la néceſſité de pareils changemens. Mais c'eſt particuliérement dans cet âge où tout dégénere, que la goutte, les rhumatifmes, les tumeurs, les obftructions prennent le deffus ; c'eft alors que l'on voit les écoulemens par le nez, par les oreilles, fuppléer, pour ainfi dire, les évacuations naturelles qui ne fe fons plus fi bien, ni fi vigoureufement (a). Les étouffemens, les afthmes, les maux de foie, de rate, les fiévres quartes appartiennent à cet âge.

On voit par cette courte énumération, qu'il y a plufieurs efpeces de maladies chroniques, qui dépendent des efforts de la nature, & qui en font le produit. Elle eft active & agiffante dans ces maux ; fon action n'eft ni uniforme, ni puiffante comme dans les maladies aiguës ; mais elle parvient à fes fins : & fi dans l'enfance elle produit des maux pour les détruire, dans la vieilleffe elle les produit du moins fans détruire le corps, & pour le conferver avec ces maux ; apanage de fa foibleffe & de fa deftruction inévitable. Nous appellerons cette claffe entiere de maladies, avec M. Stahll & fes

____

(a) *Catharri in fenibus non coquuntur.* Hipp. Aph. fect. 2.

difciples, Maladies chroniques actives, nom qui marque leur caractere & qui les différencie d'avec les autres chroniques.

Il eft une feconde claffe de maladies chroniques, dans lefquelles la nature paroît oifive. Le mal a pris à pas lents le deffus. Une ou plufieurs fonctions manquent ; de-là mille délabremens : c'eft à l'art à tout faire, & la puiffance de l'art ne s'étend pas loin, lorfqu'il n'eft pas fecondé par la nature. Ce n'eft pas que celle-ci ne faffe des efforts ; mais ces efforts s'étendent fur des produits nouveaux du mal, non fur le mal lui-même. Ainfi, dans la cachexie, la grof-fiéreté du chyle admis à chaque repas dans les vaiffeaux, excite une fiévre lente, incapable d'en produire la coction, encore bien moins capable de prêter des armes à la nature contre la cachexie. Il eft impoffible de retrouver une maladie, où l'action de la nature foit abfo-lument réduite à rien. Il arrive cependant quelquefois, que la fource du mal foit au-delà de fes atteintes ; telles font toutes les maladies qui dépendent de la fibre lâche & de l'inertie des liqueurs, qui, par leur nature même, doivent être accompagnées d'inaction. Les obfiructions indolentes, produites par les vices de la lymphe, les fquirrhes, les hydropifies, compofent la plus grande partie de cette claffe, qui ne feroit jamais tombée fur les Mortels, fi l'oifiveté & le peu de fobriété avoient été bannies d'entr'eux.

Dans ces maladies, tout eft languiffant, tout fe rapporte à l'inaction ; & quelque différens que les fymptomes foient entr'eux, ils font toujours accompagnés de langueur & d'inertie. La maladie feule eft active, tous les autres fymptomes font paffifs. Qu'il nous foit permis d'appeller ces maladies chroniques, maladies où le corps eft paffif, ou paffives, pour les diftinguer de celles qui font actives, & que nous avons appellé telles.

Il eft encore une claffe de maladies chroniques qui dépend de l'organifation particuliere du corps animal : on ne peut rapporter ces maladies ni à l'une ni à l'autre de ces claffes, quoiqu'on les voie fouvent combinées avec l'une ou avec l'autre. Ce font ces maladies qui femblent n'avoir aucune racine fixée & déterminée dans les vifceres, & qui cependant attaquent toutes les fonctions l'une après l'autre, ou enfemble. Elles dépendent, dit-on, communément du peu ou du trop de ton des fibres fenfibles ou nerveufes. On pourroit peut-être mieux dire, qu'elles dépendent du peu d'accord de ces fibres entr'elles, & de la difcordance d'action qui en réfulte : tantôt elles imitent les maladies les plus actives & les plus aiguës : tantôt, dans les mêmes fujets, elles produifent l'indolence & l'inertie, & femblent affoupir les forces de la nature. Elles caufent continuellement l'embarras du Médecin, & font, avec raifon, appellées fa croix, parce que paroiffant rarement feules & ifolées, elles fe montrent fouvent comme l'action de la nature même ; fouvent, au contraire, elles paroiffent l'avoir engourdie.

Une autre raifon pour laquelle ces maladies font embarraffantes, c'eft que quelquefois la délicateffe feule des nerfs les occafionne : elles font, comme le difoient nos anciens Auteurs, *fine materiâ* ; c'eft-à-dire, que la feule vibratilité des nerfs, l'habitude convulfive, pour ainfi dire, aidée des caufes extérieures, fuffit pour les produire. L'influence des élémens qui nous environnent, des paffions inévitables ébranlent à la fois toute la machine. Ainfi

les gens qui font nés de parens délicats,
font nerveux par leur délicateſſe même ;
ainſi les convaleſcens ont les fibres ſenſibles, & quoique leurs corps puiſſent
être regardés comme plus purs que les
autres corps, ils ſont plus affectés par
les cauſes extérieures.

D'autres fois ces mouvemens nerveux dépendent des cauſes intérieures,
de levains particuliers, qui occupent
ſur-tout la région de l'eſtomac, du foie,
des inteſtins, de la matrice chez les
femmes. Ils ſemblent de-là ſè porter à
différens endroits du corps, & ſont
connus ſous le nom de vapeurs hypo-
condriaques & hyſtériques. C'eſt de
cette eſpece de maladie, qui ont été
appellées *cum materiá*, que les agace-
mens de nerfs ont tiré le nom de vapeurs. Si l'on veut ſe rappeller ce que
nous avons établi de principes ſur les
ſolides, dans les préliminaires de cet
Ouvrage, on ſentira aiſément non-ſeulement comment une irritation locale
peut ébranler tout le genre nerveux,
mais auſſi comment la répétition de ces
ébranlemens rend le corps plus mobile.
Il nous ſuffira d'avoir établi ces trois
genres de maladies chroniques différens, pour pouvoir régler le régime,

qu'il faut fuivre dans chacune d'elles.

Ces trois claffes de maladies ont des régles particulieres de régime qui leur font appropriées ; elles ont auffi des régles générales. Ces loix univerfelles appartiennent en général à l'infirmité.

Un manque de fonctions, foit que la nature foit active, foit qu'elle ne le foit pas, trouble & dérange toutes les autres. Ainfi la premiere & la feconde digeftion, l'expulfion même & la génération des excremens, ne peuvent pas fe faire dans le même ordre : l'œconomie animale eft, pour me fervir des termes d'Hippocrate, un cercle dont tous les points fe répondent ; le bien eft le réfultat général de l'uniformité & du concours de la perfection de toutes les actions : ce bien ne fubfifte plus, fi-tôt que l'un des points eft dérangé ; toutes les fonctions s'en reffentent, & fupportent une partie du fardeau.

La premiere loi, celle qui appartient à toutes les maladies chroniques, eft donc de nourrir uniquement pour la néceffité, de mefurer les alimens non-feulement aux forces du corps & à la diffipation, mais à la foibleffe des organes digeftifs & à l'impureté, & au peu de confiftance des fucs.

Une seconde, aussi essentielle que celle-ci, est de proportionner le volume de la nourriture à la longueur de la maladie, afin de soutenir les forces, de ne point détruire par la foiblesse un corps que la maladie mine, ayant toujours soin de ne pas transgresser la loi immuable de ne pas nourrir au-delà de la nécessité la plus étroite un corps impur, pour me servir des termes d'Hippocrate.

Une troisieme loi générale est de donner aussi peu de travail qu'il est possible aux organes de la digestion, par conséquent de donner des alimens aussi approchans que l'on le peut de l'état naturel, à moins que le génie de la maladie ne nous porte à donner des alimens contraires à la maladie. Alors c'est les offrir conformes à la nature.

Un corollaire naturel de cette régle est de dégager les alimens le plus qu'il est possible, des matieres excrémenteuses, lorsque ces matieres ne peuvent pas être comptées au nombre des médicamens appropriés à la nature de la maladie.

Enfin on doit placer au rang des régles générales sur cet article, que la longueur de la maladie exigeant des forces, la foibleſſe des organes, d'un autre côté, donnant tout lieu de craindre qu'une trop grande quantité, même proportionnée aux forces de tout le corps, ne ſurchargeât par ſon poids, il vaut mieux la diviſer, pourvu qu'une digeſtion n'anticipe point ſur l'autre, & partager ainſi un fardeau toujours pénible pour un corps foible, quelque léger qu'on ſuppoſe ce fardeau. Ce partage doit être fait en proportion avec les forces. C'eſt à cette loi que ſe rapporte l'Aphoriſme d'Hippocrate, dans lequel ce grand Maître prononce qu'il eſt plus aiſé de nourrir & de fortifier avec un aliment liquide, qu'avec les ſubſtances ſolides. Il faut cependant avoir toujours quelque égard pour l'habitude qui eſt une ſeconde nature.

Enfin, qu'il me ſoit permis d'ajouter à ces loix générales & raiſonnées de la façon de vivre dans les maladies chroniques, un précepte dont nos Maîtres ont toujours voulu qu'on fît uſage, même dans les maladies aiguës. C'eſt que ſous le nom de nature, ſont compriſes, non ſeulement les loix générales de l'œconomie animale, mais l'habitude même du ſujet, les circonſtances du climat, des eaux, des ſix choſes non naturelles, &

que l'application que l'on fait de la maxime d'Hippocrate, « Que l'on doit » préférer pour les malades une nourri- » ture peut-être moins utile, mais qui lui » eſt plus ordinaire, » appartient en pro- pre aux maladies chroniques qui ſont plus longues, & dans leſquelles on eſt obligé de nourrir plus abondamment, & ſe rapporte autant à l'air & à l'exercice, qu'aux alimens.

Outre ces préceptes, on doit ſe rap- peller les avis immortels d'Hippocrate dans les maladies aiguës, puiſqu'ils peu- vent auſſi s'appliquer en partie aux mala- dies chroniques. Ces maladies, ou cédent aux remédes, ou la nature ſuccombe ; quoique les maladies longues parcourent leur tems plus lentement que les mala- dies aiguës, elles les parcourent cepen- dant. On peut y diſtinguer un commen- cement, une augmentation, pendant la- quelle les malades meurent, & un dé- clin, lorſque le malade doit recouvrer ſa ſanté. Sans doute, plus la maladie s'éloigne de ſon augmentation, plus il y a de forces de nature : moins il y a de maladie, plus par conſéquent on peut ſe donner de liberté dans la nour- riture. Lorſque le mal va en augmen- ant, les forces diminuent, & la nourriture doit auffi diminuer. Enfin quand le malade approche de la mort, la maladie chronique eft, pour ainfi dire, transformée en aiguë, & la nourriture doit être prife dans la claffe des plus tenues.

Outre ces régles générales, il faut compter encore des loix particulieres aux maladies chroniques qui font actives, & dans lefquelles il y a un mouvement de la nature qui tend à la curation. Il en eft d'autres qui fe rapportent à celles qui font abfolument paffives, d'autres enfin ne font praticables que dans les maladies des nerfs.

Les maladies chroniques actives peuvent fe divifer encore en deux claffes : les unes font accompagnées de fiévre, les autres font fans fiévre décidée.

Celles qui font accompagnées de fiévre, le font de fiévre effentielle à la maladie, comme eft, par exemple, la fiévre chlorotique qui ne dépend d'aucun miafme reporté dans le fang ; elle eft feulement un effort foible & lent, d'une nature qui tend à fe rétablir. C'eft à la même claffe qu'on doit rapporter certaines fiévres qu'on trouve jointes aux anciennes douleurs qui en font le reméde, & qui produifent petit-à-petit une espece de coction, par laquelle la cause des douleurs est enlevée du corps.

Il faut avouer que le plus souvent cette derniere espece de fiévre est ou éphémere ou aiguë, ce qui a fait prononcer à Hippocrate : *Febres omnes ex bubonibus ortæ malignæ præter ephemeras.*

Très-souvent aussi, & tel est le cas général des ulceres, des grandes opérations de Chirurgie, la fiévre est symptomatique, & dépend de la résorption du pus produit dans une partie, & repompée dans la masse du sang. Sous le nom de pus, nous entendons ici, toute autre espece de miasmes étrangers qui séjournent dans un endroit, & qui peuvent infecter toute la masse petit-à-petit : elles produisent les fiévres lentes & étiques qui conduisent le corps à une mort presque certaine.

Les régles de régime qu'exigent de nous les maladies chroniques accompagnées de fiévre, sont très-différentes, suivant l'un ou l'autre de ces cas.

Dans le premier, la fiévre peut être regardée comme salutaire ; dans le second, c'est un ennemi dangereux & funeste.

Il faut aider l'action générale des solides, lorſque la fiévre inſtituée par la nature, peut parvenir au but ſalutaire de la guériſon. Les deux attentions que l'on doit avoir dans cet état du corps, ſont en premier lieu, de ne point détourner la nature de ſon action, en donnant de nouveaux fardeaux qui la ſurchargent ; en ſecond lieu, de ne point laiſſer languir les forces.

Ainſi, après avoir déterminé le dégré de nourriture qui eſt néceſſaire, par la connoiſſance de la portée des ſymptomes & de la durée qu'ils peuvent avoir, on donne un aliment preſque aſſimilé. Un mucilage fermenté, briſé, dont l'atténuation des parties ne fatigue point les organes de la premiere ni de la ſeconde digeſtion, en doit faire la baſe. On raſſure l'eſtomac & les inteſtins, on augmente un peu leur action par quelque ſtomachique qui ne puiſſe point rendre trop vive la chaleur que la fiévre excite. Comme l'état le plus ſalutaire du corps eſt celui où toutes les ſécrétions ſont libres ſans être forcées, on choiſit les alimens les plus ſavonneux, ceux qui donnent à la bile & aux ſucs qui s'épanchent dans les entrailles, cette fluidité de parties ſi eſſentielle à leurs écoulemens. L'uſage où ſont la plûpart des Européens

de

de manger de la viande, & d'en faire leur nourriture habituelle, fait que souvent on ne peut pas la proscrire, si la fiévre n'est pas bien décidée ; du moins doit-on en diminuer beaucoup la quantité : il seroit mieux de s'en priver tout-à-fait ; mais si la force de l'habitude nous oblige d'en faire usage, tâchons de choisir dans les animaux ceux qui s'approchent le plus du caractere propre à l'humanité. Les poulets, le mouton, les volailles, les viandes de boucherie les moins solides, connues pour être telles par l'expérience & par le genre de vie des animaux qui les fournissent, sont les premieres dont on puisse user : on emploie leurs sucs, tant que la fiévre ne permet pas de faire usage de la viande entiere ; & c'est cette habitude même qui rend la viande moins redoutable, quand les forces permettent de l'employer. On préfere leurs chairs rôties aux bouillies, avec raison, comme plus nourrissantes. Quelques Médecins même croient trouver leurs sucs plus concentrés & moins relâchans pour l'estomac, quand elles sont froides.

Les poissons légers pêchés sur les bords de la mer, que les Anciens appelloient *saxatiles*, peuvent suppléer la viande ;

II. Part. S

ils donnent une nourriture légere, quand il n'y a pas trop de penchant à la putréfaction.

Ces nourritures faites pour flatter le goût, servent d'affaifonnement au pain ; c'eft dans ce mucilage fermenté & cuit, que doit confifter la principale nourriture.

On peut y joindre les mucilages tirés des fruits ; les robs, les fucs, les confitures des fruits en hyver, les fruits euxmêmes bien meurs en été, font nonfeulement permis, mais même confeillés dans cet état. La viande peut être fupprimée, & les fruits ne doivent pas l'être. Les légumes farineux non fermentés, les huileux fujets à fe rancir doivent être rejettés.

Les légumes qui laiffent peu d'excrémens & qui contiennent dans les tems proches de leur origine une fubftance légere, doivent être regardés comme trèsutiles, fur-tout s'ils lâchent le ventre, ou s'ils font un peu diurétiques.

La boiffon faite pour fervir de délayant aux alimens, précipite leur fortie hors de l'eftomac & noye leurs principes, fi elle eft trop abondante ; elle doit être modérée dans fa quantité comme dans fes propriétés, n'avoir aucune

action fur l'eftomac & ne point être relâchante ; ou l'eau fimple, ou tout au
plus un peu de vin pris avec beaucoup
d'eau, eft préférable à toute autre boiffon : le vin doit être ftomachique, rouge, exempt de tendance déterminée à
l'acidité.

Les régles générales que nous avons
cy-devant établies, trouvent au refte
ici toute leur application, & nous
n'avons pas befoin de les répéter davantage ; obfervons feulement que la nourriture doit être dans ce cas d'autant
moins forte, que le fujet fait moins
d'exercice : il feroit à fouhaiter que,
comme il eft effentiel dans ces maladies
que les excrémens produits par les alimens foient toujours proportionnés à la
fomme qu'on en a pris, on pût avoir
cette certitude ; mais la balance de
Sanctorius n'eft pas un inftrument qui
puiffe fervir aux particuliers, il faut avoir
recours au fentiment intérieur : c'eft ici
qu'il eft effentiel de fortir de fes repas
avec appétit & facilité à manger encore,
fi l'on fuivoit fon goût. L'aliment ne
doit exciter aucun fymptome extérieur,
quand on l'a pris, & la régle générale
que je ferois tenté d'établir dans ces
maladies, eft que l'aliment ne doit point

augmenter la chaleur que l'action de la nature a déja produit, au contraire il est naturel qu'il procure un sentiment de fraîcheur.

Dans les maladies chroniques actives, où la fiévre est symptome, & dépend de la résorption, elle est à la vérité le produit des forces de la nature ; mais son effort ne tend qu'à mettre au rang des excrémens une matiere qui, circulant avec la masse des humeurs, change leur consistance & leurs qualités essentielles. Le plus communément, cette matiere est le pus, produit différemment, suivant les différentes parties ; mais qui toujours, comme on a pu le démontrer par mille observations, a jusqu'à un certain point la propriété de se multiplier dans le sang même. Cette fiévre augmente la source du mal ; elle y nuit continuellement ; les alimens qui augmentent encore le nombre des corps étrangers, sont tous singuliérement nuisibles dans cet état du corps ; & s'il étoit possible de se dispenser d'en donner, il ne faut pas douter que le mieux fût de s'en abstenir ; mais la chose est démontrée impossible : il faut en donner, sans doute ; mais la méthode doit être toute différente que dans les autres cas.

Pour le fentir , il faut fe rappeller que les alimens bien préparés , bien introduits dans la maffe du fang, y jouent cependant un rolle étranger ; ce rolle étranger eft encore plus fenfible,quand il y a peu de fang qui jouiffe de fes qualités naturelles, & qui ait la force de s'affimiler des humeurs hétérogenes.

Tel eft l'état du fang dans les maladies dont nous parlons, & fi la transfufion n'étoit pas une chimere contraire à toutes les loix de l'œconomie animale, on peut dire que cette réforption feroit le vrai cas où elle pourroit convenir. La qualité des alimens dans cette efpece de fiévre , doit donc être la plus approchante qu'il eft poffible de l'état naturel ; mais elle doit porter avec elle une qualité invifquante & adouciffante. Foible reffource ! puifque les connoiffances que nous avons fur la matiere de la nutrition & fur la façon dont les alimens fe changent dans le fang , nous font fentir combien légere eft la foi que l'on doit ajouter à ces efpeces de qualités ; la lymphe empreinte d'un matiere âcre , leur communique bientôt fon âcreté ; la qualité invifquante exige trop de forces de l'eftomac affoibli, ces alimens invifquans ne nous laiffent fouvent que les regrets de ne pas pouvoir les employer. Il eſt cependant certain que le mêlange exact des principes dans les alimens, & la modération mutuelle qu'ils ſe donnent, fait une matiere nutritive plus douce, & qui peut quelquefois prendre le deſſus ſur les parties âcres qui prédominent dans le ſang. Les Médecins ſont trop heureux, ſi d'ailleurs il leur eſt permis d'ouvrir des routes à cette matiere étrangere qui corrompt tout, & d'en décharger le ſang; ou ſi la nature leur en fournit de toutes ouvertes, ce qui eſt encore plus ſûr.

Choiſiſſons donc pour cette eſpece de fiévre, dans les alimens exactement mucilagineux, ceux qui offrent le moins de réſiſtance à nos organes, ceux qui s'approchent le plus du caractere des principes naturels; & tâchons de pouſſer, par le moyen de l'Art, cette approximation auſſi loin qu'il eſt poſſible. Il faut leur faire ſubir de nouvelles atténuations par la toſtion, par l'ébullition, & être ſur-tout diſcret ſur leur quantité.

Dans la nutrition ordinaire, une grande quantité de ſang s'aſſimile une très-petite partie des matieres nutritives; ici, les matieres étrangeres ſont multipliées: la matiere nutritive doit être di-

minuée, en raifon du peu de fang qui
peut fervir à l'affimilation, & de l'abondance de la matiere étrangere.

Il faut qu'il coule à la fois fi peu de
chyle dans le fang, que quelque peu
qu'il refte de pouvoir à la maffe du fang
& aux vaiffeaux, du moins ils fe l'affi-
milent. A la vérité, il faut faire les intervalles moins grands, mais les proportionner toujours aux forces, & faire en
forte qu'un nouveau travail ne trouble
pas encore l'œconomie animale prefque
bouleverfée.

Il eft quelquefois plus aifé de prévenir
cette fiévre par les alimens, que de la
guérir, quand elle eft une fois formée.
C'eft alors que l'ufage du lait, au lieu
de toute autre efpece d'aliment, eft vraiment un médicament donné avec les
alimens, *medicamentum in alimento ;*
ce mucilage déja travaillé dans le corps
d'un autre animal, reçoit un nouveau
travail de l'eftomac : lorfqu'il aborde au
fang avec toute la lymphe, il a déja cor-
rigé celle-ci & n'a reçu lui-même que
peu d'atteinte, parce qu'il approchoit de
l'état le plus naturel. Mais la chofe n'eft
pas la même, fi une fois la fiévre a allumé un feu lent, & que les matieres im-
pures foient reçues dans la maffe du

fang; le lait fe corrompt dans l'eftomac même, & ne peut plus fournir qu'un poifon, au lieu d'un aliment. Sa corruption une fois commencée, va toujours en augmentant. Ses parties principales font plus condenfées, mais n'ont pas une union fi exacte que les mucilages fermentés des végétaux, qui fubfiftent plus long-tems incorruptibles. On fent d'ailleurs que toutes les régles que nous avons prefcrites pour la nourriture dans le cas précédent, appartiennent auffi à celui-ci: elles appartiennent même à la nourriture préfervative que l'on prend contre cette fiévre, & à l'ufage du lait. Nous ne parlerons pas plus au long de la façon de le prendre; du choix que l'on en doit faire. Ce Traité appartient plutôt à la curation des maladies, qu'à l'ufage des alimens. Il paroît en général, par les principes établis & par fa nature & par celle de la digeftion, que l'on doit le mêler avec le moins d'alimens étrangers qu'il eft poffible; il faut fur-tout éviter ceux qui font les plus fujets à s'aigrir; il en eft peu de ceux qui feroient par euxmêmes falutaires, qui n'ait cette facilité; ainfi on ne peut attendre du lait un grand avantage, qu'en le prenant pour toute nourriture.

Pour le choix des laits, pour les principes qu'on doit se faire à soi-même sur cet article, on peut voir ce que nous avons dit dans la premiere Partie sur la nature du lait, & consulter les Auteurs qui ont traité à fond & en particulier de son usage.

Par les préceptes de diéte que nous donnons ici sur cette espece de fiévre & sur les préservatifs qui y sont nécessaires, on conçoit celle qui appartient à toutes les opérations de Chirurgie, qui, dans leur commencement, sont des maladies aiguës, & deviennent sur la fin des ulceres quelquefois chroniques.

Il nous reste à parler du régime qu'exigent les maladies chroniques actives sans fiévre. De ce genre sont les douleurs de goutte, de rhumatisme, les éruptions dartreuses, galeuses, &c. les engorgemens que la nature détruit, sur-tout dans les révolutions des saisons ou des âges, comme le gonflement des glandes, les parotides, les écrouelles.

On peut d'abord remarquer que les différences de ces maladies sont renfermées sous deux classes principales : les unes qui attaquent quelque organe, quelque partie du corps, supposent toujours une fiévre plus ou moins grande dans la

S v

partie, sans quoi on ne concevroit pas d'action dans la nature. Quoique le corps n'en soit pas ébranlé sensiblement & que toute la machine n'en souffre pas, cependant les arteres ont un mouvement plus considérable dans la partie affectée.

La seconde classe des maladies actives sans fiévre, comprend les éruptions, les miasmes étrangers qui se déposent sur quelque partie. Ces maladies étant une dépuration de la masse du sang & une espece de crise, sont sujettes à produire la fiévre de résorption.

Ainsi ces maladies appartiennent de loin aux deux classes du régime desquelles nous avons détaillé les loix, seulement les précautions dans l'un & dans l'autre de ces cas sont moins séveres. Dans le premier même, nous songeons quelquefois à animer l'action de la nature par des alimens, des vins aromatiques & liquoreux, ou à la retarder par des délayans. Le plus souvent notre seul ouvrage est de fournir de bons sucs tirés des végétaux fermentés, & des viandes de digestion aisée, & préparées par des cuissons qui les rendent plus aisées encore à digérer. La viande peut être mangée chaude ou froide, sans que l'estomac souffre en rien de cette différence. Les vins qui tendroient à l'aigre, doivent être rejettés, ainsi que ceux qui sont dans un état actuel de fermentation ; les vins sont permis pour aider les forces digestives, leur donner de la vigueur ; il faut qu'ils ayent par conséquent une parfaite combinaison dans leurs élémens. On connoîtra aisément, par les principes établis dans la premiere Partie de cet Ouvrage, quels sont les vins des Provinces qui doivent être rejettés, quels sont au contraire ceux que l'on doit préférer. On ne doit pas troubler la digestion par des boissons, même médicamenteuses, mais prendre celles que les Médecins prescrivent le matin à jeun. En un mot, tout le but doit être de rétablir l'ordre naturel. Si dans les alimens, on peut trouver des remedes aux maux présens, on doit les préférer.

Les légumes qui ont une vertu diurétique, rencontrent souvent leur application, & sont préférables à tous les autres, quand on espere que les principes de la maladie se détruiront & seront évacués du corps par cette route : plusieurs de ces légumes nouveaux, sur-tout au printems, lâchent le ventre.

Il faut, pour bien gouverner le régime de ces malades, réunir l'une après l'au-

tre toutes les attentions qu’exige l’œconomie animale confidérée dans toutes
fes variétés. Il faut fonger qu’au printems
le fang fe développe, que la tranfpiration infenfible eft plus abondante, que
la bile commence à devenir plus âcre,
à entrer en action ; nos précautions dans
le régime médicamenteux, doivent fe
porter vers ces deux évacuations, qu’il
faut favorifer. En été l’âcreté doit être
combattue ; on doit modérer au contraire les évacuations qui épuifent & qui
entraînent beaucoup de fucs utiles : en
automne, les loix diététiques font de
porter aux urines, de favorifer leur excrétion, d’accoutumer la bile à ne point
croupir. C’eft vers les conduits feuls de
l’urine, que toutes nos attentions doivent
fe porter en hiver ; les autres évacuations font diminuées, & doivent l’être
en effet.

Il ne faut jamais oublier dans ces maladies, l’âge du malade, fes occupations,
fes paffions ; en un mot, c’eft de mille
circonftances réunies, que réfulte la perfection du régime fi néceffaire dans ces
cas. C’eft fur-tout dans les maladies chroniques de cette efpece, qu’il faut refpe-
êter l’habitude, autant dans les heures
de prendre de la nourriture, que dans

le genre des alimens que l'on confeille.

Mais fi l'on veut guérir abfolument, il faut prendre garde fi une habitude eft bonne ou mauvaife. Il eft telle maladie qui ne dépend que d'une mauvaife habitude. Il faut fans doute la changer ; mais il eft effentiel de le faire petit-à-petit, fans ébranler une nature déja foible, mais en la flatant peu-à-peu. La métafyncrife que quelques Anciens ont propofée, pourroit avoir lieu dans bien des maladies de ce genre, mais toujours en modérant la marche des changemens qu'on fait éprouver aux corps. Tout ce qui eft fubit, fait fur les fibres des impreffions trop brufques, & capables de les affoiblir encore.

La feconde claffe, celle des maladies chroniques actives fans fiévre, exige des alimens adouciffans, des alimens qui, n'ayant aucun excès dans leurs principes, foient cependant aifés à digérer. La nature nous en offre beaucoup de cette efpece, mais fort vifqueux ; c'eft à l'art de les atténuer & de les préparer. Enfin le lait pour toute nourriture, eft le plus fouvent & leur aliment, & leur medicament.

Le tableau que nous préfentent les maladies chroniques où la nature eft oifive, où le corps uniquement deftiné à fouffrir, ne fe défend point ou fe défend mal, eft bien différent de celui que nous offrent les maladies, du régime defquelles nous avons établi les loix. Ici, les fibres n'ont point de force ni d'action.

Quelle que foit la caufe qui ait été l'origine du vice qui domine dans les corps, il a néceffairement procuré aux fibres un relâchement manifefte; de-là leur langueur & leur peu d'activité.

L'action des fibres régit toute la machine. Pour s'oppofer au défordre que leur inertie peut procurer, il faut continuellement ufer d'un aiguillon, exciter dans les fibres des vibrations, de fauffes forces, qu'elles démentent quelquefois auffi-tôt. Elles donnent aux humeurs leurs corps, leur confiftance, leurs propriétés vivifiantes; c'eft fur elles que les remedes agiffent principalement. Les liquides ne reçoivent point la confiftence qu'ils doivent avoir; ils font ou trop épais, ou trop fluides, mais prefque toujours trop épais dans une partie, trop fluides dans l'autre; les excrémens ne fortent pas comme ils devroient fortir, ni en même proportion. A la fin, une acrimonie étrangere à cette claffe de maladies, peut se lier à l'inaction des solides, & produire une fausse activité qui conduit à la mort. Telle est l'âcreté qui survient aux matieres croupissantes, au défaut de séparation de la bile de l'urine. La maladie n'éprouve pas l'activité de la nature, celle-ci est en action sur un ennemi étranger. On sent bien qu'à ce période, il ne faut plus songer à aucune ressource ; mais avant même que d'y être parvenus, nous ne pourrions en employer que de bien foibles. Presque rien ne dépend de l'art, que de rendre, s'il le peut, la maladie active ; & pour cela, qu'y a-t-il à faire ? Donner de la force aux fibres, forcer la nature, pour ainsi dire.

Celse avoit déja proposé depuis long-tems, d'employer ce moyen, mais il le proposoit pour la fiévre intermittente, une des maladies les plus actives du corps humain, & qui par ses accès se rapproche des aiguës ; c'est sur des maladies tout-à-fait passives, que nous le proposons, où rien par conséquent ne procure de danger.

Les alimens plus corroborans que nourrissans, les vins les plus forts, donnés cependant aux intervalles marqués, &

fuivant les loix générales des maladies chroniques, les fubftances qui ont une qualité évidente, par laquelle, en corroborant, elles augmentent les évacuations des urines ou la tranfpiration, & qui tiennent à la matiere médicale par cet endroit, comme les légumes échauffans, font ceux qui doivent fervir d'affaifonnement aux fucs des viandes fortes, ou à ces viandes même, fuivant le dégré de la maladie. Il eft bon, fi rien ne contre-indique ces vues, que ces alimens ayent paffé le point d'atténuation requis pour la nutrition ordinaire. Il faut donner le *quafi nutriens* d'Hippocrate. Un abus des plus confidérables, eft de prodiguer les boiffons dans un corps où elles ne peuvent que croupir & augmenter la quantité des matieres excrémencitielles. Il faut que la boiffon foit toujours animée; l'eau en eft le véhicule, mais il faut qu'elle porte avec elle des parties fortifiantes qui l'empêchent de croupir.

S'il eft une fois démontré que la nature ne peut pas devenir active, que l'on foit obligé d'abandonner le malade à fon malheureux fort, il lui refte deux reffources; l'une eft qu'une mort prompte l'affranchiffe des tourmens qu'il endure, ou que fa vie prolongée lui apprenne à fup porter des maux dont il se fait une habitude. Alors il n'est plus qu'un objet digne de pitié : la loi que le Médecin doit se faire, est l'indulgence pour les désirs du malade, sans risquer cependant de hâter des momens dont l'usage est souvent précieux.

Pour les maladies que l'on peut porter sans danger, du moins pressant, tels que les squirrhes, les endurcissemens des visceres ; les loix que nous avons à leur tracer, se réduisent à celles qui appartiennent aux gens infirmes & délicats, dans lesquels les fonctions se font foiblement, ou se font mal. Toutes les régles à cet égard se réduisent à celle-ci : c'est de donner moins de nourriture que les forces apparentes n'en exigent, de soulager les forces de l'estomac, en donnant des matieres aisées à digérer, & toujours le plus proche qu'il est possible de l'état naturel, avoir soin de diminuer la nourriture, lorsque la quantité des excrémens, soit sensible, soit insensible, est diminuée ; en un mot, de pousser l'exactitude des régles hygiastiques aussi loin qu'il est possible.

Il nous reste un troisieme genre de maladies longues à régler. Ce sont les maladies dës nerfs. Tout est dérangé dans cette espece d'état du corps, rien n'est assujetti à des loix fixes & invariables. On peut cependant distinguer deux genres de ces maladies. Dans les unes, les nerfs nous présentent des symptomes d'une tension extraordinaire. Les fibres, dans cet état, ont des vibrations continuelles & violentes, des spasmes & des rétractions perpétuelles. Si l'on tâte le bas-ventre, on le trouve dur & tendu dans un endroit, souple & mollet dans un autre; les digestions se font le plus souvent bien, l'appétit est bon, l'embonpoint ne diminue pas, quoique cette espece de gens soient sujets à être secs par eux-mêmes. Les nerfs de ces êtres sensibles s'irritent ordinairement par accès & par paroxysmes. La cause la plus légere les réveille; leur ventre est alors constipé, leur urine chargée : les bains, les délayans, les humectans leur procurent du soulagement. Tous ces symptomes nous dénotent une tension, une aridité excessive dans les fibres nerveuses; aussi, peu de ces gens nerveux font - ils exempts de mélancolie, & de cette espece d'humeur noire qu'on appelle atrabile, dépendante de l'épaississement des liqueurs. Alors, le plus souvent, elle se rapporte aux maladies chroniques actives, dont nous avons déja parlé. Si l'atrabile n'est point active par elle-même, elle peut l'être rendue. A la vérité, elle est quelquefois mise dans un mouvement prompt & rapide ; alors elle produit les maux les plus violens, & appartient aux maladies aiguës ; quelquefois atténuée petit-à-petit, & fondue par des alimens bien choisis, elle s'écoule avec tranquillité, & délivre le corps de tous les accidens qu'elle causoit : c'est alors qu'est le triomphe de la diéte humectante & savonneuse, dont M. Boerhaave a parlé si au long & si sçavamment, qu'il est inutile d'en détailler ici davantage & les effets & le méchanisme.

Mais si les nerfs sont malades, sans qu'aucune matiere y influe, que ce soit uniquement une habitude convulsive, une tension contre nature sans matiere étrangere, telle que la causent les travaux de l'esprit trop long-tems continués, ou les exercices de Venus, on sent qu'avec la cessation des causes, on ne doit joindre pour leur curation, que le régime. Les médicamens seroient de trop dans un corps qui n'a aucun vice, qui ne souffre que de sécheresse & de tension. La diéte humectante, légere, rafraîchis-

fanté, les bains, l'exercice doux & modéré, rempliffent entiérement les indications que nous nous propofons : c'eft
pour cela que M. Boerhaave appelle
avec Pline les légumes tendres, frais,
nouvellement éclos de terre, *fapientum
ventribus amica*, parce que cette féchereffe & cette tenfion font l'apanage des
Gens de lettres. Ce régime fuffit à remplir toutes les indications, fur-tout fi le
refte des chofes environnantes concourt
à produire les changemens falutaires,
fi tous les folides font pénétrés d'humidité par l'atmofphere, par les bains, &c.

Une autre efpece de maladies de
nerfs, font celles dans lefquelles les nerfs
ne nous préfentent de tous côtés, qu'a-
taxie, irrégularité ; tantôt irritation violente, tantôt relâchement. Le genre
nerveux paroît être fufceptible de l'activité la plus grande ; & en fortant de
cette activité, il tombe dans une inertie
affreufe. Tel eft l'état des nerfs après
les fortes évacuations, qui, quand elles
font pouffées au plus haut dégré, produifent même la convulfion, fuivant la
remarque des Anciens : tel eft encore
le genre de vice des nerfs que nous
retrouvons chez toutes les femmes, que

l'on appelle ordinairement nerveuses &
vaporeuses; état produit chez elles par
le déréglement extrême de leur conduite
& de leurs mœurs, enté le plus souvent sur une structure mince & délicate,
& par-là même souvent rendu héréditaire.

Cette ataxie, ce jeu désordonné &
déréglé de l'action des nerfs, n'est fondé que sur leur sensibilité extrême, &
celle-ci l'est sur leur foiblesse. Tous les
objets extérieurs agissant sur une structure délicate, forment une impression
beaucoup plus vive qu'elle ne le seroit
sur une machine ferme & solide; l'expérience nous l'apprend : car si ces personnes délicates & nerveuses veulent
s'adonner à toutes sortes d'exercices,
fortifier l'application & la distribution
du suc nourricier, bientôt elles ne feront plus dans cet état qui les rend si
fort à plaindre. Aussi faut-il commencer
dans leur nutrition à corroborer l'estomac, à lui donner des forces, à fournir au sang des principes déja presque
formés, & en même tems à les pousser
par l'exercice avec une force égale dans
les derniers vaisseaux.

Il faut avertir au reste, que les mesures que les autres hommes sont obli-

gés de prendre dans l'exhibition des
médicamens, ceux-ci font obligés de
les porter dans la nourriture : tout ce
qui eft infolite, extraordinaire pour des
nerfs délicats, eft fujet à les agacer. Les
changemens même en mieux, troublent quelquefois toute l'œconomie
animale, & la renverfent. C'eft petit-
à-petit qu'il faut s'y accoutumer, & apprivoifer, pour ainfi dire, les nerfs avec
l'ufage des meilleurs alimens.

On fent affez par ce peu de mots, combien il répugne à la raifon de tourmenter
cette efpece de malades par des délayans, des favonneux, des boiffons abondantes ; au contraire des autres hommes,
les vins de liqueurs, les aromates, les
fubftances terreufes, fi elles font affez
atténuées & affez affinées pour pouvoir
porter de la force jufqu'aux vaiffeaux fanguins, font les fubftances que l'on emploie pour nourriture avec plus de fuccès.

Fin de la feconde Partie.

TABLE

DES MATIERES

Contenues en ce Volume.

II. Part.   T

Fin de la Table des Matieres.